河南省卫生健康委员会立项资助项目

清宫正骨流派
邓素玲临证经验集萃

邓素玲　主审

杜旭召　主编

河南科学技术出版社

· 郑州 ·

图书在版编目（CIP）数据

清宫正骨流派邓素玲临证经验集萃 / 杜旭召主编.--郑州 : 河南科学技术
出版社, 2024.8. -- ISBN 978-7-5725-1641-2

Ⅰ. R274

中国国家版本馆CIP数据核字第2024VY8163号

出版发行：河南科学技术出版社

地址：郑州市郑东新区祥盛街27号　　邮编：450016

电话：（0371）65788613　65788628

网址：www.hnstp.cn

责任编辑：任燕利

责任校对：董静云

整体设计：中文天地

责任印制：徐海东

印　　刷：河南文华印务有限公司

经　　销：全国新华书店

开　　本：720 mm×1 020 mm　1/16　印张：19.5　字数：270千字

版　　次：2024年8月第1版　　2024年8月第1次印刷

定　　价：78.00元

编写人员名单

主　审　邓素玲

主　编　杜旭召

副主编　韩小飞　郑　昊　任博文　韩　胜

编　委　史栋梁　马运锋　谷慧敏　苏国磊　王云飞

　　　　王俊杰　付银锋　董兆杰　路静静　刘嘉华

　　　　张煊赫　刘尚尚　耿燕慧　郑　辉　林瑞迎

　　　　仝山林

前言

清宫正骨流派作为中医骨伤界一个重要的流派，传承有序，学术特色鲜明。孙树椿教授是清宫正骨流派第六代代表性传承人，在深研清宫正骨手法及丰富的临床实践后，不仅总结形成了独具特色、临床疗效显著的筋骨损伤诊断及治疗方法，而且极大地传承和发展了"清宫正骨流派"手法和学术思想，强调"轻巧柔和""筋骨并重"的思想。在手法特点上指出"筋喜柔不喜刚"，在手法运用上强调"轻巧柔和、外柔内刚，力量由轻渐重"，治疗上遵循"法之所施，使患者不知其苦"，为中医骨伤学科的传承与发展做出了巨大的贡献。

恩师邓素玲教授出身于革命家庭，勤敏多才，善良仁爱，早年即发愿矢志岐黄。1983 年 7 月从河南中医学院（河南中医药大学前身）毕业后至洛阳白马寺骨科医院，从事中医骨伤科临床工作，1990 年调至开封市中医院骨伤科工作，1995 年又因工作需要调至河南省中医院（河南中医药大学第二附属医院）骨伤科，工作至今。1997 年被确定为第二批全国老中医药专家学术经验继承人，师从国家级名老中医王宏坤主任医师，重点学习骨伤科疑难病的手法治疗。2003 年被国家中医药管理局遴选为首批"优秀中医临床人才研修项目"研修生，先后师从国医大师张磊教授和中国中医科学院首席研究员、首届全国名中医、清宫正骨流派第六代代表性传承人孙树椿教授。由于邓师对中医经典的深入研学及多年的中医骨伤临床实践基础，在跟师孙树椿教授后不久即能较好地领悟并掌握清宫正骨的技术特色和理论精髓，深得孙树椿教授厚爱。此后多年来，邓师在临床中孜孜以求，对清宫正骨技术和理论进行了进一步深入体悟和临床应用。为了更好地弘扬清宫正骨特色理论和技术，邓师积极争取多方支持，2016 年 5 月，孙树椿教授亲自至河南省中医院揭牌，清宫正骨流派传承工作室河南工作站正式成立，邓素玲教授任工作站主任。2017 年，邓师被国家中医药管理局确定为第六批全国老中医药专家学术经验继承工作指导老师，2019 年被确定为清宫正骨流派第七代传承人。多年来，邓师带领河南工作站传承团队，围绕清宫正骨理论和技术开展临床、科研和带教工作，积极思考实践，使清宫正骨流派学术思想和技术特色得到了较好的传承，也有了新的发展。清宫正骨技术对急慢性筋骨病疗效显著，受到广大患者的好评。

　　为了继承和弘扬邓素玲教授的学术思想和临证经验，我们系统梳理了邓素玲教授的学术思想，并整理了其多年从事中医骨伤诊疗、教学、科研方面的文稿，汇集成册，名曰《清宫正骨流派邓素玲临证经验集萃》。全书共分为学术承启、医道明理、方药技法、躬身临证、启发后学五章内容，全面反映了清宫正骨流派邓素玲教授的学术思想和临床经验，期望本书能为流派传承及发展提供借鉴；同时也让宝贵的名老中医学术思想及经验得以传承和发扬，进而造福广大患者，为人们的健康做出贡献。

编者

2024 年 1 月

目 录

目
录

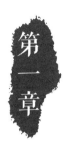

第一章

学术承启

第一节　流派略述

中国传统医学博大精深、源远流长。根据文字和古物的考究，中医骨伤科的起源早于文字的创始，周代将医学分为四门（食医、疾医、疡医和兽医）。疡医中又分为肿疡、溃疡、金疡和折疡，而后二疡即指骨伤科，同时前二疡（肿疡、溃疡）中如骨肿瘤和骨的急慢性感染与骨伤科也有密切关系。骨伤科在宋代以前，一直隶属于疡科，到了宋、元时才正式从疡科中划分出来，独立成为正骨兼金镞科。

明末清初，烽烟四起，坠仆跌折、四肢脱臼及跌打损伤在满蒙八旗兵中屡见不鲜，因满蒙关系密切，且明末清初多战争，清朝军队中有很多蒙古医生随军出征，主要负责坠仆跌折、关节脱臼及箭矢伤类损伤等。满清入主中原后，清朝太医院传承明朝医药旧制，设立太医院和御药房。太医院是为皇室成员防治疾病的宫廷医疗机构，其按医术分类设科，清初为 11 科，康熙时期合并为 9 科，分别是大方脉、小方脉、伤寒科、妇人科、疮疡科、针灸科、眼科、口齿科及正骨科。尽管太医院设有正骨科，但实际治疗骨伤疾病的则是上驷院的蒙古医生。上驷院前身为清政府初期开设的阿敦衙门，于清康熙十六年更名为上驷院，被定为正三品衙门，蒙古医生就任职于此地，此即"清宫正骨"的前身。

嘉庆六年（1801 年），太医院的正骨科正式划归上驷院。《太医院志》记载："旨以正骨科划归上驷院，蒙古医生长兼充。"自此，太医院不再设立正骨科，上驷院成为清宫治疗骨伤疾病的唯一机构，院内的蒙古医生负责为宫内及文武官员等进行正骨、按摩等方面的治疗，上驷院的蒙古正骨医生始称蒙古医生，蒙语也称"绰班儿"，因此其工作的地方称为上驷院绰班处。

清朝中期，代表性绰班御医绰尔济、觉罗伊桑阿提出"重技法，更重视心法"的正骨理念。乾隆七年（1742年），由吴谦等编纂的《医宗金鉴·正骨心法要旨》很大程度上沿用或参考了上驷院正骨医生的治疗经验和学术见解，因此其是蒙、满、汉历代正骨医生学术思想与临床经验的总结。《医宗金鉴·正骨心法要旨》的出现标志着清宫正骨"正骨心法学派"学术体系正式形成。该书刊行后成为绰班处的主要学习资料，是其正骨教学的理论基础。"一旦临证，机触于外，巧生于内，手随心转，法从手出"是清宫正骨流派核心的学术思想，并提出"摸、接、端、提、按、摩、推、拿"八种手法。后绰班处名家德寿田收桂祝峰等为弟子，桂祝峰先生有众多弟子，以文佩亭、夏锡五最为著名，文佩亭弟子刘寿山是近现代中医骨科传承人中对中医骨科传承与发展影响较大者，孙树椿、奚达等为刘寿山弟子。

清宫正骨流派在中医骨伤科的治疗中有自己的学术特色。在进行体格检查时强调"以痛为腧、手摸心会"的原则。正如《医宗金鉴·正骨心法要旨》所说"故必素知其体相，识其部位，一旦临证，机触于外，巧生于内，手随心转，法从手出"。对疾病进行辨证治疗提倡"病证互参、以血为先"的思想。清宫正骨流派推崇气血辨证为筋伤辨治的纲领，认为全身气血循行，达五脏六腑、四肢百骸，故人体任何一处的损伤必首伤气血。《杂病源流犀烛》记载："跌仆闪挫，卒然身受，由外及内，气血俱伤病也。"伤血则出血或血瘀，血瘀则阻塞经络、血脉，使气血流通受阻；血有形，血瘀则肿胀，因瘀血的部位和瘀血量的差异，以及时间长短的不同，故所表现出来的症状也不同。治血先行气，气行则血行，临床中气血是统一体，不能截然分开，仅有偏重而已，故治疗时应气血并治。在治疗手法上主张"骨正筋柔、轻巧柔和"的手法原则。中医手法是治疗筋伤的关键。清宫正骨流派强调"骨正筋柔"，先松筋再调骨。若在筋挛、筋僵时强行正骨，不仅会加重筋的损伤，而且即使骨的位置调整正常，也会由于筋不束骨而骨自歪。

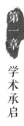

第一章 学术承启

　　刘寿山教授认为人体内的骨骼可分为明硬骨、软骨、额外骨三种，且指出明硬骨204块，软骨64块，髌骨及牙齿称为额外骨。认为在脊柱、四肢各大关节及手足部位均有"伸、屈、力、通"四种筋道，筋道是按其部位和作用命名的，机体的任何运动都不是单块肌肉作用的结果，而是数块肌肉协同合作完成的。"伸、屈、力、通"四种筋道形象地描述了骨与筋相互支持的关系，并在运动中起到内外平衡、支持与协调的作用。筋骨损伤分为因跌打、仆坠、压砸、撞碰造成的直接暴力性损伤，以及因抻戳、闪挫、撅拧、蹉崴造成的间接暴力性损伤，两者均可造成骨折、脱骱和伤筋等损害。刘寿山强调手法的重要性，提出"七分手法三分药"的观点。他在继承前人经验的基础上，将骨伤科正骨手法归纳为"推、拿、续、整、接、掐、把、托"接骨八法，"提、端、捺、正、屈、挺、扣、捏"上骱八法，以及"戳、拔、捻、捋、归、合、顺、散"治筋八法。临证时，手法的操作要稳、准、敏捷，用力均匀巧妙，动作协调连贯，外柔内刚，刚柔相济，切忌粗暴。这些充分展现了清宫正骨流派手法"柔"的特点。

　　孙树椿教授是清宫正骨流派第六代代表性传承人，首届全国名中医，现任中国中医科学院望京医院主任医师，博士生导师。1964年毕业于北京中医学院，师从刘寿山教授学习清宫正骨手法10年之久，深得刘老正骨手法真传。作为清宫正骨流派代表传承人，孙树椿教授50余载始终坚持在骨伤临床、科研、教学的第一线，对清宫正骨流派历代手法予以总结，提出"首重查体，手摸心会；影像为辅，病证合参""气血辨证，以血为先""轻巧柔和，以痛为腧"。孙树椿教授不仅总结形成了独具特色、临床疗效显著的筋骨损伤诊断及治疗方法，而且极大地传承和发展了"清宫正骨流派"手法和学术思想，为中医骨伤学科的传承与发展做出了巨大的贡献。孙树椿教授认为筋、骨在人体中起着重要的作用。骨者，奇恒之腑，具有维持人体整体形态，保护内部组织的作用。筋可以连接关节、约束骨骼、支配关节的功能活动。《素问·痿论》曰："宗筋，主束骨而利机关也。"筋通过对骨的约束，完成收缩与弛张的变化，产生关节的屈伸和旋转运动，并维持全身的平衡。《杂病源流犀烛》曰："筋也者，所以束节络骨，绊肉绷皮，为一身之关纽，利全体之运动者也……人身之筋，到处皆有，纵横无算。"筋束骨，骨张筋，筋与骨相连，相互依附，在慢性退行性疾病或外力损伤时，筋骨首先受影响，引起筋伤骨损。在手法特点上，孙树椿教授指出"筋喜柔不喜刚"，在手法运用上强调"轻巧柔和、外柔内刚，力量由轻渐重"，治疗中遵循"法之所施，使患者不知其苦"。其治疗手法一般分三步进行：预备手法、治疗手法、善后手法。预备手法，用轻柔和缓的按、揉，使局部粘连松解、肌肉痉挛缓解。治疗手法，以伸屈法、摇法、戳法、旋转法、扳法、抖法、归挤法为主，规整关节紊乱。善后手法，以推、拿、摩、散、搓、顺等为主。三种手法均讲究用力柔和、稳妥、深透，共同达到解决患者痛苦的目的。

清宫正骨流派作为中医骨伤界一个重要的流派，传承有序，学术特色鲜明。2009 年，国家中医药管理局批准成立"孙树椿全国名老中医药专家传承工作室"，至今已培养中外弟子多名。

第二节　矢志岐黄

邓素玲教授，现为河南省中医院（河南中医药大学第二附属医院）骨伤科主任医师，硕士研究生导师，河南省干部保健专家，第六批全国老中医药专家学术经验继承工作指导老师，国家中医药管理局首批"全国优秀中医临床人才"，第二批全国老中医药专家王宏坤学术经验继承人。现担任王宏坤全国名老中医工作室、清宫正骨流派传承工作室河南工作站主任，平乐郭氏正骨流派传承工作室河南省中医院工作站指导专家。兼任中华中医药学会骨伤科分会常务委员、世界中医药学会联合会骨伤科专业委员会常务理事、中华中医药学会风湿病分会委员、河南省医学科学普及学会颈肩腰腿痛专业委员会副主任委员。

邓素玲原籍河南滑县，1956 年 12 月出生于郑州。邓素玲出身革命家庭，自幼受家庭文化氛围熏陶，勤敏多才，善良仁爱，早年即发愿矢

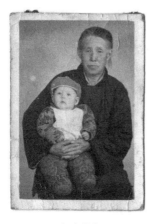

邓素玲幼年

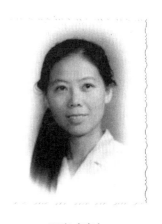

邓素玲青年

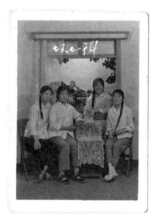

邓素玲青年（左一）

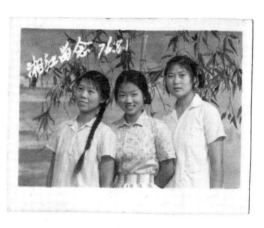

邓素玲青年（左一）

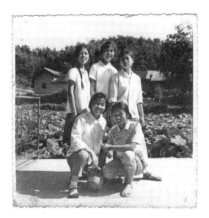

邓素玲青年（后排左一）

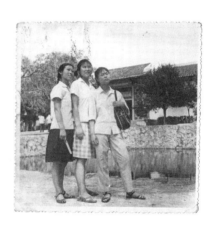

邓素玲青年（左一）

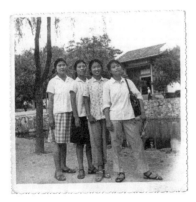

邓素玲青年（左二）

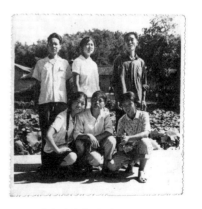

邓素玲青年（前排左一）

志岐黄。从小学到高中的学习阶段，邓素玲品学兼优。1975 年，邓素玲以优异的成绩从郑州市第三十三中毕业，积极响应"知识分子到农村去"的号召，满怀青春激情，奔赴新密农村进行锤炼。

在农村参加生产的同时，邓素玲目睹了农村生活的艰苦和医疗卫生资源的匮乏，深切体会到广大人民深受疾病的困扰，遂更加坚定了要做一名医生的目标，邓素玲利用休息时间发奋学习，1978 年邓素玲参加高考，考入河南中医学院中医系学习。

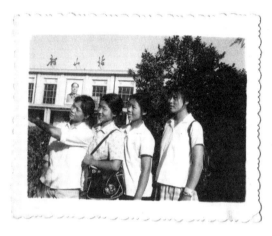

邓素玲青年（左一）

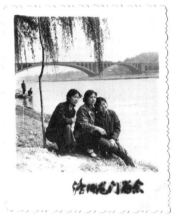

邓素玲青年（右二）

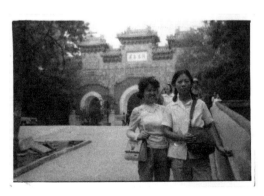

邓素玲青年（右）

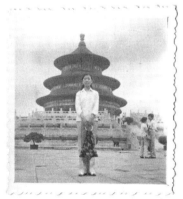

邓素玲青年

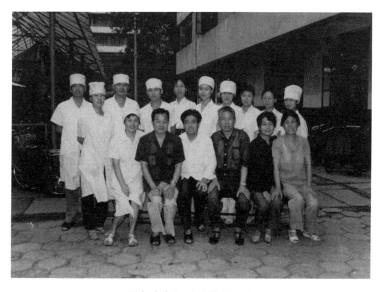

邓素玲青年（后排左二）

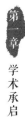

邓素玲青年（后排右二）

邓素玲于 1983 年 7 月从河南中医学院中医系毕业，同年进入洛阳白马寺骨科医院从事中医骨伤科工作，1985 年被调至开封市中医院骨伤科工作，1994 年因工作需要调至河南省中医院（河南中医药大学第二附属医院）骨伤科工作至今。

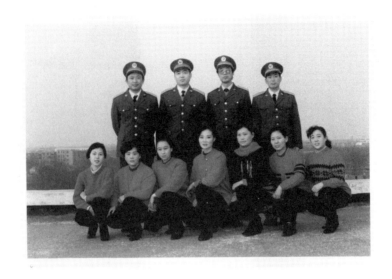

邓素玲青年（前排右二）

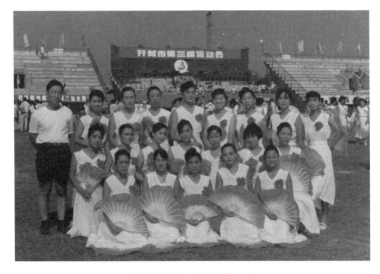

邓素玲青年（中排右一）

　　1997 年邓素玲被确定为第二批全国老中医药专家学术经验继承人，师从河南省中医院国家级名老中医王宏坤主任医师，重点学习骨伤科疑难病的手法治疗。2003 年邓素玲被国家中医药管理局遴选为首批"优秀中医临床人才研修项目"研修生，先后师从中国中医科学院首席研究员、首届全国名中医孙树椿教授和国医大师张磊教授，学习各种骨伤疑难杂症的治疗手法、针灸方法及中医内科杂病的治疗。在诸位大师的悉心指导下，邓素玲一方面深研中医经典，同时躬身临床，经过多年的积淀，邓素玲的专业理论和技术水平得以全面提高并渐趋于成熟。2017年，邓素玲被国家中医药管理局确定为第六批全国老中医药专家学术经验继承工作指导老师，通过担任指导老师把自己的临床经验及学术思想传承下去，为祖国中医药事业发展培养更多人才。邓素玲从事骨伤科临床工作30余年，特别值得一提的是，2016年，邓素玲已届退休之年，毅然勇挑重担，担任清宫正骨流派传承工作室河南工作站主任，为清宫正骨技术在河南的推广和发扬不懈努力。邓素玲退休后仍坚持每周5天门诊，为广大患者治疗骨伤疾病，同时坚持认真指导和培养学生。

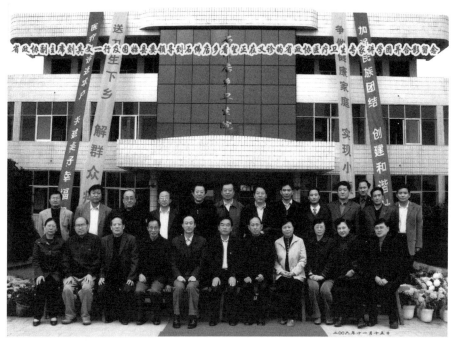

邓素玲义诊留念（前排左一）

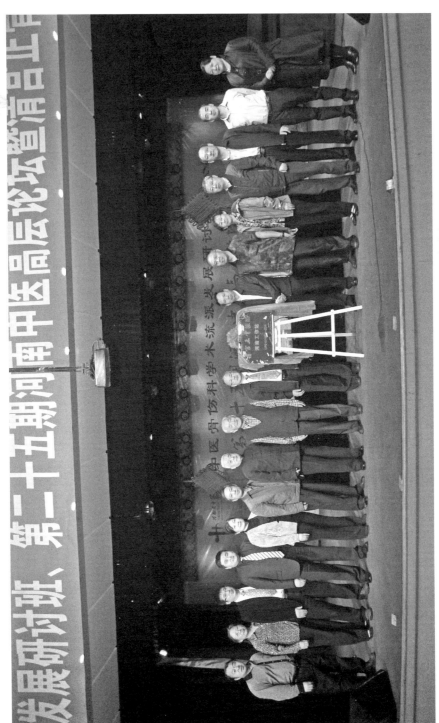

2016年清宫正骨流派河南工作站揭牌（左二为邓素玲）

邓素玲在临床工作中，对以下几类疾病的治疗独具特色：

（1）以手法整复的方法治疗各种骨折、脱位及运用中医药辨证治疗各种骨伤疾病，尤擅长运用手法治疗颈椎病、肩周炎、腰椎间盘突出症、四肢关节损伤及老年骨关节退行性变。查体与辨证结合，整体与局部相参，手法治疗追求轻、灵、稳、巧，学术上兼收并蓄，形成了自己的学术特色。

（2）遵循《内经》"杂合以治"的理念，善用中医辨证施治，中药、针灸、挑治和推拿手法并施，治疗手段灵活，对风湿、类风湿性关节炎、强直性脊柱炎、痛风性关节炎、白塞综合征等疑难病有自己的独到见解。

（3）在退行性骨关节病的治疗方面，采用手法松解改善关节功能，中药内服、温敷养筋通络，强骨荣节，指导拔筋锻炼方法，达到防止畸形、恢复功能的目的。

经过多年的临床实践，邓素玲形成了特色突出的正骨手法和挑治疗法；自研纯中药制剂"痹痛消""骨痹消"治疗风湿性以及类风湿性关节炎、强直性脊柱炎、骨关节病等疗效显著，受到广大患者的好评。近年来，邓素玲撰写学术论文20余篇，编写学术著作3部，获得河南省中医药科学技术成果奖一等奖1项、厅局级科技成果奖二等奖2项，目前在研课题2项。

第三节　薪火相传

　　邓素玲经过多年的不辍临床和对经典的学习，打下了较为扎实的专业基础。正是由此，在 2003 年参加国家中医药管理局组织的首批"优秀中医临床人才研修项目"研修生遴选面试中，邓素玲优秀的专业理论素养和丰富的临床实践经验得到了面试考官们的高度认可。特别值得一提的是，这次面试邓素玲的卓越表现给作为主要面试考官的清宫正骨流派代表性传承人、中国中医科学院骨伤科研究所主任孙树椿留下了深刻的印象，这为邓素玲日后能够顺利拜师孙树椿老师做了很好的铺垫。

　　邓素玲如愿被确定为首批"优秀中医临床人才研修项目"研修生，同时根据培养计划——也是邓素玲的愿望——需寻求骨伤界名师进行跟师和学习，当时我省中医局主要领导给予了大力支持。2004 年在郑州，孙树椿老师作为受邀嘉宾参加了为我省平乐正骨大家郭维淮先生获得白求恩奖章而举行的庆祝活动，在活动现场，在省中医局领导的推荐下，孙树椿老师欣然允诺，接收邓素玲为其学生。之后邓素玲即向医院申请赴京至骨伤研究所和望京医院跟随孙树椿老师学习。在半年的学习中，邓素玲深感工作多年后能随名师专门学习机会的不易，十分珍惜这次宝贵的学习机会，白天跟随老师门诊，认真观摩学习孙树椿老师正骨手法技巧，遇有疑问之处，积极向老师请教并做好笔记；晚上认真研读经典和笔记，深入领悟学习内容。

　　半年的学习，对邓素玲来说可谓收获满满，邓素玲的专业理论和技术水平得以较大提高，最主要的是，为以后邓素玲的治疗理论和技术特色的形成打下了坚实的基础。此后多年，邓素玲谨遵孙树椿老师教诲和

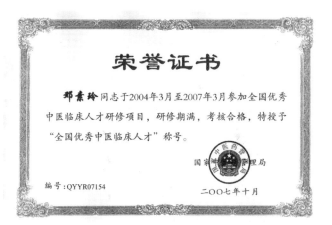

荣誉证书

邓素玲同志于2004年3月至2007年3月参加全国优秀中医临床人才研修项目，研修期满，考核合格，特授予"全国优秀中医临床人才"称号。

国家中医药管理局

编号：QYYR07154

二〇〇七年十月

邓素玲 "全国优秀中医临床人才"荣誉证书

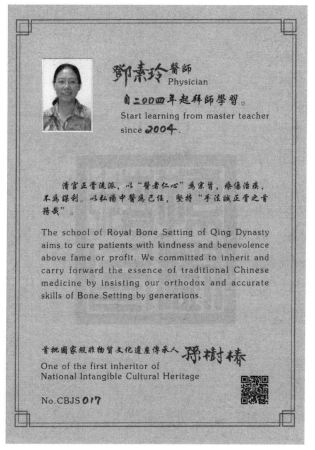

邓素玲 醫師
Physician

自二〇〇四年起拜師學習。
Start learning from master teacher since 2004.

清宫正骨流派，以"醫者仁心"為宗旨，療傷治疾，不為謀利。以弘揚中醫為己任，堅持"手法誠正骨之首務哉"。

The school of Royal Bone Setting of Qing Dynasty aims to cure patients with kindness and benevolence above fame or profit. We committed to inherit and carry forward the essence of traditional Chinese medicine by insisting our orthodox and accurate skills of Bone Setting by generations.

首批國家級非物質文化遺產傳承人 孫樹椿
One of the first inheritor of
National Intangible Cultural Heritage

No. CBJS 017

邓素玲清宫正骨流派传承人证书

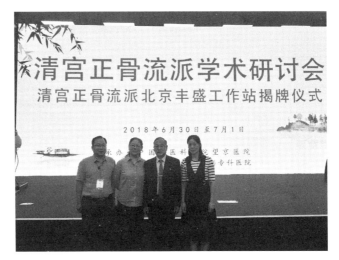

孙树椿（右二）、邓素玲（左二）及河南工作站师承弟子杜旭召（左一）、韩小飞（右
一）合影

清宫正骨的学术思想，一面深研经典，一面躬身临床，其间还多次发表文章，对清宫正骨学术思想和治疗特色进行阐释，不断向孙树椿老师请教相关临床和学术问题。2015年，在医院的大力支持下，经与孙树椿老师多次沟通，邓素玲拟在河南省中医院设立清宫正骨流派工作室河南工作站。2016年，邓素玲已届退休之年，为了做好清宫正骨技术在河南的推广和发扬，邓素玲毅然勇挑重担，担任工作站主任，在其不懈努力下，同年5月，孙树椿老师率领多名优秀弟子亲自来河南省中医院为清宫正骨流派传承工作室河南工作站揭牌并进行技术培训。自此，清宫正骨在河南大地上的发扬光大有了坚实的基础和平台。工作站成立后，孙树椿老师三次亲临工作站进行指导带教，亲传清宫正骨理论和技术。平时以邓素玲、李沛、李慧英、白玉四位主任为骨干指导老师对传承团队成员进行指导培养，围绕清宫正骨流派手法特色及孙树椿老师临床治疗经验开展理论讲解和手法示教。邓素玲带领工作站全体传承人和后备传承人，谨遵清宫正骨之旨和孙树椿老师的教导，深入理论学习，认真开展临床诊疗实践，一方面对清宫正骨进行了较好的继承，另一方面也对清宫正

骨有了创新和发展。工作站负责人邓素玲，骨干指导老师李沛、李慧英、白玉及团队成员3年来均积极参加清宫正骨流派传承工作室在北京举办的流派学术会议及本流派其他二级工作站组织的学术活动，同时也积极参加其他骨伤流派会议进行交流学习，如上海石氏伤科流派、平乐郭氏正骨流派会议等。邓素玲主任6次代表河南工作站就清宫正骨流派学术特色及孙树椿老师临床经验和学术思想做专题报告，进行学术交流。主要报告题目有"孙氏治疗膝骨关节炎""孙氏理筋法对维护骨关节功能的临床应用""浅论孙氏颈椎病的发病与防治思想""寰枢关节骨错缝的孙氏解读法"等。

近3年来工作站团队成员共发表科研论文20篇，其中SCI 2篇，中文核心3篇，科技核心、国家级杂志15篇；以主编身份共出版3本著作；主持科研项目9项，获得厅局级科技成果奖5项，其中4项为一等奖，1项为二等奖，获发明专利1项。邓素玲老师及工作站李慧英主任、白玉主任在2018年，李沛教授在2019年先后被确定为清宫正骨流派第七代传承人。2017年邓素玲又被国家中医药管理局确定为第六批全国老中医药专家学术经验继承工作指导老师，杜旭召、韩小飞作为邓素玲学术经验继承人，邓素玲在从事繁重的临床工作的同时，认真带教，谆谆育人。邓素玲在临床及科研上始终继承和发扬"清宫正骨流派"临床诊疗经验及学术思想，为广大患者解除病痛，为中医流派的发展及中医骨伤科的事业做出了自己的贡献。

邓素玲在继承清宫正骨流派学术思想的基础上，通过对30余年临床经验的总结，形成了自身治疗骨伤科疾病的理论体系：一，把握病机，树立整体观念；二，治病求本，辨病辨证结合；三，分期用药，重视调理气血；四，重视脏腑，疗筋伤不离肝、脾、肾；五，四诊合参，推崇"手摸心会"；六，筋骨并重，讲究辨证施法（观以衡动为期）；七，手法为主，提倡综合治疗；八，调畅情志，注重功能锻炼；九，防治结合，先安未病之处。

在筋骨关系上，人体运动系统的功能通过稳定的组织结构与协调的

第一章 学术承启

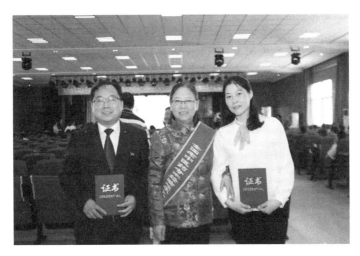

2017 年第六批全国老中医药专家拜师仪式上邓素玲和两位弟子杜旭召（左）、
韩小飞（右）合影

运动能力加以体现。临床上，人们过多地关注静力结构的稳定，而忽略
了动力结构所需要的协调运动能力，这是近年来慢性筋骨疾病多发，而
治疗并不尽如人意的原因。筋骨平衡的概念，不是仅限于局部解剖结构
的稳定，而是在整体观念指导下，对筋骨结构与功能之间关系的再认识。
即以《内经》"形与神俱"的标准，作为衡量筋骨结构之"形"与功能
之"神"协调统一的生理尺度。经过跟随孙树椿老师学习及长期临床实
践总结，邓素玲教授认为要重视影像学的检查结果，更要重视"手摸心
会"对临床的指导作用。她认为，任何局部的失衡都会对整体的平衡产
生影响；而对每一局部细节的重视，将会起到维持筋骨平衡、防止病变
发生和变化的积极作用。通过摸诊筋结的部位、大小、软硬程度与病程
的对应关系，组织结构的病理变化与临床症状、功能障碍的对应关系等，
将摸诊与体征检查、影像学检查等结果相互参考对照，作为诊断、鉴别
诊断、辨证分析、手法治疗的依据，增强了手法治疗的针对性和实效性，
为手法辨证论治的规范化提供了依据。

在手法治疗时，邓素玲教授十分重视清宫正骨流派"轻巧柔和"的
手法特点，认为"轻巧柔和"是手法治疗效果的关键，对于患者康复起

着至关重要的作用。清宫正骨流派手法特点以《医宗金鉴·正骨心法要旨》为理论基础。"一旦临证，机触于外，巧生于内，手随心转，法从手出……以手扪之，自悉其情，法之所施，使患者不知其苦，方称为手法也"，这是清宫正骨对治疗手法的要求。这一要求最突出表现在清宫正骨手法轻与柔的特点上。轻则力微，不施蛮力；柔则力缓，既易于体察患者之苦痛所在，又不至过度刚猛、过度治疗。以轻柔之力克刚劲顽疾，可防旧患之上复以新伤。手法的巧，首先体现在运用手法治疗患者时要用巧劲，不可一味蛮干，并知时宜而适当变换。"机触于外，巧生于内，手随心转，法从手出"，手法时刻与心法相依，用心感知双手触及的不同位置与结构，带着目的进行双手的探寻，触及不同的组织结构时进行灵活的处置。触于外而感于内，巧生于内而统于外。手法的和，首先体现在轻巧柔之和。轻与巧和，则力轻而效宏；轻与柔和，则病苦而疗舒；轻柔与巧之和，则缓柔之中一招去痛，令患者不知其苦而病体皆愈，使"骨对缝，筋归槽"，运用手法之和达到机体归于"和"的目的。其次，重视骨正，也重视筋顺方可为和，是为"骨正筋柔，气血以和"。最后，手法与心法的和体现在手法的巧上，手法之巧是医者心法成熟的重要体现，运用手法特点的理念指导诊断、规范治疗，对患者康复大有裨益。同时，由于临床病况的复杂和患者心理的多样，临证严格要求医术的同时还要严格观察不同病情患者的复杂心理，学会沟通，引导患者，相互配合。

参考文献

［1］丁继华.中医骨伤科理论体系的探讨［J］.中国骨伤，2004，17（2）：56-57.

［2］郑昊，邓素玲，杜旭召，等.清宫正骨流派手法特点浅析［J］.中国中医骨伤科杂志，2019，27（2）：80-81.

［3］王尚全，孙树椿，陈明，等.清宫正骨流派学术思想初探［J］.中国

中医骨伤科杂志，2017，25（9）：68-70.

［4］于栋，张军.清宫正骨流派源流研究［J］.中医正骨，2016，28（2）：73-74，76.

［5］赵国东，张军，高景华，等.筋伤学大家孙树椿［J］.中医学报，2011，26（9）：1048-1051.

［6］范东，孙树椿.孙树椿骨伤手法治疗的特点［J］.世界中医药，2011，6（2）：113-114.

［7］邓素玲.孙氏手法在脊柱病治疗中的平衡观［J］.中国中医骨伤科杂志，2007，15（11）：75-76.

［8］刘伟，王庆甫.清宫正骨流派王庆甫教授学术思想初探［J］.中医临床研究，2019，11（28）：57-60.

［9］邵岩，邓素玲，史栋梁.邓素玲教授运用针刺运动疗法联合松筋整脊手法治疗腰椎间盘突出症40例［J］.中国中医骨伤科杂志，2019，27（12）：76-78.

［10］郑昊，杜旭召，韩小飞，等.邓素玲基于"内涤浊邪，外平筋骨"思想治疗膝关节滑膜炎经验［J］.中医药通报，2019，18（3）：20-22.

［11］邓素玲.孙氏手法在脊柱病治疗中的平衡观［J］.中国中医骨伤科杂志，2007（11）：75-76.

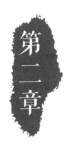

医道明理

第一节 学术思想

邓素玲在对"清宫正骨流派"及"平乐郭氏正骨流派"等国内著名骨伤流派经验继承总结的基础上，深研临床，孜孜以求，在筋伤病的治疗方面，重视局部与整体的关系，气血与脏腑的关系，筋伤与骨伤的关系；强调辨病与辨证相结合，内治与外治相结合，手法治疗与药物治疗相结合，形成了有自身特色的筋伤治疗学术思想，具体概括为治疗筋伤病的"九法"。

一、把握病机，树立整体观念

筋伤虽然发生于局部，但与整体的生理状态有关，祖国医学认为人是一个有机的整体，脏腑是维持人体生命活动的重要器官，脏腑功能正常，气血生化有源，经络通畅，筋骨得以濡养润泽，才能发挥其正常的生理功能；而筋骨的生理功能正常，运动灵活，又会促进气血的循环，从而保障脏腑的功能活动。这种筋骨局部与整体脏腑之间生理上的相互作用，也必然会导致病理上的相互影响。外力伤及，局部的筋骨、经络随之受损，气血瘀滞，就会影响脏腑的功能，正如《正体类要》所说"肢体损于外，则气血伤于内，营卫有所不贯，脏腑由之不和"，指出了局部损伤对整体功能的影响。若脏腑不和，或脏腑虚弱，则经络不畅，气血失于对筋骨的濡养，就会形成肢体局部的筋伤病变。由于筋伤主要发生于局部，临床治疗时容易忽视与整体的联系，而筋伤病因病机的变化又与脏腑功能密切相关，从而决定了筋伤治疗的特殊性。单从整体辨证，不能纠正筋骨的异常；单从局部治疗，忽视了整体改变和脏腑功能的变化，就不能准确把握病机，容易失治、误治。因此，对于局部的筋伤病患，邓素玲主张既要看到局部的病理改变，还要观察全身的情况，将局部与整体的情况进行综合分析，才能准确地把握病机，制订合理、正确的治疗方案。例如，伤后局部瘀血较重，会引起瘀血发热的全身反应，邓素玲在局部用药、清热消肿的同时，注意全身变化，应用中药破瘀解毒。又如，退行性骨关节病虽发生在局部，但其发病是由于肝肾亏虚，筋骨失养，慢性劳损及风寒湿邪等综合因素所致。因此，除针对局部治疗外，邓素玲每根据全身辨证，采用补益肝肾、强壮筋骨、祛风除湿的治疗原则。

二、治病求本，辨病辨证结合

筋伤疾病范围广泛，种类繁多，证候复杂，病因、病位各异，因此，治疗原则不同，施治方法有别。邓素玲按照中医学"治病求本"的思想，结合骨科筋伤病证的临床特点，提倡辨病、辨证相结合。赵锡武先生曾说："有病始有证，而证必附于病，若舍病谈证，则皮之不存，毛将焉附？"邓素玲认为临床上只有把辨病与辨证相结合，从不同侧面来了解筋伤病证的外在症状和内在本质的各个方面，通过综合分析，抓住筋伤病的本质，分出先后缓急，才能避免偏颇和失误，使诊断更加规范，治法更加严谨，疗效更加确切。例如，颈椎病的发生是由于颈椎部骨关节、椎间盘及韧带的退变和姿势性的疲劳，使颈椎出现失稳及软组织痉挛、血管迂曲、神经受压等。但是其临床表现复杂多样，颈型以颈部疼痛为主，需与落枕、颈部扭伤相鉴别；神经根型以颈痛、上肢放射痛或麻木为主，需与胸廓出口综合征相鉴别；脊髓型可表现为下肢发紧，行走不稳，麻木等，需与脊髓空洞、肿瘤等神经内科病证相鉴别；椎动脉型表现为头痛、眩晕、视物不清、猝倒等，需与五官科病变及颅脑病变相鉴别；交感神经型有心律异常、心前区疼痛时，应与心血管病相鉴别。

因此，临床上颈椎病的辨病十分重要，若病未辨明，则会有失治、误治的可能。

另外，颈椎病的治疗难度大，除手术治疗外，其非手术治疗多以中医中药为主，也就是在辨病的基础上进行辨证施治。根据中医对颈椎病的辨证，可按病因病机将其分为气血亏虚、气滞血瘀、痰湿阻络、肝肾不足和外邪侵袭的风寒湿等证型。按照中医学理论，证同则治亦同，证不同则治亦异。针对以上不同的分型，治疗上应分别采用益气养血、行气活血、化痰除湿、滋补肝肾和祛风散寒、温经通络等治则。若辨病准确，而辨证不明，不但难以治愈疾病，甚至会犯虚虚实实之戒。只有将辨病与辨证有机结合起来，透过纷繁复杂的症状，找出疾病的本质，才能取得良好的治疗效果。

三、分期用药，重视调理气血

气血是人体生命活动的物质基础，筋骨的功能活动靠气血的充养，筋伤病证与气血密切相关。外力造成的急性筋伤，可导致经络受损，使气血的运行发生障碍，气血瘀滞，为肿为痛。正如《杂病源流犀烛》所说："跌仆闪挫，卒然身受，由外及内，气血俱伤病也。"而气血亏虚，又往往是慢性筋伤的基础。若素体气血不足，或瘀血留滞，新血不生，日久均可导致气血两虚，血不养筋，筋骨痿弱，出现手足麻木、筋挛僵硬、关节活动不利等症状。

邓素玲认为，筋伤诸证，无论是外力伤及局部，导致气滞血瘀，还是脏腑功能失调、肝肾不足、气血亏虚，其病理变化均与经络受阻、气血运行紊乱有关。因此，她在临床上非常重视调理气血，并根据筋伤不同时期所表现的气血变化，采用分期用药。

初期，由于外力伤筋，使脉络受损，气血运行受阻或溢于脉外，气阻为滞，血凝成瘀，一般表现以肿胀、疼痛为主，严重者可影响全身的气血阴阳平衡。此期治疗，主张用破瘀法以祛邪实为主，即活血化瘀、行气止痛、解毒消肿，常用活血解毒汤。

中期是组织修复阶段，虚瘀相兼，当用"和"法。治宜补气养血、活血通络、祛风除湿、强壮筋骨。常用舒筋活血汤。

后期气血亏虚，肝肾不足，当用"补"法。治宜补益肝肾、强筋健骨。常用独活寄生汤。

慢性筋伤主要是正气不足，复因劳损或感受风寒湿邪，多表现为本虚标实。常因肝肾亏虚，气血虚弱，痰浊瘀血、风寒湿邪等实邪相互兼杂而发病，治疗上既要扶正，又要祛邪。扶正在于固本，采用补益肝肾、补气养血的原则，平衡阴阳，强壮筋骨，使脏腑功能失调得到改善，减少外邪侵袭和留滞筋骨的机会。祛邪则是针对患者受邪后所反映的标证，以化痰逐瘀、通经活络，或祛风除湿、散寒等法，祛除外邪，恢复人体正气。

临床上，除上述常用的中药汤剂外，邓素玲还非常重视中药的外治法，通过中药外敷，使药物直接作用于患处，以取速效。老师常用的方药为热敷一号，此为邓素玲经验协定方，主要组成为：伸筋草 25g，透骨草 25g，海桐皮 25g，苏木 20g，红花 20g，艾叶 20g，川芎 20g，白芷 30g，细辛 10g，威灵仙 60g，乳香 10g，没药 10g，川乌 15g，草乌 15g，桂枝 30g，姜黄 20g，土鳖虫 20g。主要适用于急性筋伤后期瘀血留滞、关节僵硬、活动受限，阴天加重，局部发凉、麻木等。

四、重视脏腑，疗筋伤不离肝、脾、肾

筋伤病虽发生于躯体、四肢的关节部位，却与人体的整体及脏腑的功能密切相关。其中与肝、脾、肾的关系尤为密切。邓素玲在治疗筋伤时，特别强调补养肝、脾、肾的重要性，通过补益肝、脾、肾，可使筋柔而不拘，骨强而不空，关节的稳定性增强、灵活性恢复，筋骨的生理基础得以维持，也可在很大程度上改善筋骨及关节的运动状况，使局部的病理因素得以消除。《内经》云"肝藏血""肝主身之筋膜"。筋的作

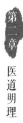

第二章　医道明理

用是联络关节、肌肉，专司运动，其功能的发挥有赖于肝血的滋养，只有肝血充盈，筋得所养，才能柔韧有度，滑利灵活，关节才能屈伸自如。例如，肌痉挛可发生于全身许多部位，最常见的是腓肠肌痉挛，患者往往因筋挛疼痛不能屈伸而突然失去运动能力，此病多见于肝血不足的患者，给予养肝柔筋药物治疗后常可迅速缓解。治疗上，对肝血不足，致筋挛疼痛不能屈伸的病证，如项背肌痉挛、腰背肌痉挛、梨状肌痉挛和腓肠肌痉挛，邓素玲常用养肝柔筋的芍药甘草汤加减，配合解痉手法治疗；对肝失疏泄，肝气郁结，气滞血瘀导致的筋挛节痛，邓素玲常以逍遥散加减治疗。

"肾藏精，主骨"，筋骨相互维系，相互为用。骨是人体的支架，有骨的坚强支撑作用，筋的功能活动才能有效发挥；而骨的坚实依赖肾中精气对骨髓的濡养，肾精不足，则骨髓空虚，腿足痿软，腰背酸痛，行走活动不便，日久容易发生劳损、退变、风寒湿痹等筋伤病变。对肝肾亏虚所致的劳损、退变，除需要养血柔筋外，还需补肾壮骨，一般常用独活寄生汤加减。肝肾阴虚者，可加生地、枸杞子、白芍、川续断；肾阳虚者，可加熟地、巴戟天、淫羊藿、杜仲。

"脾主运化，胃主受纳""脾主四肢肌肉"，是指脾胃具有生化气血的作用，可将水谷精微输送于全身肌肉、筋膜，使其丰满、健壮，只有这样，肌肉、筋膜的功能才能正常发挥。因此，脾胃功能的强弱与四肢肌肉的强健有直接关系。若脾胃之气虚弱，则会出现水湿不运，虚胖身重，四肢无力，筋骨痿软，甚至下肢负重关节退行性改变等症。脾虚湿盛所致的关节肿胀，常用健脾利湿的五苓散治疗。

五、四诊合参，推崇"手摸心会"

筋伤病变范围广泛，种类繁多，证候复杂，同时筋伤变化细微，大部分不能通过 X 线等特殊检查来证实。故邓素玲在筋伤的诊断上提倡四诊合参，同时运用"手摸心会"的方法仔细辨别疾病的病、证关系。不仅要仔细了解发病的原因，分析病理机制，还要熟悉局部的解剖结构，通过用手触摸病变部位的各种变化，并加以归纳、分析，才能做出准确的判断，从而制订确实有效的治疗方案。如膝关节滑膜炎、类风湿性关节炎等病常有关节局部郁热，但其热象往往很轻微，需要医生仔细地触摸，并且与周围正常组织和健肢的相同部位反复对比才能得到证实。邓素玲常用的摸诊方法主要有以下几种：

（1）摸压痛：通过摸压痛的部位、程度和范围，明确筋伤的性质，找准损伤位置，防止遗漏诊断。如有些新伤重伤患者，对于伤痛的范围感觉不清晰，需要通过摸法寻找压痛的重点，以确定伤处。胸椎小关节错缝的患者，有时胸前或肋间疼痛明显，需要通过椎旁的触摸按压，寻找压痛的部位或条索状结节来判断。不能配合检查的小儿筋伤患者，常需通过对正常部位及患处的触摸，对比观察患儿的表情和哭闹程度而加以判断。

（2）摸畸形：通过触摸体表的骨突变化以判断筋伤的性质。如颈椎的小关节错缝，沿颈后触摸棘突的排列，可以发现患椎棘突偏歪。骶髂关节错缝时，可感觉到双侧骶髂关节的突起程度的差别。梨状肌损伤时，臀部可触及斜行条索状硬结。

（3）摸温度：通过用手背触摸伤处或关节部位，感知其温度的改变，辨别筋伤病证的寒热属性。如急性风湿性关节炎、膝关节滑膜炎等常有关节发热；急性筋伤瘀血化热时，伤处皮肤温度增高。若肢体血液循环不佳时，可感受到肢体发凉。

（4）摸肿胀：肢体筋伤重症，应注意摸肢体肿胀处的软硬度，皮下局限性血肿可有囊性感，严重创伤深部积血可感到肢体硬肿，皮肤张力增大。

（5）摸异常活动：出现关节的异常活动时，说明有筋断裂。如膝关节侧副韧带损伤、踝关节损伤时，均可出现不同程度的内外翻活动。

（6）摸异常声响：膝骨关节炎患者关节活动时可闻及摩擦音；桡侧腕伸肌腱周围炎时，可于前臂下 1/3 背桡侧闻及捻发音。

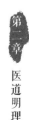

临床上邓素玲将摸诊与其他诊法结合应用，相互参照，相互印证。对于患病的部位、证候的性质、病变的程度，总是边问、边看、边触摸按压，结合病变的特殊体征检查，往往能很快做出病与证的诊断。如颈椎寰枢关节半脱位时颈部的压痛部位较高，且单侧软组织可触及条索状硬结；胸椎小关节紊乱时，损伤多由意外的轻微外力造成，疼痛可在胸前、背后或肋间，而胸椎旁小关节处常可触及压痛及条索，有时疼痛的加重与呼吸相关；腰部筋伤患者，多见脊柱侧弯和生理曲度加大或反弓，患侧有按压痛；对髋关节疼痛的患者，要注意按压髋关节有无疼痛，检查髋关节的活动度，触摸髋关节周围肌肉有无痉挛；股骨头坏死的患者往往出现髋关节外展受限，可摸到内收肌痉挛。应用摸诊时要不断询问患者的感觉，疼痛的轻重，是酸痛还是胀痛，有无发凉或烧灼感，有无麻木、皮肤增厚或隔膜感；注意观察局部的变化，如皮肤的颜色、肌肉收缩的情况等。

邓素玲认为摸诊不仅对筋伤辨病辨证十分重要，而且有助于区别和发现兼病、并病的存在，不仅有利于指导治疗方案的制订，而且还有利于各种治疗措施的具体实施，如按摩的具体手法、作用范围、治疗深度、经穴选择、是否需要配合复位手法等。因此，邓素玲认为"手摸心会"是筋伤辨病辨证的基础，只有在此基础上，才能全面确定筋伤施治的原则和方法。

六、筋骨并重，讲究辨证施法

筋主束骨而利机关，筋的位置异常或损伤可以使骨与关节的功能活动发生障碍，甚至出现错位或错缝；骨与关节的损伤，也可以使筋的位置发生变异或损伤。而退变、劳损性疾病的发生，则多是先伤筋，渐损及骨。因此，筋伤治疗，应筋骨并重，筋骨同治，除舒筋活络之外，还应使筋骨的正常解剖结构得到恢复。即正其骨必先顺其筋，理筋的同时也须将错位的骨关节恢复正常。如肱二头肌长头肌腱滑脱者，患肩上举受限、疼痛，若将肌腱推入肱骨结节间沟，理顺按平，肩关节疼痛则会消失，抬举自如，此属筋之脱位影响关节运动。胸椎小关节错位者，除表现为胸痛或背痛外，呼吸运动多受到影响，经推拿复位后，呼吸运动自如，放射痛也会消失。此属关节错缝影响筋之运动。另外，骨折脱位时，每因筋肌挛缩，对骨产生牵拉，造成重叠移位。欲复其位，必须先顺势拔伸，逐渐消除肌肉、筋膜的痉挛，骨关节的重叠移位才能得到纠正。

临床上筋骨损伤的病证复杂多样，邓素玲运用手法治疗筋伤，讲究辨证施治，因病、因人、因部位而异。针对不同的病情，选择不同的手法；不同的体质，手法应用的力度不同，做到"一推一拿，视其虚实而用之""必先知其体相，识其部位，一旦临证，机触于外，巧生于内，手随心转，法从手出"。邓素玲手法娴熟，操作时要求稳、巧、柔、缓。"稳"即深沉稳妥、有的放矢，无论是旋转角度，还是按压复位的力度，均掌握恰当。"巧"即轻巧灵活，手法不重滞、笨拙、粗暴，随身体的部位不同，应用巧力，做适合该部位的手法，只有这样才能做到手法应用自如而恰到好处。"柔"即柔和，手法的力度不软不硬，纯熟缠绵、细腻深透，协调自然，按摩操作如春雨之绵软渗透，复位时利用关节、肌肉的滑动，顺其势而不强施蛮力。"缓"即平缓，手法速度不疾不徐、不慌张，需要加快频率时，也必须将每一个手法做到位，使病情在各种手法操作的交替、累积、重叠的过程中逐步缓解。对一些关节运动障碍的病证，按摩时每配合主动、被动运动，使其粘连在动中松解，关节功能在运动—松解—运动的过程中逐渐恢复。

推拿手法强调持久，缓和有力，随证变化，可以灵活运用。如肩周炎主要是肩痛、功能障碍，先以点穴通其经络，再以轻柔按摩缓解挛急，当疼痛缓解后，嘱患者做各方向的运动，根据患肩运动障碍的情况，分析、找出筋腱粘连之处，使用拨法松解粘连，再配合按、揉、弹、颤等法，使痉挛组织逐渐恢复弹性。在不断的运动中反复寻找痛点，有针对性地按摩，使关节的凝滞状态逐渐解除，则其功能也就在不断扩大运动范围的情况下而逐渐恢复。

七、手法为主，提倡综合治疗

筋伤病证以局部病变为主，其伤情的轻重、范围的大小、病位的深浅，在临床上有很大的差别。运用药物等一般的治疗方法，往往因药力不能直达病所而难以奏效。用手法治疗筋伤具有较大的灵活性，可视病情不同，采用不同的手法，用力可轻可重，作用可深可浅，范围可大可小，手法可补可泻，对于骨错缝、筋出槽之证，随证施治，往往手到病除，有立竿见影之效，且操作方便，安全迅捷，直达病所，故临床上邓素玲每以手法作为治疗筋伤的主要方法。其常用的手法如下：

（1）按法：用指腹、掌根、肘等部位按压患部或穴位。具有疏通经络、行气活血、祛风除湿、解痉镇痛的作用，还可帮助轻微错位的骨骼及筋膜、肌腱复位。

（2）揉法：用手指、鱼际、掌根、肘等部位在患处或肢体上做回旋转动。具有舒筋活络、解痉镇痛、松解粘连的作用，常与按法协同应用。

（3）擦法：以手背尺侧或第3、4、5掌指关节背侧为着力处，利用手腕的屈伸、内外旋转的连续动作，带动手背在患处做往返回旋压滚。具有祛风散寒、疏通经络、缓解痉挛、舒利关节的作用。适用于风寒湿痹、慢性劳损、筋肌挛急、麻木疼痛、功能障碍。

（4）拿法：以拇指与食指、中指或其余四指对峙，分别以肌肉的两侧或肢体的内外侧为着力点，逐渐用力向中紧缩，或向上提捏。具有解痉缓急、调理筋腱、行气活血、散瘀止痛的作用。常用于颈、肩及四肢肌肉、肌腱部位的痉挛、粘连、痹痛、功能障碍，多与揉法相结合。

（5）推法：以双手或单手指、掌、鱼际着力于患部皮肤，做直线按推或双向分推。具有舒筋散结、祛风散寒、行气消瘀、理顺筋络的作用。常用于劳损、痹痛或四肢陈旧性损伤麻木、冷痛。

（6）摇法：用单手或双手拿住肢体远端，以关节为轴，使肢体做被动的回旋环转运动。具有活筋络、和气血、松解粘连、缓解痉挛、滑利关节的作用。常用于各关节新旧损伤、关节酸痛及功能障碍。

（7）搓摩法：以双手掌在患部表面做轻柔快速的抚摩，动作轻浅，使局部温暖、舒畅。具有活血通络、祛风散寒、行气活血的作用。多用于四肢、腰背部。

（8）牵抖法：握住肢体远端，在牵引下做上下抖动。具有舒展筋腱、缓解痉挛、消除疲劳、舒利关节的作用。常用于四肢关节痹痛、宿伤旧患、关节功能障碍及腰部病变。

（9）扳法：将脊柱或关节在功能活动范围内做最大限度的扭转。具有舒展筋肌、缓解痉挛、解除绞锁、纠正错位、滑利关节的作用。常用于纠正脊柱、骶髂关节等部位的错位、绞锁、嵌顿，是"动中求解"的重要手法。

临床上，推拿的手法复杂多样，就如同用药一样，有补有泻，一般以轻手法为补，重手法为泻。刺激强度：缓摩轻揉为补，急摩重按为泻。手法作用方向：顺经为补，逆经为泻；顺转为补，逆转为泻。点穴方向：向心为补，离心为泻。邓素玲认为治病有定则而无定法，手法的运用应做到"手随心转，法从手出"，根据患病的部位、病变的程度、病种的差异、体质的虚实，结合局部骨骼、肌肉的解剖学特点，经络腧穴的分布情况，辨证施治。如同用药"师其法而不泥其方"一样，要求灵活而有序，不拘泥刻板，尽可能简单、合理，只要辨证辨病准确，手法施治得当，往往取效迅捷。

另外，邓素玲认为，筋伤之证，病因复杂，尤其是慢性筋伤，多是内外因素综合作用的结果，病程较长，往往迁延反复，遇劳发作，受寒加重。为加强疗效，邓素玲提倡运用内治、外治相结合的综合疗法，以发挥多种治法的相互协调作用。邓素玲治疗筋伤，常以手法为主，配合中药内服、外敷、熏蒸及牵引。如腰椎间盘突出症的治疗，若单用手法按摩，见效慢，难有较好的治疗效果。邓素玲常在手法按摩的同时，配合牵引、熏蒸、中药内服等其他疗法，进行综合治疗，往往能在短期内

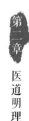

第二章

医道明理

收到明显的疗效。在治疗颈性眩晕时，进行手法按摩、复位的同时，给予挑治疗法。在治疗骨质疏松症患者时，以中药内服、外敷为主，配合挑治疗法。

八、调畅情志，注重功能锻炼

《素问·五脏生成》云："肝之合筋也，其荣爪也。"肝主筋的功能主要源于肝的藏血功能，肝血可以润养周身之筋膜，至爪甲等末梢部位，使之不急不挛、不枯不躁。因此，筋病多与肝有关。此外，肝还具有主疏泄的功能，肝的疏泄功能在协调脏腑、平衡气血阴阳、畅达情志方面起着极为重要的作用，肝之疏泄不利，经络气血不能畅行，是导致多种疾病发生的根源。所以，邓素玲在治疗筋伤病证时非常重视精神情志的治疗，从肝主筋的理论出发，治疗筋伤的同时注意调畅情志，对肝郁气滞者治宜理气疏肝，对肝血不足者治宜养血柔肝。对情志不畅的患者，除注意从肝用药之外，还非常重视调整患者的心态，如向患者讲明情志对本疾病的影响，嘱患者保持心境平和，胸襟开阔，保持生活规律，不过劳过逸，避免冷热不均，讲究居住环境和卫生，树立战胜疾病的信心。对于病情较重、活动不便者，嘱其避免急躁，加强营养，卧床时活动健肢，促进全身循环和代谢，患部按医嘱要求逐渐锻炼。如股四头肌收缩锻炼、踝关节屈伸锻炼等。对可以适当活动的患者，嘱其尽可能做力所能及的运动，如颈椎病患者可做鹅颈引伸锻炼，肩周炎患者可做双肩前后旋转、梳发，腰椎滑脱的患者可做腹肌收缩锻炼，腰椎间盘突出症患者可做腰背肌锻炼、退步走及单杠悬吊锻炼，强直性脊柱炎患者可做脊柱俯仰、髋关节外展拉筋及单杠悬吊锻炼。对病情较轻及恢复期的患者，要求劳逸结合，并做增强体力的训练。对寒冷、潮湿、损伤、劳累、饮食及情志方面的因素充分警惕，凡能引起病情反复或加重的因素，尽量避开，锻炼应从低运动量开始，循序渐进。

九、防治结合，先安未病之处

筋伤病的发病从病因上看虽可为急性发病，但多以慢性损伤为主；从病程上看迁延不愈，容易反复，有的呈逐渐加重，甚至造成肢体关节畸形、功能障碍。针对此特点，邓素玲认为筋伤病不能仅立足于治疗，要防治结合，先安未病之处，要贯彻中医治未病思想，达到未病先防、既病防变、病后防复的目的。如通过临床观察发现，颈椎病患者颈椎部位筋结的存在可导致气血失调，继之形成退变，故非常重视筋结对病变治疗的影响，从治未病的角度提出了动静结合的颈椎治未病"防结"理论。该理论强调，在未病时，杜绝筋结可以预防颈椎病的发生；在病变早期，消除筋结是保持组织结构生理平衡、防止增生和退变的有效措施。即使在病变的中后期，软化消散筋结，仍然可以起到缓解临床症状的治疗作用。

邓素玲教授在学术发展上始终遵循"师古不泥古、发扬不离宗"的原则，在筋伤病的临床治疗中，贯彻《内经》"杂合以治"的思想；对待患者能感同身受，仁心圣手，疗疾无数；对待学生视若儿女，慈言厚爱，谆谆教诲，诚为后学之楷模！

第二节 古训明理

一、《内经》的养生观

《内经》的养生观是一个立体的概念，讲求"形与神俱"，而达到此目的的方法则包括多个方面。

首先要"法于阴阳"。阴阳是自然界一切事物变化、运动规律的总概括。《素问·阴阳应象大论》云："阴阳者，天地之道也，万物之纲纪，变化之父母，生杀之本始，神明之府也。"自然界万事万物变化的规律是一个非常宽泛的概念，一切事物的生、长、变、化、消、亡，莫不与阴阳相关。因此，要得"形与神俱"之道，就要掌握和遵循自然界的变化规律，而不能违反。人类在自然界中生存，必然要受到自然界各种变化的影响。地球上元素的形成与变化是由金、木、水、火、土这五种最基本的物质运动而构成的，因此，人的脏腑也会反映出地球物质运动最基本的形式。由这种人与自然的相关性而产生的"天人合一"的理论，是中医学整体观念的组成部分。不仅对临床诊断学、治疗学有积极的指导作用，也是养生学保健和预防的重要内容。掌握自然界的运动变化规律，对超越抵抗能力的不正常气候或恶劣环境采取"避之有时"的积极态度和方法，使各种致病的外来因素不能对人体产生损伤，是《内经》养生观的重要原则，也是人类需要遵守的原则。《内经》从"四时阴阳者，万物之根本也"的角度提出"从阴阳则生""逆其根，则伐其本，坏其真"。因此提倡"春夏养阳，秋冬养阴，一从其根"，要求人们按照自然变化规律做好养生保健工作。

　　《内经》的养生观在整体观念的基本原则指导下，强调神的调摄对气机运动的影响。《素问·举痛论》云："百病生于气也，怒则气上，喜则气缓，悲则气消，恐则气下，……惊则气乱，……思则气结。"七情的变化，使人体气机运动发生改变，严重时气机紊乱可导致人体功能甚至形体的异常。《素问·举痛论》指出了因气伤形体的临床表现："怒则气逆，甚则呕血及飧泄。"《素问·生气通天论》曰："大怒则形气绝，而血菀于上，使人薄厥。"气机的升降出入运动是气的正常运动形式，气的运动受精神、情志的影响，人的情志变化在正常范围时人体的气机运动也会正常，因此，《素问·上古天真论》指出："恬淡虚无，真气从之，精神内守，病安从来。"调摄精神并不是引导人们无欲无求，而是要保持志意安闲，不产生过分的欲望，不过高地追求力所不能及的目标，对物质生活不过分奢求，"美其食，任其服，乐其俗，高下不相慕……嗜欲不能劳其目，淫邪不能惑其心"，人体的元真之气就能够正常运行而不受干扰，使"正气存内，邪不可干"。这里所讲的正气，既包括运行于人体内部、维持脏腑功能的气机，也包括来自精神上的自强、自信、自律、自尊的信念。《内经》这种以神养形的养生观是我们中华民族的传统美德，不仅是人体保持健康的重要因素，也是文明社会不可缺少的精神境界。

　　"形劳而不倦"是《内经》养生观的又一重要内容。《素问·经脉别论》云："四时阴阳，生病起于过用。"神寄于形，而形养神。神是人体生命活动的外在表现，形是神产生的物质基础。《素问·六节脏象论》指出"气合而有形，因变以正名……天食人以五气，地食人以五味。……味有所藏，以养五气，气和而生，津液相成，神乃自生"，说明了形、气、神的生理关系。神的异常，可导致气机的失调；气的异常，又会造成形的损伤。要达到"形与神俱"，不仅要做到"志闲而少欲，心安而不惧"，还要做到"和于术数"，在养生的具体方法上，要符合人体生理的要求。饮食保健方面，强调"食饮有节"，指出"饮食自倍，肠胃乃伤""膏粱之变，足生大丁"，并且提出饮食五味不能过偏，偏食会造成

第二章　医道明理

脏器的损伤和精神的失调。《素问·生气通天论》云"阴之所生，本在五味；阴之五宫，伤在五味。是故味过于酸，肝气以津，脾气乃绝；味过于咸，大骨气劳，短肌，心气抑；味过于甘，心气喘满，色黑，肾气不衡；味过于苦，脾气不濡，胃气乃厚；味过于辛，筋脉沮弛，精神乃央"，要求"谨和五味，骨正筋柔，气血以流，腠理以密，如是则骨气以精"。在饮食与药物的调理上，强调"壮火散气，少火生气"，认为饮食不节和偏食会成为致病的原因。告诫人们不要"以酒为浆，以妄为常，……以欲竭其精，以耗散其真"。在生活起居方面，则详细讲明四时调养的方法，指出要根据四时气候的变化调养五脏神气和生活起居，以顺应季节的自然变化。春季养生，万物荣生，应"夜卧早起""以使志生"。夏季养长，万物华实，应"夜卧早起""使志无怒"。秋季养收，气敛神平，应"早卧早起""使志安宁"。冬季养藏，万物闭藏，应"早卧晚起，必待日光，使志若伏若匿，若有私意，若已有得"。在形体锻炼上，主张"不妄作劳"，锻炼要有节，过分懒惰懈怠，或过分消耗体力，均会损伤形体，影响健康。"形劳而不倦"，是要求辩证地对待锻炼。"流水不腐，户枢不蠹"，生命在于运动的道理是人们的共识，但过度锻炼，体能过耗，会造成免疫力低下，成为致病因素，则是常常被忽视的问题。《内经》对此已有明确的认识，并以之指导养生，说明《内经》的养身观是非常完善、具体、全面的，从天地阴阳、四时八节，到调养神气、饮食起居、劳动锻炼，体现出人与自然统一、人体自身统一的整体观。而《内经》用"法于阴阳，和于术数"来概括其养生观，用"形与神俱"来归纳养生的境界，其含义深刻，值得我们深入研究和借鉴。如《灵枢·本神》云："智者之养生也，必顺四时而适寒暑，和喜怒而安居处，节阴阳而调刚柔。如是，则辟邪不至，长生久视。"又如《素问·四气调神大论》云："道者，圣人行之，愚者佩之。"在科技高速发展的今天，在我们天天讲解、演绎养生之道的今天，我们究竟是做了"智者"还是"愚者"呢？这是我们学习《内经》理论时应该思考的问题。

二、《内经》的发病观

《内经》对各种疾病的发病机制做了深入的探讨。在对疾病发生发展的论述中，不仅系统地提出了中医的基础理论，也明确了"不治已病治未病"的预防思想。这种独特的发病观是《内经》养生观形成的基础，主要表现在以下几个方面。

（一）发病与体质和预防的关系

《内经》认为，外来的致病因素作用于人体，可以导致人体气血的紊乱，使经脉不和。如果外邪留着不去，就可使人发生病变。然而病邪的去留取决于人体体质的强弱。《素问·经脉别论》云："凡人之惊恐恚劳动静，皆为变也……当是之时，勇者气行则已，怯者则着而为病也。"《灵枢·五变》亦云："人之有常病也，亦因其骨节、皮肤、腠理之不坚固者，邪之所舍也，故常为病也。"体质的强弱与外邪的对比是发病的关键。《灵枢·刺节真邪》将致病的外来因素分为正邪与虚邪，正邪来自正风，即四时正常之风，通常不致病，但其之所以能成为"邪"，是因为其在某种情况下仍具有致病的能力。当人体正气虚弱，腠理疏松，卫表不固时，正风可乘虚而入。若真气未虚，邪气伤人较为轻浅，多可自愈。虚邪是指四时不正之气而言，又称为"虚邪贼风"，其致病能力强，"中人深，不能自去"。但虚邪中人，依然存在着人体正气强弱的问题，正气强或防护得当，仍可避免邪气的伤害。

正邪与虚邪均是乘"虚"袭人。所谓"虚"有两个方面的含义，一是指正气虚弱的程度，即体虚；二是指人对致病因素的重视程度不足，即防护不当。对于四时不正之气，即使正气不虚，也应有防患意识，时时注意保护正气，做到"虚邪贼风，避之有时"，不给病邪提供可乘之机。《灵枢·五变》云："夫天之生风者，非以私百姓也，其行公平正直，犯者得之，避者得无殆，非求人而人自犯之。"从发病学的角度，告诫人们养正的关键是：既要体质强壮，又要认识病邪，增强防范意识，增

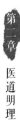

加防范方法，即使是传染性疾病也不例外。正如《素问·刺法论》指出："五疫之至，……不相染者，正气存内，邪不可干，避其毒气。"这段话强调了体质及避邪对于预防的重要性。《内经》这种发病观缘于其认识上的辩证唯物论，既强调了内因的重要性，也不忽视外因的作用。但在内因、外因之间，更重视内因的主导性地位。而《内经》所提出的体质与防护在发病学上的双重重要性，正是其"形与神俱"养生观产生的基础。

（二）发病与五脏经气流注和所主的关系

经脉是人体运行气血的通道，由于其分布广泛，能沟通内外，联络脏腑、肢体，也使其成为感受和传播病邪的途径。《素问·举痛论》云："经脉流行不止，环周不休，寒气入经而稽迟，泣而不行，客于脉外则血少，客于脉中则气不通，故卒然而痛。"

《内经》认为五脏的经气流注有一定的所主部位，故将筋、髓、脉汇聚及气血流注的所在，称为"谿"，主要指五脏经脉所过的骨节及筋肉交接的地方，这些人体的空隙之处，既是经气出入的场所，也是邪气侵袭并易于停留的地方。五脏有邪时，会乘虚流注于其经脉所过的部位。肺与心同属于手经，手太阴肺经合穴尺泽、手少阴心经合穴少海均在肘部，若肺、心有邪，经气不足，则肘部多虚，邪气易乘虚流注于两肘；足厥阴肝经布胁肋，经脉循行于胁腋间，肝经有邪，其经气虚，邪气循经流于胁腋，聚而为病；足太阴脾经从膝股而上，行于股之两髀，脾有邪，则经气虚，邪气易循经流于髀部；足少阴肾经行于腘窝，合于阴谷穴，肾有邪，则经气虚，邪气易循经流注于腘部。《素问·痿论》云："宗筋，主束骨而利机关也。"关节为筋会聚之处，五脏经气流注有其特定的部位，外邪损伤五脏，则经气流注受制，而病发于所主之分布。

五脏经气还与五体有所主的关系，因此，一定部位的经络受邪，也会影响到其所属的内脏。《素问·痹论》云："五脏皆有合，病久而不去者，内舍于其合也。"病邪所入的深浅与五脏所主组织之深浅有关。肺主皮毛。《灵枢·刺节真邪》云："虚邪之中人也，洒淅动形，起毫毛而发腠理……抟于皮肤之间，其气外发，腠理开，毫毛摇，气往来行，则为痒；留而不去则痹；卫气不行，则为不仁。"此种情况多属肺气虚弱，卫气不固。然而病邪所入的深浅又与五脏的脏气盛衰有关。肾主骨，肾虚者，邪气可"内搏于骨，则为骨痹"，若骨痹不已，还可"复感于邪，内舍于肾"，发为肾痹；肝主筋，肝血虚者，筋失荣养，邪气"搏于筋则为筋挛"；心主血脉，心气虚，心血不足，邪气"搏于脉中，则为血闭，不通则为痛"；脾主肉，为气血生化之源，脾虚，邪气"搏于肉，与卫气相搏"，导致肌肉萎缩、四肢懈惰。

五脏的盛衰，决定了其所主经络气血的盈虚及所合组织的强弱，五脏不足或受邪，病可发于与之相关的组织与经络。因此，人体各部的生理与病理均能反映五脏的功能状态。这种以五脏为中心的脏象学说是《内经》"真气从之，精神内守"这一养生原则产生的基础。

（三）发病与机体内环境紊乱的关系

外邪袭人多借机体内部紊乱而发病，《内经》称之为"两虚相得，乃客其形""邪之所在，皆为不足"。外虚指虚邪，内虚除指气血、津液、阴阳诸不足外，也包括因脏腑功能虚弱而产生的代谢紊乱。因此，外邪侵入人体，体内的异常代谢产物往往成为邪气滞留的宿主，而机体内环境的紊乱状态，也为邪气停留、病候形成提供了相应的条件。《灵枢·刺节真邪》云："虚邪之入于身也深，寒与热相搏，久留而内著，寒胜其热，则骨疼肉枯；热胜其寒，则烂肉腐肌为脓。"邪气的停留、结聚，可导致气机运行受阻，其行津运血的作用也随之发生障碍，造成"有所结，气归之，津液留之，邪气中之，凝结日以易甚，连以聚居"的病理，邪气留而不去，从而形成"筋溜""肠溜""昔瘤""肉疽""骨疽"等不同疾病。

机体正气的强弱除表现为体质的盛衰虚实之外，还与机体气机的运行、调节有关。人体气机的运动，表现为升、降、出、入四种形式，若某种因素造成了气机失调，也为机体发病或邪气的侵留提供条件。《素问·举痛论》云："百病生于气也，怒则气上，喜则气缓，悲则气消，恐则气下，寒则气收，炅则气泄，惊则气乱，劳则气耗，思则气结。"并说明气机紊乱可导致不同疾病的病理机制是由于损伤了五脏之气。人体内环境的正常与否，表明了五脏的功能状态，决定了人体精微的生成、利用和废物的代谢。当功能紊乱时，不仅精微的生成会出现障碍，同时废物的代谢也会异常，并为外邪的侵袭和滞留提供场所。《内经》主张天人合一的思想，《素问·生气通天论》指出："苍天之气，清静则志意治，顺之则阳气固，虽有贼邪，弗能害也""清静则肉腠闭拒，虽有大风苛毒，弗之能害"。自然界的气候变化正常，则万物繁茂；人体的气机调畅，则五脏安和，只有这样各种病邪才不能形成危害。保持机体内环境与自然界的和谐统一，是中医天人相应整体观产生的基础，也是《内经》主张四季调神养生的基础。

（四）发病与阴阳失调的关系

《素问·生气通天论》云："夫自古通天者，生之本，本于阴阳。"认为人的生命活动与自然界阴阳运动变化息息相关。从人体生理来讲，"阴者，藏精而起亟也；阳者，卫外而为固也""阴在内，阳之守也；阳在外，阴之使也"。阴阳之间，互根互用，保持着相对的平衡。《内经》把阴阳平衡作为健康评定的基本标准，认为人体内外、表里、上下各部之间，物质与功能之间，必须保持相对的阴阳协调关系，才能维持正常的生理活动，"阴平阳秘，精神乃治"是人体的最佳生理状态。而阴阳失调则成为人体发病的总病机，主要表现为阴阳的偏盛偏衰。《素问·阴阳应象大论》云："阴胜则阳病，阳胜则阴病；阳胜则热，阴胜则寒。"《素问·调经论》云："阳虚则外寒，阴虚则内热。阳盛则外热，阴盛则内寒。"造成阴阳失调的原因，除先天不足之外，后天因素十分复杂，包括环境、情志、饮食、劳逸等多种因素，人体内部的精、气、血、津液是人体生命活动的物质基础，其生成、应用、输布、代谢的过程，反映了脏腑的生理功能，因此，要"合于四时五脏阴阳"，方能发挥正常功能。《素问·阴阳应象大论》将体内物质的作用形式与功能的发挥过程总结为："清阳出上窍，浊阴出下窍；清阳发腠理，浊阴走五脏；清阳实四肢，浊阴归六腑。"强调体内物质和功能的协调是阴阳平衡的基础，其中任何一个环节的失调，都会破坏体内阴阳的平衡。《灵枢·顺气一日分为四时》将疾病的病因做了高度的概括："夫百病之所始生者，必起于燥湿寒暑风雨，阴阳喜怒，饮食居处。"《素问·宣明五气》指出了劳逸过度对人体的损害："久视伤血，久卧伤气，久坐伤肉，久立伤骨，久行伤筋，是谓五劳所伤。"《素问·生气通天论》指出饮食五味太过可以损伤五脏："阴之所生，本在五味；阴之五宫，伤在五味。"《素问·五脏生成》云："多食咸，则脉凝泣而变色；多食苦，则皮槁而毛拔；多食辛，则筋急而爪枯；多食酸，则肉胝胎而唇揭；多食甘，则骨痛而发落。"《素问·阴阳应象大论》也指出："壮火之气衰，少火之气壮；壮火食气，气食少火；壮火散气，少火生气。"《素问·上古天真论》指出："以酒为浆，以妄为常，醉以入房，以欲竭其精，以耗散其真，……起居无节，故半百而衰也。"《素问·痹论》云："饮食自倍，肠胃乃伤。"从不同角度指明了"过用"可以引起机体的阴阳失调并诱发疾病。《素问·经脉别论》强调"四时阴阳，生病起于过用"，认为阴阳失调的病因虽然复杂，其病理则不外乎超过人体的正常消耗和负荷。因此，保持阴阳的协调、平衡，使之不产生偏盛偏衰的变化，是预防疾病的根本，也是《内经》"法于阴阳，和于术数"养生观产生的基础。

　　《内经》的发病观，不仅仅是病因的罗列，也不仅仅是病理的描述，而是对多种疾病发生环节的揭示。病因是多方面的，人体内外无处不在；病理也随时随处都可发生；人体内部脏腑、经络、气血、阴阳无时不在发生着偏盛偏衰、虚实寒热等变化。就"发病"而言，强调的是各种因素作用于人体时，人体对病理过程的对抗、消减、承载、转化能力，这既是"正气存内，邪不可干"的意义，也是"治未病"的着眼点。其作用在于警示人们如何在整体观念观的指导下养生防病。只有洞悉了疾病产生的根源，将病理变化制约在"症"或"证候"产生的前期阶段，才

第二章　医道明理

有可能达到"不治已病治未病"的最高医疗境界。

三、"春夏养阳，秋冬养阴"的意义

人是一个有机的整体，与自然界是息息相关的，这种整体观念贯穿于《内经》的始终。《内经》从唯物论的思想出发，认识到自然界是人类生命的源泉。《素问·宝命全形论》云："人以天地之气生，四时之法成。"同时又认识到自然界是人类生存、繁衍的根本。《素问·六节脏象论》云："天食人以五气，地食人以五味。"因此自然界的运动变化，必然直接或间接地对人体产生影响，从而产生不同的生理活动或病理变化。正确地认识自然界，掌握并顺应自然界的正常规律，是保持人体生理功能的必要手段；但更重要的是把握和防范自然界的异常变化，如《素问·上古天真论》所云，"虚邪贼风，避之有时"。人虽然是一个有机的整体，却不能超脱于自然之外，其行为必须接受自然界的规范和挑战。这是人类防病养生的本能所使及大势所趋，如《素问·四气调神大论》云，"天地四时不相保，与道相失，则未央绝灭。惟圣人从之，故身无奇病，万物不失，生气不竭"。

（一）自然对人体生理的影响

古人在长期的生活和生产实践中，通过对自然界长期的观察与体验，认识到自然界事物生长、运动、变化、消亡的规律和内在联系，总结出阴阳五行学说，并一直将其作为认识自然界、解释自然变化及人体生理的基本理论。《素问·阴阳应象大论》云："阴阳者，天地之道也，万物之纲纪，变化之父母，生杀之本始，神明之府也。"对四时气候的变化，古人认为春属木，其气温；夏属火，其气热；长夏属土，其气湿；秋属金，其气燥；冬属水，其气寒。气候的特性使自然产生相应的变化，而有春生、夏长、长夏化、秋收、冬藏的特性。这些自然性能的产生，建立在阴阳互根、消长、转化的基础上，因而有亢害承制的不同反应和结果。人体受四时阴阳变化的影响，其气血津液的运行也会做出与外界变化相适应的调整。《灵枢·五癃津液别》云："天暑衣厚则腠理开，故汗出；……天寒则腠理闭，气湿不行，水下留于膀胱，则为溺与气。"这说明随季节变化、天气寒暖，人体的气血有趋向于表或趋向于里的不同变化。脉象也会出现浮、沉、迟、数的改变。不仅四时气候的变化会对人体产生不同的影响，昼夜晨昏的阴阳变化也会对人体产生影响。《素问·生气通天论》云："故阳气者，一日而主外，平旦人气生，日中而阳气隆，日西而阳气已虚，气门乃闭。"人体对昼夜阴阳的变化，同样能做出自主的适应性调节。

（二）自然对人体病理的影响

人体对自然的自动调节能力是有限的，超越了适应性的生理调节限度，就是病理反应的开始。四季气候对人体发病方面的影响，正如《素问·阴阳应象大论》所说，"风胜则动，热胜则肿，燥胜则干，寒胜则浮，湿胜则濡泻"。《素问·金匮真言论》也说："长夏善病洞泄寒中，秋善病风疟。"在疾病的发展变化方面，有些慢性宿疾多在气候剧变或季节交换时加重或发作。自然对人体病理的影响，不仅关系到超越人体适应能力的自然变化和能够致病的其他外在因素，也关系到人体自身的调节机能和抗病能力，即外界致病邪气与人体正气的对比，如《灵枢·百病始生》说"风雨寒热，不得虚，邪不能独伤人。卒然逢疾风暴雨而不病者，盖无虚，故邪不能独伤人。此必因虚邪之风，与其身形，两虚相得，乃客其形"。说明人体的病理虽受自然因素的影响，但发病的关键，取决于邪正双方势力的对比与消长。一天中阴阳的变化也会对人体病理产生影响，使之出现轻重的变化。如《灵枢·顺气一日分为四时》所云："夫百病者，多以旦慧，昼安，夕加，夜甚，……朝则人气始生，病气衰，故旦慧；日中，人气长，长则胜邪，故安；夕则人气始衰，邪气始生，故加；夜半，人气入脏，邪气独居于身，故甚也。"说明人体受外界阴阳变化的规律影响，而产生一日之内的生、长、收、藏的生理节律，也

说明疾病的病理变化受外界因素与体内正气强弱因素的双重影响。而在这双重的影响因素中，《内经》更重视人体正气的决定作用，在发病学上指明"邪不能独伤人"的辩证理论，在病理的变化规律方面，总结出以"人气"盛衰为疾病变化的关键。《内经》这种"正气存内，邪不可干"的以人为本的思想，为人类在自然环境中的生存、防病、治病方式指出了一条光明之路，使"天人合一"的理论富有了积极、主动的深刻内涵，体现了《内经》预防思想产生的基础。

（三）四气调神的意义

在"天人合一"思想的指导下，《内经》认识到自然对人体生理、病理的影响，并明确了人体的调节机能和抗病机能对外邪的抗衡能力，是养生、防病及治病的关键。因此，人类在养生、预防方面不应当被动地适应自然，而应当主动调养自己的真气，按照四时气候变化的规律，调养五脏神气，使人的精神意志及所主宰的内在脏气的功能活动与外在环境统一协调，从而达到保健、养生、防病、祛病的目的。《素问·四气调神大论》云："夫四时阴阳者，万物之根本也，所以圣人春夏养阳，秋冬养阴，以从其根。"四时阴阳气候的变化是万物生、长、收、藏规律产生的根本，人类也应当根据自然变化的规律，调养神气，以调动和保养机体的正气，使之既能起到保护人体不受外邪侵扰的作用，又不至于消耗太过，使机体保持"阴平阳秘"的最佳生理状态。所以，当春生、夏长之节，应注意调养生长之气，使心肝之气旺盛，精神舒畅，志意条达，形体舒缓，朝气蓬勃，夜卧早起，多做室外活动，利用自然界万物的勃勃生机，激发调整自身的气机，使机体的阳气充沛，宣泄畅达；当秋收、冬藏之节，又当注意调养收、藏之气，使肺、肾之精充足，志意安定，神气收敛，及早休息，随着昼夜长短的变化，逐步调整作息时间，去寒就暖，不轻泄阳气，不妄扰阴精，以使阴精藏于内，阳气固于外，这样才符合四时阴阳变化的根本规律，以保持身体健康。如果违反了四时阴阳变化的规律，五脏之气就会紊乱，从而影响人体的健康，并导致精神意志的异常。因此,《素问·四气调神大论》又说:"从阴阳则生,逆之则死;从之则治,逆之则乱。"把握自然、顺应自然的目的在于"从其根",从生命之根、从自然变化之根。"春夏养阳,秋冬养阴"既反映了"不治已病治未病"的思想,也表明了《内经》养生、预防观念的主动性。值得我们认真思索,并用以指导临床的应用。

四、天癸简论

天癸一词,自《内经》开篇提出,涉及生殖,未再论及。关于其属性,千古以往,众说纷纭。窃以为,天癸为能,得之于先天,蓄之于后天,精血为其物质基础,待精血充盛而释放,人之生长壮老无不相关,非专生殖一职。

古今研经典者,多欲明"天癸"之性。有以月事论之者,有以精血论之者,有以真水论之者,近代又有以肾气论之者,皆以"物"论之也。《医宗金鉴》提出"癸水中之动气"论,是超于物外者。诸说可否,试浅论之。

月事可论之欤?《经》云女子"二七而天癸至,任脉通,太冲脉盛,月事以时下"。是"天癸"至而"月事"下,概念已然有别;况丈夫二八亦天癸至,更与月事不涉。故"月事"之论,乃无可论之论也。

以精血论天癸,可乎?《灵枢·本神》云"生之来谓之精",谓人有先天之精,源于父母藏于肾。《灵枢·决气》云:"中焦受气取汁,变化而赤,是谓血。"此所谓后天之精,源于水谷生于脾。人生之后,必以后天养先天,故生而藏之,化而用之者,是精血之盈虚,关乎生化之盛衰。肾藏精,肝藏血,肝肾同源,乃因精血之互化。然精血者有形之物,名实相符,何须易名天癸?此一不妥也。况与生俱来之精,何以"二七""二八"为约?奉生养身之血,可得一日而无?此二不妥也。故以精血代天癸,难从其说也。

《质疑录》谓:"天癸者,天一所生之真水,在人身是谓元阴,即曰

元气。"此说有所不明。《素问·六节藏象论》云:"肾者,主蜇,封藏之本,精之处也。"肾为水火之宅,藏先天之精,以化生肾阴肾阳,又称元阴、元阳,真阴、真阳,合称肾气、元气。若谓真水,何化以生,何形以存?与元阴、真阴、肾阴、肾水何异?又与元阳、真阳、肾阳、命火安处?阴阳属性,混而不清,此一不明也。若谓真水,既元阴,何又冠以元气?抛开名谓不提,既是元阴、肾阴,何先天已具,而此处易名,并不复用?此二不明也。设天师更之,帝亦心会,殆秘而不售乎,然帝擅悉其问,师每善其对,以传承之道,关乎华夏万世含灵。何以言及"天癸",却未涉其形质,亦不多述其功能?若谓有形之物,何无质别量差?生理之盈虚,病理之盛衰,皆置而不论,此三不明也。故"真水"说,难以解惑。

近代有以肾气论天癸者,谓其乃主管生殖、性别男女、激发两性之精微物质。此说类似西医学促性腺激素。既物有专司,何千古以往,名医辈出,治天癸者,未之闻也?"病"而无一怨及天癸,"治"亦无一涉及天癸,此不合事理也。《经》云"女子七岁,肾气盛……丈夫八岁,肾气实",是天癸未至,不唯生长周期已有七、八之定,即肾气亦已有盛实之况。故以肾气论天癸,不合《经》论;而依天癸别男女,亦背《经》旨,此不合生理也。况先天、后天体质有别,故天癸之至,亦难划一。故临床不妊不育,不言天癸至否,只言精血旺否。故临床辨虚瘀痰气,皆审因论治。若确乎激素类物,则补之可也。而调经送子,不亦易乎?此不合病理也。故天癸以示生藏化用之盛,繁衍还须精血充沛之溢。而"肾气"说,亦难为凭。

《医宗金鉴·调经门》注曰:"先天天癸,为肾间之动气,乃禀自父母,资其始也;后天精血,为水谷之所化,得之形成之后,资其生也。"此论超然物外,见地不凡,吾是之。动气何拟?能也。所谓天癸,非阴、非阳、非气、非血、非精、非物也。得于先天,蓄于后天,有功用,无形质,影响人之一生。随精血旺而释,精血虚而失。是故岐伯授道,不多论其生理;黄帝问医,绝不涉其病理。唯至于天癸,则不稍加涉及,是其于人体精血之阴、气化之阳，既相关又不特指也。试想，若能为人定性，嗣子排经者，得无生理、病理乎？孰闻有天癸迟至或不至，年二七、二八不辨男女者？

天癸之能，随生而藏，随长而用。禀而藏者谓之先天，化而蓄者谓之后天，故以精血为其物质基础。先天之精得后天之续，以为生化之用。生之所以为生，则阴阳无时不为其所化，又无时不为其所藏。化则生生不息，藏则长用不竭，天癸未至之时，则藏为主，用为辅，以蓄其势。精血随量之蓄，则有能之聚，盛极而发，以达能之释放。动能势能，存于物理。人生之初，喻之少阳，有升发之性者，以势生能；生化不息者，以动生能。其生于阴而化于阳，虽不参与生化，又实关乎生化。藏而不止，用而不竭者，全赖后天之本。人因精血盈而长，精血旺而壮，精血衰而老，精血尽而已。《医学正传》云："阴阳调和，万物生旺，四时生长化收藏之道，即此理也。"是言人之生长壮老，恰如季之变；而人类生殖繁衍，代代相传，周而复始，犹如岁之更。其所赖者，无非先天后天，阴阳之化也。

天癸之能，得藏则蓄，失藏则竭。其"竭"，则女子冲少任虚，男子精少肾衰。《素问·阴阳应象大论》云"阳生阴长，阳杀阴藏"，是天癸至后，人体转而以用为主，藏为辅，以衍后继。生藏化用，则使形盛，化用不止，盛极渐衰者，气节有序，道同则一。《经》云女子"五七，阳明脉衰"，至七七，任脉虚，太冲脉衰少，"天癸竭"。示其形坏始于阳明。阳明者，后天之本，多血多气，为气血生化之源。而冲为血海，任主胞胎。阳明衰则气血不充，冲脉随之而虚，女以血为体，故天癸之能随气血虚而失，是不妊于气血之虚也。《经》云男子自"五八，肾气衰"，而阳气衰，而肝气衰，以至于"八八，天癸竭"，示其衰始于精血之化。肾主藏精，精以化气，主骨生髓；肝主藏血，体阴用阳，荣养筋膜。精血同源而互化，其筋不能动，形体皆极者，乃精血过耗，筋骨失养，骨枯髓空之外象。男以精为用，是天癸之能竭于精血不化也。天癸，其至，其竭，势关五脏之生化，肾精之藏泻。是肾之藏泻，既关性之生育，复

关形之盛衰。而形之不衰者，是藏泻有衡，天癸之能久用也。故天癸竭其用，是精血尽其量；人生入其暮，而天地竭其藏也。所谓"竭"，非仅言精血之耗，实则骸精血之化。化盛而天癸至，化尽而天癸竭。

《素问·举痛论》云："善言天者，必有验于人。"所谓"天癸"，"天"者为阳，谓得之于先天；"癸"者为阴，谓与水相关。名"天癸"者，赋至阴至柔之物，以纯阳纯刚之性也。"君子善假于物也"。类比乃华夏之长。李白诗云："黄河之水天上来，奔流到海不复回。"诗以咏志。吟水之流乎？颂水之气乎？抒胸臆之所赞，展情怀之所叹，蓄而发之势，盛而极之能也。黄河乃华夏繁衍之母，其势不同于湖泽之蓄，故非言水之流；其迅有别于溪涧之趋，故非言气之动。唯动而不居之性，锐不可当之势，蕴天造地化之能，为我华夏之用，岂繁衍一职而赅之也？华夏之文明、繁荣、昌盛、发展，仰其滋，奉其养者，何仅限于水也。若以水言之，则湖泽溪涧可代之乎？君不见，人类四大文明之发祥，皆赖乎长川大河，所赖云何，饮其水乎？则井池可代之也。其所赖者，赖其化险之势、夷原之功、沛然之施、润养之性、厉艰之魄、奋强之勇、惠泽之德、启智之能、圆通之思、发萌之颖，缺一不可以谓之"文明"。文明之于民族，如同天癸之于人体，是能也，充于形而彰于神，无物可寻，有物为证。蕴生文明不仅谓生之众，必施以养之化。何以为养？食之于体，慧之于心。何以为化？礼之于仪，智之于行。以之论天癸，物也？气也？功也？用也？阴也？阳也？岂一言以赅之乎？君不见，长江平湖出于高峡，黄河小浪底欲淘尽流沙，皆人为之蓄也。蓄之则平静不嚣；泻之则荡涤千里。一泻之兴，必纳而贮之，备而蓄之在先。有容乃兴，谓之"至"；量虚不兴，谓之不至；量随泻尽，谓之"竭"。竭者，阴阳失化，精血不生。是天癸之能随精血生而盛，随精血耗而竭，取类以比象也。

《素问·举痛论》曰："善言古者，必有合于今。"天癸之论，于古何益，于今何补？先贤以之体悟功能，则生长壮老无所不及。先天之亏，后天之乏，不妊不育，防衰防老，皆养精血使其盛。得《经》之论，窥人生之理，烛千古之幽，使生藏化用之微奥，一言以系之也。今人皆以

"养生之道"，代四气调神，生长收藏，多半不谙。虽语境不通古今，而理相同。何于养生，竟不解收藏之道也？《经》云阳明、太冲、肝气、肾气衰于前，天癸竭于后。然人悟养生，几近暮年，是生化已然不足，何堪复弃收藏之道哉？涸源之水竭之必速，朽根之木伐之何难？土须保墒，水宜休渔，固其本也。不解收藏之道，天癸之能，竭于精血之阴，竭于生化之阳也，是故"筋骨解堕"。"解堕"因何？筋乏于血，骨枯于髓。筋以束骨，髓以养骨，精血之化，内养外护。年少青壮者，如春生夏长；垂暮衰老者，须秋收冬藏。精血不藏，筋骨失养，偻附振掉，谓之失强。故长寿延年，须重养藏，形勿过耗，志勿过张。节挛则养血而使筋柔，意在肝体得其藏而不失其用；骨疏则益精而使髓充，以为肾宅蛰其藏而不衰其化。衰见于何？疲之于形，惫之于神。形疲则筋骨懈堕，神惫则魂逸志失。故今论天癸，意欲申明防衰之道，重在养藏。精血得藏，则神爽志坚，形健体捷。藏而有泻，以全其用，而免血无端之耗，精无故之失也。藏泻有度，筋骨劲强，髓充养于内，筋束护于外，形神俱佳，体强寿永。是养精血可延天癸之竭，藏精血以益天年之寿。或以进补为养，《经》言"虚则补之"。以不虚之体，补之何益？而已虚之体，补之不亦"临渴掘井"乎？将延年之望，寄予弥虚补亏之治，不其难哉？故养藏之道不可不知，亦不可入暮方醒，失其天真也。

欲使龙跃东方，永绝病夫之谓；得垂炎黄大计，唯愿华夏昌恒。不揣愚陋，难免谬误。幸先哲云："疑义相与析。"若有愿与相析者，诚为师友。吾且须之，企踵盼之；或有肯为斧谬者，亦我师友，吾且须之，引颈望之。

五、《金匮要略》对风湿病的临床指导作用

（一）对命名的指导作用

风湿病的范围十分广泛，名称不一，《金匮要略》在本病的命名上起

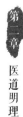

到了举足轻重的作用。

1. **风湿** "风湿"属于病因命名。《素问·痹论》曰："风寒湿三气杂至，合而为痹也。"指出了致病的因素是风、寒、湿等邪气。"风湿"作为病名，首见于汉代张仲景的《金匮要略》。《金匮要略·痉湿喝病脉证第二》曰："病者一身尽疼，发热，日晡所剧者，名风湿。"

2. **痹** "痹"以病机命名。"痹者，闭也"乃闭阻不通之意。痹之名称首见于《黄帝内经》，其中关于痹病的名称记述较多，有按症状特点及病邪性质为特点命名的，如行痹、着痹、热痹、痛痹等；有以病因病机命名的，如食痹、水瘕痹等；有以脏腑命名的，如心痹、肝痹、胞痹、肠痹；有以五体命名的，如脉痹、筋痹、骨痹等。

3. **历节** "历节"以症状命名。因其递历关节疼痛，甚则变形、不可屈伸为主症。《素问·逆调论》曰："骨痹，是人当挛节也。"汉代张仲景《金匮要略》谓之"历节"。

4. **痹病** "痹病"之称首见于宋代窦材的《扁鹊心书·痹病》。宋代以后，渐被"痹证"所代替，近代均称为"痹证"。近年来，经专家建议，全国第三次痹证学术研讨会将"痹证"改称为"痹病"。在最近的几次全国痹病学术研讨会上，专家们反复论证后，认为以"风湿病"的命名取代"痹病"，既符合中医疾病的命名原则，也有利于中医学术的发展。

5. **风湿病** "风湿病"之称也被西医借用。西医学最早用体液论解释本病的病机，认为是黏液由脑下注，流向四肢而引起疼痛。后从解剖学、生物化学、生理学、微生物学、病理学等方面进行研究，用弥漫性胶原病来表示以全身结缔组织变化为特征的急慢性疾病，形成了结缔组织病分类学体系。我国风湿病学起步较晚，西医传入中国后，将 rheumatism 按意借用中医病名，译为"风湿病"。其范围极其广泛，大体包括了现代医学的多种非化脓性关节炎，如风湿热、类风湿性关节炎、强直性脊柱炎、痛风等多种疾病，因此又称为"风湿类疾病"。由于中医与西医属两种不同的医学体系，尽管研究的对象是同一的，但对疾病的病因、病理、分类、诊断、治疗、预后等方面的认识均不相同。西医认为本病可能与免疫、代谢、感染、遗传和退行性变有关。

从风湿病名称的变更与统一，可见张仲景对风湿病的确见解独到。风湿病名的提出，在中医学上已有近2000年的历史，其应用将有利于中西医学术交流、临床研究及中医知识的普及与推广。

（二）对治未病思想的指导作用

《金匮要略》发展了《内经》的整体恒动观和治未病思想，从诊断与治疗的角度演示了脏腑、经络之间的相互联系，通过人体自身物质与功能的动态平衡及其与自然环境的相关性，强调了治未病的整体治疗观。

1. 未病先防——风湿发病的可预防性 《金匮要略·脏腑经络先后病脉证第一》首先对人体受邪的途径做出总结："一者，经络受邪，入脏腑，为内所因也；二者，四肢九窍，血脉相传，壅塞不通，为外皮肤所中也。"并从预防方面提醒人们"若人能养慎，不令邪风干忤经络……病则无由入其腠理"。说明外邪致病是可以通过保养正气、认识和避免邪气侵入的途径及方法，而达到预防可能的。

认识病因是预防的先决条件。《金匮要略·痉湿暍病脉证第二》指出："病者一身尽疼，发热，日晡所剧者，名风湿。此病伤于汗出当风，或久伤取冷所致也。"明确提出病因，在审因论治的同时，提示预防的关键点：

（1）"汗出当风"：卫表不固，营阴外泄。机体正气相对不足，腠理不密，邪气极易乘虚而入。提示汗出时，注意避风防邪。

（2）"久伤取冷"：寒邪可损伤阳气。人体的气血被寒邪凝滞，导致经络运行不畅，邪气侵入，留着不去。《金匮要略·中风历节病脉证并治第五》云："络脉空虚，贼邪不泻。"提示应避免睡卧冷湿之地，乘凉温度过低、过久，冷食、冷饮损伤脾胃。

"久伤取冷"，关键在于"久"，说明了邪气渐入的问题。尤其是睡中，"人卧则血归于肝"，机体对有效循环血量进行了调整。此时，营卫之气相对不足，经络空虚，精神内敛，神不御形，邪气极易乘虚而入。

（3）"汗出入水中"：汗孔开张，腠理空疏，营卫不足。"入水中"提示寒湿侵袭。阳气骤伤，汗孔郁闭，血脉凝涩，营卫不行。

（4）"饮酒汗出当风"：酒性助湿生热，损伤脾胃；腠理开泄，外邪易入，内外合邪，风湿痹阻。

感寒湿发病以夏季为多，由于气候炎热，人体汗孔开泄，易致气阴两伤，气伤则肌表不固，阴伤则脉络空虚。如防寒意识淡薄，贪凉心理迫切，饮食起居以凉为快，寒伤脾阳，水湿不化，若再贪凉浴冷，必内外合邪，可谓"受如持虚"。

张仲景在风湿病的发病机理上，强调了正虚邪侵，为后世对本病发病学及预防学的认识，起到了良好的启示和指导作用。现代中医研究认为造成本病的外因主要是风、寒、湿、热等邪气侵入人体，但外邪致病，多与机体正气不足有关。①正气虚弱，机体防御无力，外邪乘虚侵袭人体，可使人患风湿病。如气候反常、冒雨涉水。②外邪过强，超过了人体正常的防御限度，正气相对不足时，外邪亦可侵入人体，导致本病发生。③正气不虚，邪气不盛，但因防护不当，或骤然损耗，为邪气的入侵提供了条件，如久居寒湿之地、野外露宿、睡卧当风等；运动或过劳之后，正气损耗未复，骤遇邪气，如汗后沐浴、吹风，或热蒸沐浴，毛孔开张，复当风受寒；工作或生活环境特殊，冷热不均，或冷热骤变，营卫失于调和，如在冷库或高温高湿环境工作，或频繁出入于温差悬殊的场所。在风湿发病过程中，第三种情况占多数，即人对致病因素的重视程度不足，防护不当。所谓"发病"，强调的是各种因素作用于人体时，人体对病理过程的对抗、消减、承载、转化能力。因此，病之发生，与正邪双方力量的对比有关。"正不胜邪"是发病的关键，而正气虚弱，既是必然的，也是相对的。

正气，作为风湿发生的内在因素，包含以下几个方面的内容：①气血亏虚，营卫不足，经气运行无力，内失于温煦、濡养，外不能抗邪、防御，外邪易乘虚侵入。②营卫不和，失去了正常的运行规律，致腠理疏松，外邪乘虚内袭，经气不能宣行。③脏腑虚弱，肝肾亏损，筋骨肌肉失荣，外邪易于侵入。④阴阳失调，禀赋不足，久病耗伤，机体阴阳有偏盛偏衰的差异，感邪也有不同。阳盛或阴虚之体，易感热邪，或感邪后易从热化，发为风湿热痹；阴盛或阳虚之体易感寒湿，或感邪多从寒化，发为风寒湿痹。阴阳失调，决定了本病的发病和转归。

《金匮要略》既强调了风湿发病的关键，也阐明了养正避邪的重要。从发病学的角度告诫人们，防病的关键是既要体质强壮，又要认识病邪及其传入人体的途径，增强防范意识，增加防范方法。从临床的角度观察，汗后冷浴而致风湿者，多数不是由于条件所限，而是由于对强身保健的错误理解，即认为超量运动或冷水浴可以增强体质，提高免疫力。实际上，超量运动可使体能过耗，免疫力下降；汗后冷浴使冷热相激，阻碍气机，损伤营卫，凝滞气血，使开合失度，正虚邪留。临床上病前失防、病后失治的案例，为临床医生提出了一个值得深思的问题。

2. 既病防变——风湿病的可控性　对于已发之病，仲景告诫我们："适中经络，未流传脏腑，即医治之；四肢才觉重滞，即导引、吐纳、针灸、膏摩，勿令九窍闭塞。"从病理传变的角度阐释整体的恒动观（疾病在不断发展、变化中，并借助脏腑经络的联系进行传变）。"九窍"在此是虚指，不单指人体的五官九窍，也包括人体的循环和微循环。九窍闭塞者，其周围循环不可能好，所以肢体会有重滞的异常感觉。

强调风湿病的可控性，不是一句空话，张仲景为我们提出了非常系统的治疗思路：①风湿的发病与正虚邪侵相关，在邪入之后，应使邪气外出。可以用祛邪或助正以祛邪的方法。②邪气的停留表明正气无力祛邪，可以扶助正气，阻断邪气内传的途径。③邪气的深入标志着正不胜邪，应扶正祛邪，并治未病之脏。

在疾病发生、发展、变化的各个阶段，都不能忽视正气的作用。强调扶正，并不一定意味着进补。仲景所举之导引、吐纳、针灸、膏摩，这些引导气机畅行、防止邪气痹阻的方法，无一不是对正气驱邪的扶助。正邪相争，实力相当者，助正则削弱邪气；正气不足，正邪实力悬殊者，

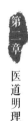

助正可使其与邪相争。

风湿病的发生与变化，邪气的滞留与传变，均与正邪的对比有关，其中人体的正气起着主导作用。因此，始终关注正气的强弱，是控制风湿病发展、变化的关键。

风湿病的可控性是毋庸置疑的，然而"言常者易，通变者难"，能否控制风湿，取决于以下几个方面：

（1）对病邪作用机制的认识：风寒湿热侵入人体后，由于邪气性质的不同，而有不同的作用机制。风性游走，寒性凝滞，湿性重浊，热性膨胀炎上，易耗气伤阴，生风动血，这些都是大家耳熟能详的。当面对风湿病复杂的临床证候和病理变化时，将这些知识灵活运用，是我们克邪制胜的法宝。

（2）对治疗目的的认识：把握风湿病的病机变化，是为了明确治疗的目的，不致被病情的严重性和治疗的难度所束缚。如骨性关节病，临床上需借助影像检查来分析病情发展的阶段，以确定手术和非手术的界限，以及非手术的患者还需要配合哪些治疗方法以增强辨证论治的效果。客观地分析 X 线片，不仅可以减轻患者的思想负担，也有助于治疗方案的制订和实施。如果一味地夸大骨质增生的危害性，而对关节的失稳状态熟视无睹，忽略了肝肾不足、局部劳损、关节失稳、经络受阻、筋骨失荣等多种因素在病变过程中产生的综合作用，就会将病变引入难治的歧途。

组织退变与功能障碍互为基础，既矛盾又统一。改善功能，可以有效地缓解或阻止组织退变。组织形态的变化，存在着可逆与不可逆的问题，这决定着临床治疗有可为与不可为的选择。我们不能仅根据组织学的改变来制订治疗方案、判断治疗效果，而忽略了人体对变化的适应和反应能力。"适应"是正气战胜邪气，保留自身功能的表现，多没有症状；"反应"是正气随着病邪的积累或加重而产生抵抗、争夺功能的表现，也是临床症状产生的主要原因。因此，分析症状产生的原因，是制订治疗方案的前提和依据。

退变后的主要症状是疼痛、屈伸不利、畸形。

疼痛：其病理基础是"不通"及"不荣"。而不通、不荣可以因虚，如气血亏虚；可以因实，如跌仆闪挫、肢节受损，瘀血蓄积，或情志不遂，气机郁滞，损伤肝脾，内生瘀血痰浊，致痰瘀阻络；可以因虚致实，如饮食不节，损伤脾胃，湿困聚痰；或久病体虚少动，气血周流不畅，运行、生化无力而致血瘀痰凝。痰瘀属人体内生病理产物，可以互结为患，也可与外界风、寒、湿邪相结合，闭阻骨节。瘀痰作为病理性产物，可直接闭阻经络，或致局部正虚，营卫失和，招邪致痹。

经脉气血闭阻不通，并非单纯外邪、瘀痰所致，正虚，经脉不荣，经气运行无力，也是导致其"不通"的原因之一。且病程日久，正虚日甚，经脉"不荣"也愈加突出。因此，临证时必须详查虚、邪、瘀之盛衰，把握经脉气血"不通""不荣"之病机。

屈伸不利：《素问·痿论》云"肝主身之筋膜，……宗筋主束骨而利机关也"，指出了肝与人体运动系统的关系。筋联络关节、肌肉，专司运动，其功能的发挥有赖于肝血的滋养，只有肝血充盈，才能柔韧有度，滑利灵活，关节运动才能自如。关节屈伸不利、运动障碍与筋的营养状况有关，从筋的柔韧度可以间接观察肝调血的功能及"体阴"的盈虚。临床上关节运动的失灵多继发于疼痛之后，因此，不通、不荣也是血不养筋的病理基础。

畸形：是组织形态的改变，造成关节的形态改变，是风湿病关节失衡、经络不通、痰瘀阻滞、筋骨失荣等多种因素长期积累的总和。

风湿病的病情虽然复杂多变，但是其中必然有其自身的规律性，我们可以在前人的基础上加以分析、归纳和总结。对于既有规律，又不按照规律发生、组合、变化的证来讲，以不变应万变，就是坚持辨证论治的原则。

《内经》云"治病必求于本""生之本，本于阴阳""阳化气，阴成形"。就人体而言，物质、形体为阴，功能为阳。功能产生于物质，同时又产生物质；"凡阴阳之要，阳密乃固"。功能的健全，源于形体的完善；

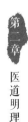

但失去功能的形体，必然失去其实际的意义。因此，治疗骨性关节病应立足于改善关节的"不稳""不通""不荣"，以恢复和健全关节的功能为目的。

（3）对病变发展方向的认识：病变的不同发展为各种风湿病的鉴别诊断提供了依据，同时也为治疗指明了方向。如强直性脊柱炎在发展变化上有一定的规律性，一般首先侵犯骶髂关节，重点累及脊柱和近躯干的大关节，多沿脊柱呈上行性发展，使脊柱的活动受限，最终因椎间盘、韧带、关节突关节骨化而强直。因其致残率高，所以无论从病变的范围、进展，还是病变的程度、发展，其独特的变化规律均为临床治疗和防护提出了不容忽视的要求。将维持脊柱、关节的功能作为检验本病治疗效果的关键，可以认为无功能则无疗效。有人用"不死的癌症"来形容其致病的残酷性，从侧面反映出本病的治疗难度，也表达了部分医生对本病治疗缺乏足够的信心和耐心。"冰冻三尺，非一日之寒"，邪入机体，欲阻滞经络，危害关节，夺其功能，亦非朝夕可得，绝不可取无为观望、坐以待毙的态度，功能的维持和改善须通过医患双方的努力，克服"强直"是强直性脊柱炎治疗的根本目的。

本病属中医肾痹范畴，早在《内经》中已有明确的记载，益肾通督为其基本治疗法则，但要取得远期疗效，防止病变的扩展和脊柱关节的强直硬化，要做到坚持服药，内外兼治，有效锻炼，避免劳伤。

第一，辨证用药：以扶正祛邪为主。《素问·痹论》云："骨痹不已，复感于邪，内舍于肾……肾痹者，善胀，尻以代踵，脊以代头。"认为本病属重复感邪，其正气损伤之重可以想象。临床所见患者确如《内经》所言，多形销骨立，疲倦少欲，病变初期已见肾亏、肝郁、脾虚之状，故益肾通督的同时，应注意疏肝、健脾，从始至终不能忽略保护胃气。

第二，内外兼治：强调外治的配合。在调整正气，扶正祛邪的同时，应通过外治，直接对病变局部进行有效的综合治疗，以防止脊柱和关节发生僵直、骨化等不可逆转的病理改变。可针对局部病情的严重程度选择应用以下治疗方法：①牵引。脊柱牵引和髋关节牵引是改善关节挛缩、脊柱畸形的有效方法。②按摩推拿。具有舒筋活络、解痉镇痛的功效，可有效地改善关节、脊柱部位筋脉的挛急、僵硬、萎缩状态，保持组织的弹性，促进气血的循行，对患部的功能改善起到积极的促进作用。早期配合推拿可有效地控制病变对关节的损害，防止出现骨性改变。③熏蒸热敷。中药加热后对病变局部的温和渗透，可使患部气血运行加速，起到活血解凝、除痹通络的作用，以缓解患处僵硬、疼痛，对维持或改善关节、脊柱的功能活动有较强的作用。外治法对关节病变的改善和延缓病变的进程可起到非常明显的作用，坚持应用，与服药配合可相得益彰，事半功倍，故应给予足够的重视。

第三，有效锻炼：据患者体质和关节病变的程度、范围，为患者设计制定具体的锻炼方法和运动量。做到病变未至处，以锻炼维持功能，防病之所至；病变已至处，争取改善功能，防关节僵直、骨化。主动与被动可相互促进，但不能互相替代。我们针对强直性脊柱炎的常见畸形姿态，设计了简单、有效的锻炼方式：①脊以代头。是本病最常发生的驼背畸形，可通过腰背肌后伸锻炼（俗称"小燕飞"）加以克服。此法可同时防止垂项、驼背、胸廓紧缩、平腰畸形和髋关节屈曲挛缩。②尻以代踵。本病畸形最严重的部位是髋关节。髋关节屈曲畸形近年已不多见，伸直畸形被部分医生认为可以保留功能。其实，我们在生活中很多看似简单的动作，可能需要全身关节的协调、配合才能顺利完成。髋关节是人体坐标的中轴，无论人体是沿纵向还是横向转动，都需要髋关节的带动，所以我们主张髋关节的屈、伸、收、展全方位功能锻炼。可以通过下蹲、压腿等方式完成。

为患者设计简单的锻炼方式，有三个方面的意义：一是有防残的针对性；二是易于长期坚持；三是防止患者以"多耗无功"的形式，替代"功显低耗"的锻炼。因为此类患者体质较弱，故不主张过多地消耗体力、疲劳锻炼。

第四，避免劳伤：是维持疗效，避免病变复发的重要环节。

第五，生活要有规律，保持平和、恬静、愉悦、自信的心境；避免

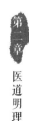

过度疲劳、长期熬夜、起居失常、寒暖失宜、房劳过度、饮食不节、情绪过激；避免寒热骤变，汗后勿使受风寒、水湿之侵，浴后避风，忌卧潮湿寒凉之地等。任何运动锻炼均应根据体力所能，循序渐进，持之以恒，避免过量运动使体力过度消耗。

风湿病的可控性体现在从始至终的各个环节之中，任何一个细节的疏忽，都可能导致病情的复杂化，甚至前功尽弃，使患者丧失信心。因此我们没有理由轻视康复工作对维持疗效的重要作用。

（4）对形神兼备的重视：受《内经》"形与神俱"养生观的影响，张仲景用"五脏元真通畅，人即安和""若人能养慎，不令邪风干忤经络"，来阐释形与神之间的密切关系。"形"与"神"是构成生命的两个基本方面，生理上的相互依赖导致病理上的相互影响。正如张景岳所言"形者神之体，神者形之用"。形伤可以导致情志的多种变化，神伤也可导致脏腑经络多种病理的发生。精神因素在风湿病的发生、发展过程中是不可忽略的重要因素。风湿病由于病程长、见效慢、反复性强，容易造成患者心理上的重压。

精神因素主要包括两个方面，来自外界的精神刺激为外因，人体自身的心神状态为内因。内因取决于脏腑气血对神的安定程度，外因多通过内因而发病。在精神因素致病的问题上，依然是"正气存内，邪不可干""五脏元真通畅，人即安和"。内因起着主导作用。人的心神状态与其性格禀赋、社会教养、体质强弱及机体的机能状态有关，各种因素正常，人的心神表现健全，面对各种外界刺激时就会做出适度的调节，从而保"神"而护"形"。"心神"状态不良者，极易受外界因素的刺激，但同刺激的质和量有关。相对健全的心神可以调节一定质量的刺激。因此，临床上患者因所受刺激的质量有别、调节能力各异而有不同程度的失调。当这种失调导致脏腑功能紊乱时，人体的抗病能力就会下降，外不能抵御六淫、七情之侵，内不能腐熟水谷、化生精微，以致气血虚弱，温煦、润泽失司而"不荣"；气血瘀滞，经络受阻而"不通"，从而形成了"痹阻"的病理基础，为风湿发病埋下伏笔。

由此可见，精神因素可以导致风湿发病。治疗上，遵循"审因论治"的原则，以调神为重点，也使风湿得以控制。其间我们可以明确地观察到脏腑功能变化对于"神"的安定、调节作用。

风湿病多病程长，迁延反复，难以见效，在其辗转治疗的过程中，多伴有情志问题的出现，患者的病情也往往因此而加重或复杂化。鉴于精神情志对风湿发生、发展的影响，临床上可通过调理情志，达到治愈、缓解的目的，从而使其成为治疗风湿病的重要手段之一。

人体最复杂的变化莫过于精神情志。不同个体（体质、文化素养、性格特征不同），在患相同的疾病时，可表现出不同的情志变化；同一个体处于不同的疾病状态时，可出现不同的情志变化。在疾病发生、发展过程中，不同的情志变化可以对疾病产生不同的影响。

对风湿病忧心过度的患者，应使其明白病情的发展可以通过自身的努力而得到控制或改善，而不良的心理会消磨意志、削弱正气，等于助纣为虐，对于病邪而言，可谓"两虚相得"。强调风湿的可控性，可使患者获得良性的心理暗示；相反，"不死的癌症"提供的是消极的心理暗示，后者会削弱患者与疾病抗争的积极性。

（5）对后天之本的重视：湿邪是导致风湿病的主要邪气。风湿病多病程迁延、缠绵难愈，究其原因，是湿邪作祟。脾主四肢肌肉，喜燥恶湿。湿易郁遏气机，困阻脾阳，"诸湿肿满，皆属于脾"，故肢体肿胀疼痛、沉困麻木之证，必有脾运不及，痰浊瘀滞留着。除痹的目的在于恢复肢体关节轻劲有力的功能状态。因此，一定要重视脾运化水湿的功能，在治疗中，突出健脾祛湿的重要作用。常用白术、茯苓、砂仁、白豆蔻、苍术、佩兰等。脾土不旺，易受木气克伐，使其运化不及。故风湿病病程中，常见"木郁土壅"的病机存在。欲健脾运脾，应适当抑木，佐疏肝、柔肝之品，如柴胡、郁金、白芍等。

药物作用的发挥靠脾胃的受纳、运化。胃主受纳，脾主运化。药物的吸收、布散，是其药理作用发挥的前提。胃气失和，受纳无权，食入不易，何谈受药？脾运失健，水湿潴留，饮食不化，精微皆失，药效何

来？辨证论治，不仅仅是方证相合，还要考虑到胃的受纳能力和脾的运化能力。中气正常者，"饮食自倍，肠胃乃伤"，何况病家；饮食乃无毒之品，尚可损胃伤脾，何况药有偏性。因此，治疗久病虚损之证，不宜一味攻邪、妄投重剂、药灌满肠，全然不顾脾胃的承受能力，视脏腑如囊袋，致脾运呆滞，胃反不降；或穿肠而过，药效难生。不惟失其"治病"之意，反成"致病"之因。更有甚者，谬解"以毒攻毒"之意，一味攻邪，不重正气，致正虚邪恋，体弱形羸，功能渐失，终成尪痹。故用药轻重，应视患者体质、脾胃功能强弱，服药方法也应灵活。首先使药物为机体接受，才能生效，然后达到治病的目的。

脾胃是气血的生化之源。整体机能活动，以脾胃之气的升降为枢纽，"脾为孤脏，中央土以灌四傍"，输送水谷精微，以生养肌肉，使其发达健壮。所以"有胃气则生"。伤脾胃则伐其根本，使后天不继，气血亏虚，以致邪气猖獗。正邪的较量贯穿于风湿病治疗的始终，是导致风湿发生、发展、变化的根本原因。因此，伤正气，等于助邪气，治病也就无从谈起。

风湿病多病程较长，治风湿如同打持久战，无论祛邪、运药、输送精微，皆赖脾胃，保护犹恐不及，何堪以伤？因此，在治疗的过程中，保护脾胃、健运中州应作为控制风湿病的重中之重。

（三）对辨病与辨证结合的指导作用

《金匮要略》是辨病与辨证结合的先导，全书以病分类，辨证论治。辨病首先对疾病在病位、病机、症候特征上做出较为明确的大范围界定。如湿病，是以病性定名，提示湿邪为患；历节，提示病变涉及关节多，遍历、递历，说明了病变的范围和发展趋势。辨证是对疾病的性质、病位做更加深入、细致、精确的把握。仲景以同病异治阐明了辨病与辨证结合的临床意义。

例如，同为湿病，症见发热恶寒、无汗身痛、脉浮紧者，为寒湿表实证，治以麻黄加术汤，发汗散寒，健脾燥湿。症见发热，朝轻暮重，身尽痛，脉浮者，为风湿表实证，治以麻杏薏甘汤，轻清宣化，除风祛湿。症见脉浮身重、汗出恶风或浮肿者，为风湿表虚证，治以防己黄芪汤，益气固表，祛风除湿。症见身体疼烦，不能自转侧，小便不利，脉浮虚而涩者，为表阳虚风盛证，治以桂枝附子汤，温经通阳，祛风除湿；若在上症基础上见大便坚、小便自利者，为表阳虚湿盛证，治以白术附子汤，助阳逐湿，微发其汗。症见骨节疼烦、掣痛、不能屈伸，近之痛剧，汗出短气，小便不利，恶风或身微肿者，为表里阳虚、风湿俱盛证，治以甘草附子汤，温经助阳，散风除湿。

张仲景首创的辨病与辨证结合的方法，对风湿病的诊断和治疗，具有非常实际的临床指导意义。

又如，强直性脊柱炎在证候上可以有寒湿、湿热、阴虚、阳虚、寒热夹杂，虚实并见，故须辨证施治，调整阴阳，扶正祛邪。但由于本病在发病部位和发展趋势上的特殊性，且后期致残、致畸率极高，所以早期诊断十分重要。辨病的意义在于：认清疾病的发展方向，在辨证论治的基础上，配合脊柱及髋关节的局部外治和锻炼，观察疾病各个时期的动态，以防出现强直病变。因此，辨证、辨病结合是目前取得最佳疗效的唯一途径。

有一些风湿病，虽然有非常确切的病名诊断，但是由于现代医学对许多病的病因不明，临床上缺乏有效而理想的治疗手段，如白塞综合征。土耳其医生 Behcet 提出白塞综合征是在 1937 年，比张仲景晚了一千六百多年。《金匮要略·百合狐惑阴阳毒病证治第三》中对本病辨病和辨证已有非常详细的记载，且内外结合、分部、分期用药：溃疡期，以咽喉症状为主者，以甘草泻心汤清热化湿、解毒杀虫；以前阴溃疡为主者，配合苦参汤外洗；以后阴溃疡为主者，配合雄黄熏之。酿脓期，以赤小豆当归散清热渗湿、活血排脓。目前临床上对本病的治疗依然遵循这一原则，多是在张仲景原方基础上加减或合导赤散、龙胆泻肝汤之类。

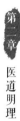

（四）对辨证施法的指导作用

《金匮要略》以整体观念为指导思想，集理、法、方、药于一身。其剂型多样，内外兼施；治法多变，因势利导；组方严谨，灵活化裁；选药精当，随证加减；重视炮制配伍，讲究煎服方法。灵活而不失原则、繁多而不杂乱的立法组方用药思路，为后世临床开辟了广阔的思维空间。

由于风湿类疾病病变部位广见于躯体各个关节，深入筋骨经络，证候复杂，病程长，见效慢，多被列入疑难病范畴。因此，借鉴《金匮要略》灵活有序的治疗思路，是提高疗效、缩短疗程的最佳途径。

《金匮要略》使用汤、丸、散、膏、酒等内服剂及熏、洗、坐、内药等外用剂，可谓集汉以前制剂之大成。在治法上，涵盖了汗、吐、下、和、温、清、消、补诸法。重视脏腑辨证，融会八纲辨证；在辨证的基础上，运用同病异治、异病同治、因势利导的治疗原则。尤其是在风湿病的治疗上，有几个细节值得我们把握并借鉴：

1.**微汗法**　是治疗风湿在表的重要法则。证有不同，选药组方有别，药量及配伍亦有轻重缓急之别，然而得微汗而解则同。不仅在治湿诸方之后，不厌其烦地强调"微汗"，且列专条论述"盖发其汗，汗大出者，但风气去，湿气在，是故不愈也。若治风湿者，发其汗，但微微似欲出汗者，风湿俱去也"。麻黄加术汤、麻杏薏甘汤、防己黄芪汤、桂枝附子汤、白术附子汤、甘草附子汤，均为后世治风湿的常用方剂，若能明其微汗的用法，则能彰其效。

2.**温清攻补并用法**　久痹寒热虚实夹杂证，风、寒、湿相搏，痹阻气血，阻碍中焦，清阳不升，浊阴不降，久则化热伤阴，气血消耗，关节变形。以桂枝芍药知母汤，祛风除湿，温经散寒，滋阴清热。寒热并行，扶正祛邪。此方为临床治疗风湿病顽痹证的常用方，不仅疗效确切，也为我们提供了一个治顽症的有效法则。

"随其所得而攻之"是一个带有启发性的治疗思路，对治疗风湿病有不可忽视的指导意义。《内经》云"风寒湿三气杂至，合而为痹""痹者，闭也"，说明外邪侵入人体后，不仅留滞不去，还阻碍机体的功能，产生水、湿、痰、瘀等有害物质，并与之胶结。攻其所得，可使外邪无所依附，无处留滞，正气得以行使其祛邪之功，虽攻尤补，可谓攻邪以智取之。

治疗的法则是针对病证而定的，证有万变，法亦随之，这是医圣在治法上为我们做出的指导。不拘于成方、成法，临证灵活思辨，是仲景对我们后学演示辨证的深意所在，也是中医师所应具备的基本素质。

古有"半部论语治天下"之说。对于医家来说，《金匮》一书，可谓半部《玉函》，言简而不繁，其意之深，何限于理法方药？启迪发蒙之境，未免有"意会难传"之慨。学无止境，得其要者，探幽发微，何虑无"治天下"之能？

六、论《理虚元鉴》"平调阴阳"的学术思想

汪绮石，生平不详，传为明末人，其治学严谨，医道高明，对虚劳病的治疗尤为擅长。鉴于当时"病虚劳者，委命于庸医，而轻者重，重者危"，故特著《理虚元鉴》一书流传于世。是书于虚劳之证，见识独到。清代柯怀祖称绮石之论虚劳，犹仲景之论伤寒，足见该书学术价值非同一般。今将读书心得叙述于后，冀与同道交流。

《素问·阴阳应象大论》云："治病必求于本。……善诊者，察色按脉，先别阴阳。"绮石论虚，皆以《内经》为宗旨，曰："人之病，或为阳虚，或为阴虚。阳虚之久者，阴亦虚，终是阳虚为本；阴虚之久者，阳亦虚，终是阴虚为本。"从病理上的相互影响说明阴阳互根的辩证关系，同时强调治病求本对于虚劳辨证论治的重要性。对于治病求本用于虚劳之证，绮石对此看法独到，认为阴阳是天地之二气，水火是阴阳二气所生，乾为天，坤为地，离为火，坎为水，以此比喻人体，则脾为生化之源，故为地；肺为脏腑之华盖，故为天；肾中虽藏命火、真水，然"乾坤可以兼坎离之功，而坎离不能尽乾坤之量"。因此，阳虚为本者，

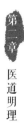

第二章 医道明理

其治统于脾；阴虚为本者，其治统于肺。"专补肾水者，不如补肺以滋其源；专补命火者，不如补脾以建其中"。

在治疗原则上，既提倡清金培土，又十分重视五脏之间的相互关系和影响。认为以燥剂补土，有拂于清肃之肺金；辄以苦寒降火，有碍于中州之土化。未能生肾家之真水，反而熄肾家之真火。主张"清金、保肺，无犯中州之土""培土调中，不损至高之气"。其于治虚，自成一家，重视调整阴阳，以恢复脏腑功能为务，用药审慎，切证为要，组方平和，全真固本，最忌益此损彼，反对迅利克伐，讲求审时度势，治宜辨证分期，寓补于调，贯彻始终。滋腻大补之品，初病审用，升散温涩之味，俱当斟酌。一脏一腑，乃生人之本，故伤胃滑脾、耗气伐中者，一律禁用。

绮石识虚皆从脏腑之本。阴阳未调，水火失常为虚劳之病由。其论虚劳之火与君火的关系时曰："相火系于肝肾之间，君火明，则相火伏；若君火不明，则相火烈焰冲天。阴火者，遇寒水阴翳，则其焰愈腾，若太阳一照，自然消陨。"其论水："肺金为气化之源，伏火蒸灼，则水道必污，污则金气不行而金益病，且水停不流，则中土濡湿，而奉上无力。"其论痰："虚证之痰，独本于阴虚血少，火失其制，乃上客肺金，金不能举清降之令，精微不彻于上下，滞而为痰作咳。治以清肺则邪自降，养血则火自平。"阳虚之劳，以补脾建中为本，所创方剂如归养心脾汤、归养心肾汤、养心固本汤、固本肾气汤等皆以甘温益气之用而见长，意在恢复中土之运化，使五脏六腑、四肢百骸皆得生生之机。阴虚之劳，以清金保肺为主，或清润，或疏降，自创清金百部汤、清金甘桔汤、清金养荣汤、百部清金汤等，皆以清润为功，以复肺金清肃之能。

其组方原则在于"平调"。以"调"为补是绮石治虚的主导思想。重视阴精与阳气，平调阴阳、调理脏腑，使人体的生理功能得到整体恢复，称为"返本还原"。虚劳之证，虽虚实夹杂，然不同于普通杂证，故治疗也不宜做常规之想。虚劳之痰，由火逆而水泛，非开痰所宜，故禁燥烈；虚劳之火，乃阴虚而火动，非清火所治，故禁苦寒；虚劳之气，乃肺薄而气窒，非破气所宜，故禁伐利。"平调"二字，看似平凡，却须把握阴阳平衡的度，而不使其偏颇。至虚之证，命悬于丝，何敢于生命之上做异常之举？故"平"之于虚，实为恢复生机之要则，若能"以平为期"，则为医之"圣度"。"调"者，是调整、调理之意，善调者，必深谙"寒者热之，热者寒之，微者逆之，甚者从之"之奥。而诸"调"之法，皆治病求本之理，能根据病情的各种变化、病证的不同情况做出正确的调治，是达到"阴平阳秘，精神乃治"这一生理目标所应做出的基本努力。绮石以"平调"二字总结虚证之治，是对《内经》治病求本的精解，也是其一生治虚之临床经验的高度概括，既指明了虚证治疗的原则，又强调了临床治疗所应把握的"度"。观其辨证之精，论治之详，是论"理虚"而不唯理虚，诚为防虚之鉴。

绮石对《内经》"无使过之，伤其正也"的适度治疗思想做了准确的解释。这种治病求本、恢复功能、勿伤正气的思想，源于《内经》，彰于绮石，既是中医学的优秀之处，也是其优势所在。为医能解"平调"之理，则不负"元鉴"初衷；能以"平调"为务，则不犯虚虚实实之戒，诚为苍生所望。

七、学习《中医骨伤科古医籍选》，谈骨伤科内外兼治的思想基础

中医骨伤科历史悠久，有其独到的治则、治法和理论基础，在对人体皮、肉、筋、骨所患伤病的研究过程中，始终重视外部组织结构与体内五脏六腑的密切关系，将祛除病理、恢复生理作为调整人体阴阳平衡的重要手段之一。这种治疗思路的形成、发展和完善，得之于《内经》"形与神俱"的整体观，即人是一个有机的整体，"有诸内者，必形诸外"。历代医家沿着这一思路开展了大量的临床研究，总结了丰富的经验。

人体皮肉筋骨形于外而主于内，不同的体表组织由不同的内脏分工

第二章 医道明理

主宰，脏腑与体表组织之间，生理上可以相互促进，病理上可以相互影响。因此，脏腑有病，可以通过外在的组织得到反映。《素问·痹论》指出："五脏皆有合，病久而不去者，内舍于其合也。"肝合筋，肾合骨，脾合肉，心合脉，肺合皮。《内经》的这一理论，为后世骨科治疗学的发展奠定了基础，形成了内外相参、内外兼治的基本原则。

如《华佗神方》对内外治的方法记述有宜汤、宜圆、宜散、宜下、宜吐、宜汗、宜灸、宜针、宜补、宜按摩、宜导引、宜蒸熨、宜暖洗、宜悦愉、宜和缓、宜水、宜火的不同，并指出了"下则疏豁闭塞；补则益助虚乏；灸则起阴通阳；针则行营行卫；导引则可以逐客邪于关节；按摩则可以驱浮淫于肌肉；蒸熨避冷，暖洗生阳，悦愉爽神，和缓安气"等不同功效。在具体应用上指出："凡人肢节脏腑，郁积而不宣，易成八疾，……当未成时，当导而宣之，使内体巩固，外邪无自而入。迨既感受，宜相其机官，循其腠理，用手术按摩疏散之。"这种内外相参的辨证治疗思路，为内外兼治原则的形成奠定了基础。

宋代《圣济总录》重视骨伤辨证："凡坠堕伤损肿痛，轻者在外涂敷可已，重者在内当导瘀血养肌肉，宜察浅深以治之。"对筋骨损伤、瘀血留积之患，提出"外则敷贴肌肉，内加调养荣卫之剂，则肢体可完矣"。对骨折脱位，采取手法整复配合封裹膏摩，"使骨正筋柔，荣卫气血，不失常度"，明确提出了骨科病的内外兼治方法。

明代《正体类要》对伤损疾病做了更为深刻的剖析："肢体损于外，则气血伤于内，营卫有所不贯，脏腑由之不和。"强调伤损局部与整体的辨证关系。用八纲辨证指导伤科治疗，重视气血对伤损预后的重要作用，提出下瘀血、补气血、调肝肾。对伤科内治，从理法方药、辨证论治、预后判断等方面，做了较为系统的论述。《医宗必读》论痹曰："四时之令，皆能为邪；五脏之气，各能受病。……皮肉筋骨脉各有五脏之合，初病在外，久而不去，则各因其合而内舍于脏。在外者祛之犹易，入脏者攻之实难。治外者散邪为急，治脏者养正为先。"同时提出，治行痹，祛风为主，参以补血之剂，使血行风自灭；治痛痹，散寒为主，参以补火之剂，以辛温释凝寒；治着痹，利湿为主，参以补脾补气之剂，使土强以胜湿。从邪气入侵的深浅，指出祛邪与养正属不同层次之间的兼治。

至清代，骨伤科的内外治法方药已较为详备，《医宗金鉴·正骨心法要旨》在前人经验的基础上对骨伤的外治法、内治法、器具固定、方药做了系统的总结，归纳出摸、接、端、提、推、拿、按、摩正骨八法。对手法的运用非常重视，指出："诚以手本血肉之体，其宛转运用之妙，可以一己之卷舒，高下疾徐，轻重开合，能达病者之血气凝滞，皮肉肿痛，筋骨挛折，与情志之苦欲也。"主张对骨伤采取固定的方法，"爰因身体上下、正侧之象，制器以正之，用辅手法之所不逮，以冀分者复合，欹者复正，高者就其平，陷者升其位……再施以药饵之功，更示以调养之善，则正骨之道全矣。"

内外兼治是中医骨伤科的优势，是历代前贤的心血结晶，在几千年积淀的基础上，加上现代科技的不断进步，在近代得到了长足的发展。虽然在材料、技术方面不断更新，方法不断完备，其思想基础仍然离不开"整体观念"和"辨证论治"的基本原则，因为这是中医活学的灵魂。

第二章
医道明理

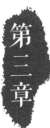

第二章

方药技法

第一节 临床验方

一、热敷一号

【药物组成】伸筋草，透骨草，海桐皮，苏木，红花，艾叶，川芎，白芷，细辛，威灵仙，乳香，没药，川乌，草乌，桂枝，姜黄，土鳖虫。

【功效】温经通脉，活血化瘀。

【方解】热敷一号为邓素玲教授经验协定处方。其中，红花活血通经、散瘀止痛；川芎行气活血止痛；土鳖虫破血逐瘀、续筋接骨；乳香、没药活血行气止痛，二者醋用以助其行气通络之效，苏木活血祛瘀、消肿止痛，姜黄破血行气、通经止痛，诸药共奏活血祛瘀止痛之功；艾叶温经止血、散寒止痛，桂枝解表散寒通阳，白芷解表散寒通络，细辛解表祛风止痛，伸筋草祛风除湿、舒筋活络，诸药在温通之余且有通络效果；威灵仙祛风湿、通经络，川乌祛风除湿、温经止痛，草乌祛风除湿、温经止痛，透骨草祛风除湿、舒筋止痛，诸药配伍以增强祛风寒湿及止痛作用。全方既能祛邪止痛，又能温通活血，诸药配伍，增强药效。且中药热敷，药与热可起到协同作用功效，药力能够直达病所，有效地消除炎症，松解粘连的关节，恢复软组织弹性，同时改善骨内微循环，降低骨内压，直接达到改善和缓解疼痛之功效。

【适用范围】颈肩腰腿痛，感受风寒湿邪者。

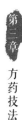

二、痹痛消

【药物组成】全蝎，蜈蚣，当归，黄芪，姜黄，桂枝，赤芍，白芍，川芎，白芷。

【功效】活血化瘀，通脉止痛。

【方解】黄芪行补气行气之功，全蝎、蜈蚣搜风通络，当归补血活血，姜黄破血行气、通经止痛，桂枝解表散寒通阳，赤芍散瘀，白芍敛阴柔肝，川芎行气活血止痛，白芷解表散寒通络。诸药合用，共奏行气活血通络之功。颈椎病在血液流变学及微循环异常上的主要表现为血黏度增高、红细胞聚集性增强、红细胞压积增高和细胞电泳减慢等。痹痛消方由活血、破血、化瘀、通络、解痉作用较强的中药组成，使用后血液流变状况得以改善，特别是对血浆黏度的改善最为显著，说明该药具有降低血液黏度、促进细胞解聚等作用。这与本方中药的药理作用相吻合，表明中药痹痛消的镇痛作用与改善血液流变学状态和微循环有关。

中医认为，颈椎病多由风寒侵袭或劳损退变导致风寒痹阻、经脉不畅甚至气滞血瘀而发。风寒阻络和气滞血瘀反映的是本病发展过程中的不同阶段，风寒阻络型以外邪内犯、闭阻经脉为主，治疗上应以祛风散寒、开通脉络为宜；以瘀血留滞经脉、气血流通受阻为主，瘀不去则脉不通，脉不通则痛不止，故应以活血破血、化瘀通脉为治，这正是痹痛消的组方思路。

【适用范围】颈椎病，气滞血瘀型。

三、骨痹消

【药物组成】骨碎补，独活，桑寄生，秦艽，川芎，当归，熟地，白芍，甘草，川牛膝，杜仲，党参，茯苓，黄芪，丹参。

【功效】益气通阳，补肾强骨。

【方解】本方由《备急千金要方》独活寄生汤加减化裁而来，原方为治疗久痹而致肝肾两虚、气血不足证之常用方。骨性关节炎患者多慢性致病，日久则多虚多瘀。邓素玲针对此病机，在独活寄生汤补肝肾、益气活血之基础上，重用骨碎补、黄芪、丹参，以增强补肾、益气、活血之力，达到标本兼治的目的。

【适用范围】骨性关节炎。

四、尪痹消

【药物组成】补骨脂，续断，熟地，附子，骨碎补，麻黄，桂枝，防风，羌活，独活，威灵仙，赤芍，白芍，透骨草，伸筋草，青风藤，细辛，苍耳子，路路通，牛膝。

【功效】补肝肾，强筋骨，祛风湿，通经络。

【方解】本方以《金匮要略》桂枝芍药知母汤加减化裁而成。方中以续断、补骨脂、熟地、附子补肾祛寒，填精补血，滋养肝肾，强壮筋骨，为主药；骨碎补、细辛、白芍、羌活、独活、威灵仙助肾阳，壮筋骨，散风寒，通经络，缓急舒筋；防风、麻黄、桂枝、苍耳子、赤芍、路路通散风寒，祛湿浊，通经散结，舒筋活络，滋肾清热；牛膝强筋骨、散瘀血，引药入肾肝。治肝肾两虚所致肌肉、关节痛，局部肿大、僵硬、畸形，肌肉瘦削，时冷时热，功能极度受限，痛甚，热则减轻，乏力，恶寒，自汗，纳差，口干不欲饮，低热，腹胀，尿频，夜尿多，手足不温，腰痛痿软等。

【适用范围】多用于类风湿性关节炎，尪痹寒湿为重者。

五、温肾通督汤

【药物组成】附子，黄芪，川续断，穿山龙，桑寄生，牛膝，白芍，土鳖虫，干姜，桂枝，川芎，淫羊藿，当归，炙甘草。

【功效】温肾通督，通络止痛。

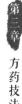

【方解】当归、黄芪补气养血，为主。桑寄生、牛膝、川续断、淫羊藿既可补益肝肾、强筋健骨以扶正固本，又可祛风除湿以祛除外邪；土鳖虫破血逐瘀、续筋接骨；白芍、甘草养血柔肝，缓急止痛；附子、干姜、桂枝温通经脉，散寒止痛，为辅。穿山龙、川芎通督引经并祛风湿，为使。全方共奏温肾通督、通络止痛之效。

随症加减：肾阴虚，加牡丹皮、地骨皮、生地，退虚热、疗骨蒸；酸困、晨僵明显，加白术、木瓜、云苓，健脾除湿、舒筋活络；气虚乏力，加党参，益气养血、扶正祛邪；血虚，加熟地，养血通脉、填精益髓；气郁，加郁金、香附，疏肝解郁、行气活血。

辨部位用药：髋痛，加独活、威灵仙，祛风湿、通络止痛；肩背痛，加羌活、葛根，引经上行、祛邪止痛。

临床中邓老师治疗慢性病特别重视保护胃气，强直性脊柱炎患者长期服药，中药过用苦寒伤胃，非甾体抗炎药和激素等西药损伤胃肠道，临床上容易出现纳呆、胃痛、胃胀、泛酸、呃逆等症状，可加入神曲、麦芽、山楂、陈皮等调理脾胃、行气消滞，以利于药物吸收。

【适用范围】强直性脊柱炎，肾虚督寒者。

【病案举例】刘某，男，33岁，干部。

初诊（1997年9月25日）：症见颈项强硬，前胸痛重，腰骶痛轻，喜饥不欲食，脘腹胀满，喜暖畏寒，全身无力，大便溏薄，舌苔薄，脉沉弦无力。血沉25mm/h。辨证为脾肾气虚，正邪相搏，督脉瘀滞。立法为温补脾肾，扶正祛邪，通调督脉。

方药：生黄芪30g，白术15g，陈皮9g，炙甘草6g，生川续断15g，生葛根30g，狗脊15g，党参12g，鹿角霜12g，枸杞子15g，菟丝子15g，骨碎补30g。21剂，每日1剂，水煎，温服，每日2次。

二诊（1997年10月17日）：服药后颈项前胸痛轻，腰骶隐隐作痛。食欲仍未改善，四肢酸倦，脘满腹胀不愈，舌苔薄白、略腻，舌质淡，脉象沉缓无力。血沉15mm/h。仍属脾肾气虚，胃呆不食，督脉瘀滞。法当温补脾肾，芳香开胃，通调督脉。

方药：生黄芪 30g，陈皮 9g，砂仁 6g，鸡内金 12g，焦三仙各 12g，太子参 15g，菟丝子 15g，炒杜仲 15g，炒莱菔子 12g，厚朴 6g，枳壳 6g，鹿角霜 12g。30 剂，水煎，温服，用法同上。

三诊（1997 年 11 月 16 日）：食欲大进，能食味香，四肢有力，精神较好，脾胃运化恢复。但腰骶仍隐隐作痛，劳累后加重，舌苔薄白，脉象沉缓。此为肾阴阳虚损，督脉瘀滞，法当补肾为主，少佐通督之品。

方药：鹿角胶 12g，败龟甲 12g，生川续断 15g，狗脊 15g，鹿衔草 15g，炒杜仲 15g，菟丝子 15g，鸡内金 15g，大熟地 24g，山萸肉 12g，骨碎补 30g，川乌 6g，细辛 6g，肉桂 6g，炮附子 9g。30 剂，水煎，温服，用法同上。

四诊（1997 年 12 月 18 日）：服药后有点口干舌燥，时有口疮溃疡，腰骶痛有好转，精神尚佳，舌苔薄黄，脉弦沉。此为患者年轻，虚不受补，当考虑滋阴助阳，佐以通督药物，给予丸药缓治。

方药：鹿角胶 12g，龟甲胶 12g，炒杜仲 15g，狗脊 15g，大熟地 24g，枸杞子 15g，生鹿角 12g，水蛭 9g，胆南星 9g，炒知母 12g，盐黄柏 12g，生川续断 15g，大生地 12g，怀牛膝 15g，大蜈蚣 9g，净地龙 9g，鹿衔草 15g，杭白芍 15g，生甘草 6g，菟丝子 15g。30 剂，诸药研为细面，鹿角胶、龟甲胶烊化兑入，炼蜜为丸，每丸重 10 克，早、晚各服 1 丸。

本案患者最初诊为脾肾气虚，从温补脾肾、扶正祛邪、通调督脉论治，颈项、前胸痛减轻；但出现饥不欲食，食则不化等胃阳不振之象。二诊重点助消化、养胃阳，使食欲得到改善。三诊认为补火能生土，重用桂附使火上炎。四诊补肝肾、清相火，再加通督之剂，最终病愈。

六、涤浊定痛汤

【药物组成】生薏苡仁，冬瓜仁，桃仁，白茅根，炒苍术，盐黄柏，茯苓，半夏，陈皮，土茯苓，苦参，茵陈，猪苓，泽泻，石膏，连翘，地龙，山慈菇，延胡索，甘草。

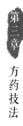

【功效】健脾化湿泄浊，补血活血通络。

【方解】本方以千金苇茎汤、四妙散合二陈汤加减化裁而成。以千金苇茎汤宣肺开流澄源，肺宣降可助脾之运化、肾与膀胱之气化。肺与大肠相表里，气宣降于大肠，大量湿浊之邪得以从下焦二便快速排泄。二陈汤加猪苓、茵陈、苦参、土茯苓健脾化湿利湿，使湿无可生之源；四妙散加泽泻、猪苓泄肾中湿浊之邪，使湿有去处；加石膏、连翘、地龙清热解毒；加山慈菇、延胡索降尿酸行气活血，通络止痛，可较快缓解肿痛症状。

【适用范围】痛风性关节炎湿热为重者。

【病案举例】赵某，男，43岁。

初诊（2013年6月18日）：患者右跖趾关节疼痛反复发作2年余，血尿酸值为460~680μmol/L，曾用糖皮质激素、别嘌醇片、西乐葆等西药，效果不佳。本次因朋友聚餐痛风发作，症见：右踇趾跖趾关节、足踝部疼痛局部红肿，形体肥胖，舌暗红、胖大、边有齿痕，苔黄腻。查血尿酸567μmol/L，血糖7.8μmol/L，三酰甘油5.2μmol/L，类风湿因子（−），血沉30mm/h，C反应蛋白21mg/L。证属脾虚湿热内蕴。用急性期方案，治以健脾除湿、清热通络。

方药：生薏苡仁30g，冬瓜仁30g，桃仁10g，白茅根30g，炒苍术12g，盐黄柏12g，茯苓20g，半夏10g，陈皮10g，土茯苓30g，苦参12g，茵陈30g，猪苓15g，泽泻20g，石膏30g，连翘10g，山慈菇15g，延胡索10g，地龙6g，甘草10g。5剂，水煎服，每日1剂，分3次，早、中、晚温服。

二诊（2013年6月23日）：足踝部发热肿胀疼痛明显减轻，效不更方，继服上方7剂，水煎服。

三诊（2013年6月30日）：足踝部发热肿胀疼痛消失，复查血尿酸403μmol/L，血沉14mm/h，C反应蛋白8mg/L。调整方药，减清热燥湿之苦参、石膏，以免久服伤胃；加桂枝，温阳健脾化湿；加丹参、当归，补血活血、散瘀定痛。

方药：茯苓 20g，半夏 10g，陈皮 10g，茵陈 30g，炒苍术 10g，黄柏 12g，生薏苡仁 30g，泽泻 18g，白茅根 30g，冬瓜仁 30g，土茯苓 15g，丹参 30g，当归 10g，桂枝 10g，桃仁 10g，猪苓 15g，连翘 10g，山慈菇 15g，延胡索 10g，地龙 6g，甘草 10g。5 剂，水煎服，每日 1 剂，早、晚温服。

嘱其注意饮食，勿食海鲜、动物内脏，禁饮啤酒，禁食水果，多饮水。

1 个月后复查血尿酸 376μmol/L，血糖 5.8μmol/L，三酰甘油 1.9μmol/L。后每周服用上方 4 剂调理 3 个月，随访 2 个月未复发。

七、涤浊消肿汤

【药物组成】黄芪，生薏苡仁，白术，茯苓，车前子（包煎），冬瓜子，夏枯草，黑附子，桂枝，牛膝，盐荔枝核，盐橘核，煅瓦楞子，炒桃仁。

【功效】涤浊利湿，理气消肿。

【方解】薏苡仁甘淡微寒，上能清肺，中能健脾，下能渗湿。《神农本草经》（以下简称《本经》）谓："主治筋急拘挛，不可屈伸，风湿痹，下气。"《名医别录》谓："主除筋骨邪气不仁，利肠胃，消水肿。"因此，薏苡仁对关节痹阻，活动不利，浊邪留恋有疏利作用。白术健脾益气，燥湿利水。《本经》谓："治风寒湿痹、死肌、痉疸。"因此，白术可促进关节消肿退胀，肌柔节利。茯苓归心、肺、脾、肾经，利水渗湿，健脾宁心。《名医别录》谓其可止水肿淋结，以散关节肌肉痉挛结节;《日华子本草》谓其"暖腰膝"，以散结利关节活动。车前子归肾、小肠经，清热利尿，渗湿通淋，祛痰。《本经》谓其"止痛，利水道小便，除湿痹"，以利关节。膝关节滑膜炎从浊邪论治，辨寒热为要。患者疾病初起，或外伤导致或慢性劳损，初期以热邪居多，宜清热化浊，防止过热伤津耗液，发而为瘀，聚而成结。冬瓜子甘寒，清热化痰排脓，除关节局部热

灼，化除局部浊邪。夏枯草苦辛寒，《本经》谓其主"散瘿结气，脚肿湿痹"，对筋骨疼痛亦有作用，有清热化浊散结之功。后期热势渐退，疼痛日久，气血不畅发而为寒，邪壅而成重浊之地，筋脉拘挛与浊相合而成结，肝肾日亏。《医法圆通·膝肿痛》言："膝肿痛，但其证多皮色如常，漫肿微痛，实属阳微不能化阴。"黑附子、桂枝温阳散寒，通脉除痹。《本经》谓附子温中、破癥瘕积聚，主治拘挛、膝痛；桂枝辛温，利关节。牛膝补肝肾、强筋骨，《本经》谓其"主治寒湿痿痹，四肢拘挛，膝痛不可屈伸"。盐荔枝核、盐橘核、煅瓦楞子软坚散结，《本草纲目》谓瓦楞子"走血而软坚"，荔枝核"行散滞气"，橘核"与青皮同功，故治腰痛、溃疝在下之病"。膝关节滑膜炎从浊邪论治，参气血为机。调和气血思想贯穿疾病治疗始终，不可须臾离，是邓素玲教授长期治疗骨伤科疾病的经验总结。重用黄芪，取东垣之意，补气以生血，气载血行，再佐以炒桃仁等活血化瘀之品，促气血以流，以动为期。可再用炒鸡内金、炒山楂、焦神曲以顾护脾胃，培养气血生化之源。在以上三点之外，邓素玲教授会加入部分虫类药，如地龙、土鳖虫之类，以搜风通络，药入下焦作用于局部关节，促进以上药物更好地发挥功效。

【适用范围】膝关节滑膜炎及诸关节肿痛者。

八、强筋荣骨汤

【药物组成】熟地，生白芍，川芎，当归，怀山药，山茱萸，鹿角胶（烊化），龟板胶（烊化），枸杞子，菟丝子，川牛膝，陈皮，干姜。

【功效】强筋荣骨，填精益髓。

【方解】本方为《仙授理伤续断秘方》四物汤合《景岳全书》左归丸加减。四物汤为中医补血、养血的经典方剂；左归丸有壮水之主，培左肾之元阴的功效，同时在其配伍上以补阴为主、补阳为运。在以上合方的基础上加陈皮以行气导滞、健脾和中，以防补药滋腻碍胃；干姜的加入，除有温中以防脾胃不适之外，亦有助阳之功，与左归丸育阴以涵阳之义相协，从而填阴精，运肾阳。肝血得养，肾精得补，则肝肾得荣、得运、得和，骨组织的胶原纤维得以补充，基质得以荣养，补充骨质的营养的流失减少，肝血肾精得以充盈于骨内，从而维持骨的内环境的平衡，使骨的生长有充足的保障。

【适用范围】原发性骨质疏松症（肝肾不足证）患者。

九、颈痹汤

【药物组成】黄芪，党参，当归，丹参，葛根，川芎，桂枝，白芍，黄精，羌活，天麻，地龙，炙甘草。

【功效】益气活血、祛风通络。

【方解】黄芪、党参入气分，有益气养阴的功效，共为君药。当归、丹参、川芎均有活血之功，入血分，共为臣药，正合"有形之血不能速生，无形之气所当急固"之义。前人有"气为血帅""气能行血"之论，诸药合用补气而养血，通脉而化瘀滞，可收益气养阴、活血通痹之功。黄精为现代调理亚健康之要药，具有补五劳七伤、益脾胃、润心肺的功效，加之白芍柔肝舒筋，合用则相得益彰;《伤寒论》记载葛根治疗"项背强几几"，现代多释义为治疗颈项僵直（为颈椎病的临床表现之一）;羌活胜湿，桂枝温通经脉，二药专行上肢;天麻、地龙祛风通络;甘草调和诸药。整个药方配伍相辅协同，对神经根型诸症状有较好的改善作用。

【适用范围】颈椎病神经根型患者。

十、柔筋利节汤

【药物组成】桂枝，干姜，炙甘草，土鳖虫，当归，黄芪，茯神，薏苡仁，羌活，黑顺片（先煎），炒冬瓜子，赤芍，葛根，川芎，炒鸡内金。

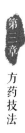

【功效】柔筋止痛，通利关节。

【方解】当归、黄芪补气养血，为主；赤芍、甘草养血柔筋、缓急止痛，干姜、桂枝、黑顺片温通经脉、散寒止痛，葛根柔筋升阳，为辅；土鳖虫、川芎、羌活通经活血并祛风湿，为使。全方共奏柔筋利节、温经通脉之效。

【适用范围】肩周炎。

第二节　经方应用

一、独活寄生汤

出自《备急千金要方》。

【药物组成】独活、桑寄生、杜仲、牛膝、细辛、秦艽、茯苓、肉桂心、防风、川芎、人参、甘草、当归、芍药、地黄各6g。

【功效】祛风湿，止痹痛，益肝肾，补气血。

【临床经验】本方为治疗久痹而致肝肾两虚、气血不足证之常用方。临床应用以腰膝冷痛、肢节屈伸不利、心悸气短、脉细弱为辨证要点。

加减变化：痹证疼痛较剧者，可酌加制川乌、制草乌、白花蛇等以助搜风通络，活血止痛；寒邪偏盛者，酌加附子、干姜以温阳散寒；湿邪偏盛者，去地黄，酌加防己、薏苡仁、苍术以祛湿消肿；正虚不甚者，可减地黄、人参。

邓素玲多用本方主治痹证日久、肢体关节疼痛、舌淡脉虚者。常用于治疗椎间盘突出所致的腰膝关节疼痛、慢性关节炎、风湿性关节炎、类风湿性关节炎、风湿性坐骨神经痛、强直性脊柱炎、腰肌劳损、骨质增生症、小儿麻痹等属风寒湿痹日久，正气不足者。使用中应注意痹证属湿热实证者忌用。

二、芍药甘草汤

出自《伤寒论》。

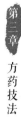

第三章　方药技法

【药物组成】芍药、甘草各 12g。

【功效】调和肝脾，缓急止痛。

【临床经验】本方主治津液受损、阴血不足、筋脉失濡所致诸证。方中芍药酸寒，养血敛阴，柔肝止痛；甘草甘温，健脾益气，缓急止痛。二药相伍，酸甘化阴，调和肝脾，有柔筋止痛之效。用于伤寒伤阴，筋脉失濡，腿脚挛急，心烦，微恶寒，肝脾不和，脘腹疼痛。

邓素玲现多用本方治疗血虚津伤所致的颈椎病、腓肠肌痉挛、肋间神经痛、坐骨神经痛、胃肠神经症等属阴血亏虚，肝脾失调者。

三、千金苇茎汤

出自（《外台秘要》引《古今录验方》）。

【药物组成】苇茎 20g，薏苡仁 15g，瓜瓣 15g，桃仁 10g。

【功效】清肺化痰，逐瘀排脓。

【临床经验】主治肺痈，热毒壅滞，痰瘀互结证。身有微热，咳嗽痰多，甚则咳吐腥臭脓血，胸中隐隐作痛，舌红、苔黄腻，脉滑数。本证多由热毒壅肺，痰瘀互结，血败肉腐成痈所致，治疗以清肺化痰、逐瘀排脓为主。痰热壅肺，气失清肃，则咳嗽痰多。《内经》说："热盛则肉腐，肉腐则成脓。"邪热犯肺，伤及血脉，致热壅血瘀，若久不消散，则血败肉腐，乃成肺痈；痈脓溃破，借口咽而出，故咳吐腥臭黄痰脓血；痰热瘀血，互阻胸中，因而胸中隐痛；舌红、苔黄腻，脉滑数，皆痰热内盛之象。方中苇茎甘寒轻浮，善清肺热，故为君药。瓜瓣清热化痰，利湿排脓，能清上彻下，肃降肺气，与苇茎配合，清肺宣壅，涤痰排脓；薏苡仁甘淡微寒，上清肺热而排脓，下利肠胃而渗湿。瓜瓣、薏苡仁共为臣药。桃仁活血逐瘀，可助消痈，是为佐药。方仅四药，结构严谨，药性平和，共具清热化痰、逐瘀排脓之效。

加减化裁：若肺痈脓未成者，宜加金银花、鱼腥草以增强清热解毒之功；脓已成者，可加桔梗、生甘草、贝母以增强化痰排脓之效。现在多用芦根来代替苇茎，冬瓜子代替瓜瓣。

邓素玲常用本方治疗颈椎病（交感型）、膝关节滑膜炎等属肺热痰瘀互结证者。

四、葛根汤

出自《伤寒论》。

【药物组成】葛根 12g，麻黄 9g，桂枝 6g，生姜 9g，炙甘草 6g，芍药 6g，大枣 12 枚。

【功效】发汗解毒，生津舒筋。

【临床经验】主治外感风寒表实证，症见恶寒发热，头痛，项背强几几，身痛无汗，腹微痛，或下利，或干呕，或微喘，舌淡苔白，脉浮紧者。亦治太阳阳明合病下利。

变化方：本方去麻黄，名桂枝加葛根汤，治前证汗出恶风者；本方加半夏，名葛根加半夏汤，治太阳阳明合病，不下利，但呕；本方加黄芩，名葛根解肌汤。

现邓素玲多用本方治疗颈椎病、肩周炎、关节痛、面神经麻痹、眨眼症、偏头痛等见上述症状者。

五、天麻钩藤饮

出自《中医内科杂病证治新义》。

【药物组成】天麻 9g，钩藤（后下）12g，石决明（先煎）18g，山栀 9g，黄芩 9g，川牛膝 12g，杜仲 9g，益母草 9g，桑寄生 9g，夜交藤 9g，朱茯神 9g。

【功效】平肝息风，清热活血，补益肝肾。

【临床经验】主治肝阳偏亢，肝风上扰证。头痛，眩晕，失眠多梦，或口苦面红，舌红苔黄，脉弦或数。本方证由肝肾不足，肝阳偏亢，生风化热所致。肝阳偏亢，风阳上扰，故头痛、眩晕；肝阳有余，化热扰心，故心神不安、失眠多梦等。证属本虚标实，而以标实为主，治以平

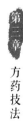

第三章 方药技法

肝息风为主，佐以清热安神、补益肝肾之法。方中天麻、钩藤平肝息风，为君药。石决明咸寒质重，功能平肝潜阳，并能除热明目，与君药合用，加强平肝息风之力；川牛膝引血下行，并能活血利水，二者共为臣药。杜仲、桑寄生补益肝肾以治本；栀子、黄芩清肝降火，以折其亢阳；益母草合川牛膝活血利水，有利于平降肝阳；夜交藤、朱茯神宁心安神，以上共为佐药。诸药合用，共成平肝息风、清热活血、补益肝肾之剂。治高血压头痛、眩晕、失眠。本方亦为平肝降逆之剂。以天麻、钩藤、石决明平肝祛风降逆为主，辅以清降之山栀、黄芩，活血之川牛膝，滋补肝肾之桑寄生、杜仲等，滋肾平肝之逆；并辅以夜交藤、朱茯神以镇静安神，缓其失眠，故为用于肝厥头痛、眩晕、失眠之良剂。若以高血压而论，本方所用之黄芩、杜仲、益母草、桑寄生等，均经研究有降低血压之作用，故有镇静安神、降压缓痛之功。

　　本方加减变化：眩晕头痛剧者，可酌加羚羊角、龙骨、牡蛎等，以增强平肝潜阳息风之力；若肝火盛，口苦面赤，心烦易怒，加龙胆草、夏枯草，以加强清肝泻火之功；脉弦而细者，宜加生地、枸杞子、何首乌以滋补肝肾。

　　邓素玲在本方的基础上合圣愈汤而成脉痹汤，多用于椎动脉型颈椎病；肝阳上亢，肝风上扰所致的颈项痛、头痛、眩晕、高血压、耳聋耳鸣、目涩、失眠多梦等，临床疗效显著。

六、桃红四物汤

出自《玉机微义》转引《医垒元戎》。

【药物组成】当归 9g，川芎 6g，白芍 9g，熟地 15g，桃仁 9g，红花 6g。

【功效】养血活血。

【临床经验】本方主治血虚兼血瘀证。桃红四物汤也称加味四物汤，该方由四物汤加味桃仁、红花而成。桃红四物汤以祛瘀为核心，辅以养血、行气。方中以强劲的破血之品桃仁、红花为主，力主活血化瘀；以甘温之熟地、当归滋阴补肝，养血调经；芍药养血和营，以增补血之力；川芎活血行气、调畅气血，以助活血之功。全方配伍得当，使瘀血去、新血生、气机畅，化瘀生新是该方的显著特点。现代研究表明，桃红四物汤具有扩张血管、抗炎、抗疲劳、抗休克、调节免疫功能、降脂、补充微量元素、抗过敏等作用。桃红四物汤是出名的活血化瘀之剂。

邓素玲临床多用本方治疗脊髓型颈椎病，闪扭，肌张力增高，腱反射亢进，病理反射阳性，阵挛，舌质紫暗，脉弦滑等。该方也可用于治疗人工全髋关节置换术后、偏头痛、血栓闭塞性脉管炎等。

七、当归补血汤

出自《内外伤辨惑论》。

【药物组成】黄芪 30g，当归 6g。

【功效】补气生血。

【临床经验】主治血虚阳浮发热证。症见肌热面赤，烦渴欲饮，脉洪大而虚，重按无力。亦治妇人经期、产后血虚发热头痛，或疮疡溃后久不愈合者，以及各种贫血、过敏性紫癜等属血虚气弱者。方中重用黄芪，其用量五倍于当归，其义有二：本方证为阴血亏虚，以致阳气欲浮越散亡，此时，恐一时滋阴补血固里不及，阳气外亡，故重用黄芪补气而专固肌表，即"有形之血不能速生，无形之气所当急固"之理，此其一；有形之血生于无形之气，故用黄芪大补脾肺之气，以资化源，使气旺血生，此其二。

加减化裁：若妇女经期，或产后感冒，发热头痛，加葱白、豆豉、生姜、大枣以疏风解表；若疮疡久溃不愈，气血两虚而又余毒未尽，可加金银花、甘草以清热解毒；若血虚气弱，出血不止，可加煅龙骨、阿胶、山茱萸以固涩止血。本方为补气生血之基础方，也是体现李东垣"甘温除热"治法的代表方。

邓素玲临床多用此方治疗多种痹证，在此方的基础上加减：当归20g，黄芪 30g，桂枝 15g，威灵仙 15g，木瓜 15g，川续断 15g，黑顺片

（先煎）9g。痛痹，加细辛 9g；着痹，加防己 9g，薏苡仁 15g；行痹，加防风 15g，羌活 9g；热痹，去黑顺片，加知母 15g，石膏 20g，金银花 20g。该方对痛痹、着痹疗效尤佳，热痹稍逊。还用于足底痛：以本方加杜仲、狗脊为主方。偏肝肾阴虚者，加熟地、玄参、枸杞子、知母等；偏脾肾阳虚者，加肉桂、干姜、菟丝子、补骨脂等，临床疗效显著。

八、当归四逆汤

出自《伤寒论》。

【药物组成】当归 12g，桂枝 9g，芍药 9g，细辛 3g，通草 6g，大枣 8 枚，炙甘草 6g。

【功效】温经散寒，养血通脉。

【临床经验】本方为治疗血虚寒凝证的首选方剂，症见手足厥寒，或腰、股、腿、足、肩臂疼痛，口不渴，舌淡苔白，脉沉细或细而欲绝。方中当归既能养血，又能和血养血，为君药；桂枝温通经脉，以畅血行，芍药益阴和营，二味相配，内疏厥阴，调和营卫，为臣药；细辛散表里内外之寒邪，通草入经通脉，为佐药；甘草、大枣温养脾气，为使药。诸药合用，有温养经脉、通畅血行之功。本方的配伍特点是温阳与散寒并用，养血与通脉兼施，温而不燥，补而不滞。《伤寒论》第 351 条云："手足厥寒，脉细欲绝者，当归四逆汤主之。"张磊老师在治疗内科杂病时，手足厥冷者，多用当归四逆汤取效，跟师学习，略有所悟。骨科临床上因气血虚少或外感寒邪而出现手足厥寒者颇多。

邓素玲常用本方治疗肩周炎、腰椎间盘突出症、类风湿性关节炎、坐骨神经痛、雷诺综合征、血栓闭塞性脉管炎、偏头痛、冻疮等属血虚，阳气不足，寒侵经脉所致者。虽病证不一，病机不外血虚寒凝，血虚则脉络空虚，寒凝则经络痹阻，当归四逆汤具有养血通络、温经散寒的作用，临床以此为凭，辨证施治，用之多验。

九、黄芪桂枝五物汤

出自《金匮要略》。

【药物组成】黄芪 9g，桂枝 9g，芍药 9g，生姜 18g，大枣 4 枚。

【功效】益气温经，和营通痹。

【临床经验】本方为治疗血痹之常用方剂。以四肢麻木，或身体不仁，微恶风寒，舌淡，脉无力为证治要点。不仅适用于血痹，亦可用于中风之后，半身不遂，或肢体不用，或半身汗出，肌肉瘦削，气短乏力，以及产后、经后身痛等。风邪偏重者，加防风、防己以祛风通络；兼血瘀者，可加桃仁、红花以活血通络；用于产后或月经之后，可加当归、川芎、鸡血藤以养血通络；肝肾不足而筋骨痿软者，可加杜仲、牛膝；兼阳虚畏寒者，可加附子。《金匮要略方论本义》曰："黄芪桂枝五物汤，在风痹可治，在血痹亦可治也。以黄芪为主固表补中，佐以大枣；以桂枝治卫升阳，佐以生姜；以芍药入营理血，共成厥美。五物而营卫兼理，且表营卫里胃肠亦兼理矣。推之中风于皮肤肌肉者，亦兼理矣。固不必多求他法也。"《金匮要略》曰"血痹阴阳俱微，寸口关上微，尺中小紧，外证身体不仁，如风痹状，黄芪桂枝五物汤主之。"

邓素玲临床常用本方治疗痹证、皮肤病、末梢神经炎、中风后遗症等见有肢体麻木疼痛，属气虚血滞、微感风邪者。

十、补阳还五汤

出自《医林改错》。

【药物组成】黄芪 120g，当归尾 6g，赤芍 4.5g，地龙 3g，川芎 3g，红花 3g，桃仁 3g。

【功效】补气活血通络。

【临床经验】主治气虚血瘀之中风及中风后遗症。症见半身不遂，口眼歪斜，语言謇涩，口角流涎，小便频数或遗尿不禁，舌暗淡、苔白，脉缓。肝主风又主藏血，喜畅达而行疏泄，"邪之所凑，其气必虚"；气为血之帅。本证中风半身不遂，一属中气不足而邪气中之，二属肝血瘀

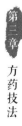

滞，经络不畅，气虚血瘀发为半身不遂。治以补气活血为法。气虚属脾，故方用黄芪120g补中益气为主；血瘀属肝，除风先活血，故配伍当归尾、川芎、桃仁、赤芍、红花入肝，行瘀活血，疏肝祛风；加入地龙活血而通经络。诸药共成补气活血通络之剂。

邓素玲根据本方益气活血通络的功效，将其广泛用于颈椎病。根据"无虚不能作眩"的思想，颈椎退行性病变之眩晕多发于老年者，肾气衰，脉道不畅，血液不能上奉于脑，致脑失濡养而成眩，故用补阳还五汤益诸脏之气，活一身之血，以改善局部血液循环，促进神经功能恢复，从而收到满意疗效。

十一、地骨皮饮

出自《奇效良方》。

【药物组成】柴胡90g，地骨皮90g，知母7.5g，甘草（炙）7.5g，鳖甲（醋炙）7.5g，黄芩7.5g，人参7.5g，赤茯苓15g。

【功效】凉血除蒸。

【临床经验】主治骨蒸潮热，心膈烦悸，以及热病后低热不退。每服加生姜1片、乌梅1个，水煎服。其他文献：地骨皮饮（《医垒元戎》），名见《医宗金鉴》卷六十二，方是四物汤加丹皮、地骨皮。主治：妇人骨蒸；痈疽溃后，但热不寒。《圣济总录》卷三十二：地骨皮（洗）二两，麦门冬（去心）二两，酸枣仁（炒）三两。主治：伤寒后虚烦客热，累夜不得睡眠，头痛眼疼迷闷。《圣济总录》卷五十八，方是地骨皮（锉）一两半，土瓜根（锉）一两半，栝楼根（锉）一两半，芦根（锉）一两半，麦门冬（去心，焙）二两，枣七枚（去核）。功能主治：消渴，日夜饮水不止，小便利。《不知医必要》卷三：生地一钱，沙参八分，丹皮六分，地骨皮一钱五分，党参（去芦）七分，白芍（酒炒）七分，甘草四分。功能主治：小儿发热，昼静夜热。

邓素玲临床上多用本方治疗骨关节病伴长期低热者；年轻颈椎病、腰椎病患者，多因久坐办公，昼夜颠倒，营卫不和；绝经后骨质疏松症，天癸亏虚，阴虚生火，症见烦躁失眠、盗汗耳鸣等，均疗效显著。

第三节　正骨理筋法

一、提牵旋转复位治颈法

患者取坐位，嘱患者放松，于患者颈部、颈肩结合部分别以揉法进行肌肉松解，对斜方肌、胸锁乳突肌等肌肉松解，持续 10 分钟；嘱患者头部向左或右旋转，并在颈部同侧寻找结节及痛点，于患者痛点处及痛点周围、风池穴周围进行重点按揉，施以指压法、弹拨法，持续 5 分钟，颈部另一侧同上。对患者颈部及颈肩结合部行拿法及搓法，对颈根部的肩胛提肌行提法以进一步放松肌肉，并沿着肩胛内缘寻找筋结进行弹拨揉捻，持续 5 分钟。随后患者坐位，屈颈，头部向右稍倾，医者右肘关节屈曲并托住患者下颌，左手稳住患者后枕部，双手合力向上提牵，提牵的同时进行侧转，可听到弹响声。左侧侧转提牵法同上，均听到连续

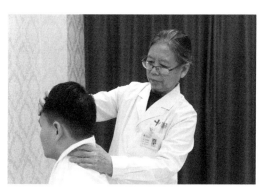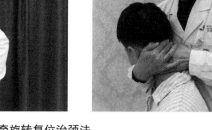

提牵旋转复位治颈法

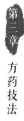

弹响声后结束手法治疗。

二、坐位提牵胸椎复位法

患者取俯卧位，嘱患者放松，先用掌根沿患者胸椎中线、两侧膀胱经寻找条索并进行揉按、弹拨，再进行大范围的揉搓，其间可用掌根部深按棘突旁并向对侧推动，然后从对侧回推。两种手法可交替进行，依患者情况放松 5~10 分钟。再紧贴肩胛骨内缘寻找条索并用拇指进行深入推按、捻拨 5~10 分钟。复位前在患者背部再次进行大范围的揉搓、拍打放松。

患者取坐位，令其双手十指交叉扣住，并抱住颈项部，医者站于其后，左手从患者前臂与上臂缝隙中穿过，将左臂伸进去，并用左手背抵住患者左侧背部，可根据患者疼痛部位上下移动左手位置做具体调整；右手掌握住患者右侧腋窝，嘱患者弯腰含胸，身体自然下沉，身体向后倚在医者身上，此时医者下蹲扎马步，以左手手背为支点，左手背前推，左肘与右手后拉，形成一个反折力作用于胸椎，听到连续的弹响声，即为复位成功。右侧重复上述步骤即可。

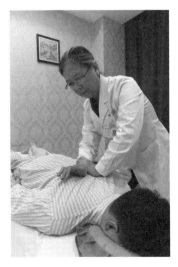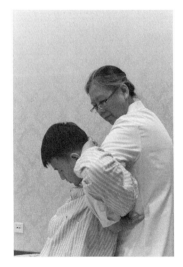

坐位提牵胸椎复位法

三、推拉侧扳复位治腰法

患者取俯卧位，腰部放松，先用掌根沿患者腰椎中线、两侧膀胱经进行揉按、弹拨，再进行大范围的揉搓，两种手法可交替进行，依患者情况放松 5~10 分钟。腰部整体放松后，应在腰骶附近进行细致寻找，找到筋结后做针对性弹拨松解 5~10 分钟，复位前应在患者腰部再次进行大范围的揉搓、拍打放松。

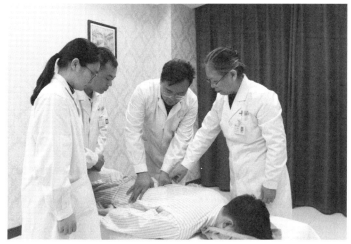

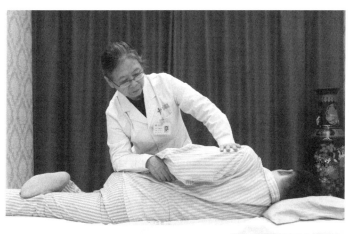

推拉侧扳复位治腰法

患者取侧卧位，位于下面的下肢自然伸直，上面的下肢屈髋屈膝。医者面对患者而立，一手掌扶住患者肩前部，注意此手掌只起到辅助稳定的作用，复位时不可与另一手相对发力，以免挤压患者腋下，从而导致患者因疼痛对抗复位；另一手用肘关节前部（避免用肘尖）抵住患者髋部，然后使患者腰椎尽量拉伸扭转，此时用前臂将力量传至患者髋部，做一个幅度稍大、有控制的、突发性的扳动，此时可听到弹响声，表示手法成功。患者调换侧卧方向，医者按上述方法再次进行复位。

四、五部舒筋点穴治膝法

五部包括髌上囊，膝关节的外侧副韧带、内侧副韧带，髌韧带的下方，以及腘窝五个部位。在这五个部位揉捻推拿的过程中，配合指针点揉鹤顶、内膝眼、外膝眼、阴陵泉、阳陵泉、委中、合阳七个穴位。具体操作步骤如下：

（1）患者取仰卧位，嘱患者放松，先用掌搓、揉等手法在膝关节周围进行放松，至局部微微发热即可，持续约 1 分钟；随即在髌上囊、髌下脂肪垫及内、外侧副韧带四个部位寻找筋结，找到筋结后可先用拇指对筋结进行弹拨揉捻等动作，以舒缓、理顺拘紧挛缩的筋脉，达到筋柔节利之功效。此过程 10~15 分钟。

（2）于膝关节周围用手掌进行揉、搓以散瘀消肿；然后双手手掌环绕在腘窝下方上抬以使患者屈膝，用双拇指顶住内、外膝眼，再令患者伸直膝关节，同时双拇指用力顶住膝眼，如此反复 6~7 次，以达到点穴开筋、消积破结、通经活络的作用。

（3）医者换位到患者另一侧，以双手环握患者腘窝上侧，双手拇指顶住鹤顶穴，使患者屈膝、伸膝，重复上一个动作 6~7 次；再用拇指点按阴陵泉、阳陵泉两穴各持续约 1 分钟。

（4）令患者翻身呈俯卧位，先在腘窝的位置揉搓至微微发热，再寻找筋结并用拇指进行弹拨揉捻，持续约 5 分钟，然后用拇指分别点按委

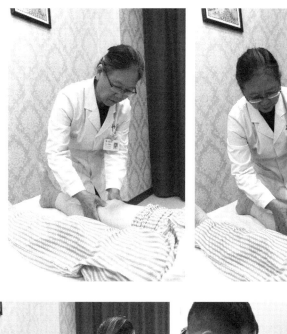

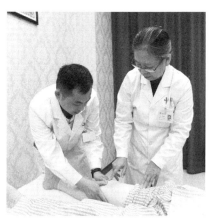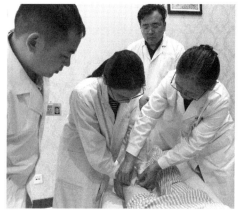

图 3-4　五部舒筋点穴治膝法

中、合阳两穴 6~7 次，最后在腘窝及其周围进行揉搓，对腓肠肌进行揉捻，可用拿法、捋法、顺法等舒缓紧张的肌肉。结束前可用虚掌拍打膝关节及其周围部位，以起到振荡元气的作用。通过对膝关节上下、内外、前后全方位的筋结查找，松解、减缓筋挛以恢复关节平衡，疏通经络以减轻磨损，柔顺筋结以改善功能。

手法施治前后对屈膝时足跟与臀部之间的距离进行目测对比，评价功能改善情况，观察每次治疗的效果。

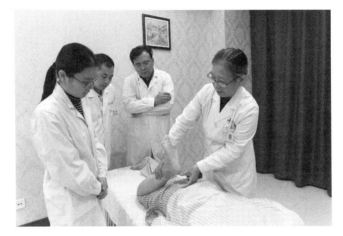

疗效评价

第四节　温敷疗法

温敷疗法又可称"热熨法"，是一种热疗方法。《普济方·折伤门》有云："凡伤折者，有轻重浅深久新之异，治法亦有服食淋熨贴之殊，当详所损之势，而药之去毒散滞，生肌长肉，亦各有序，无致差紊，乃明伤折之本末也。"本法可选用温经驱寒、行气活血止痛的药物，或直接用药渣或大青盐，加热后用布包裹，热熨患处，借助其热力作用于局部，适用于不宜外洗的腰脊躯体，但在操作时应时刻注意温度，使患处微感热度即可，避免造成烫伤，不可有温度越高疗效越好的错误观念。

温敷疗法根据所用剂型可分为坎离砂、熨药和其他。坎离砂又称风寒砂，将铁砂加热后与醋水煎成的药汁搅拌后制成，临用时加醋少许拌匀置布袋中，数分钟内会自然发热，热熨患处。适用于陈旧性损伤兼有风寒证者。熨药俗称"腾药"。将药置于布袋中，扎好袋口，放在蒸锅中加热后熨患处，适用于各种风寒湿肿痛证，能舒筋活络、消瘀退肿。其他可用粗盐、黄沙、米糠、麸皮、吴茱萸等炒热后装入布袋中热熨患处。

邓素玲根据其多年临床经验配制了热敷一号方，方中苏木、姜黄活血化瘀；艾叶、桂枝、白芷、细辛、伸筋草温通经络；威灵仙、制川乌、制草乌、透骨草祛风除湿。诸药配伍，增强药效。《素问·痹论》曰："风寒湿三气杂至，合而为痹也。"本方中药物共奏祛风、除湿、散寒之功效，以解外邪。热敷一号方具有活血化瘀、温经通络功效，气血运行，"通则不痛"，从而缓解患者的疼痛症状。

邓素玲在临床上强调热敷温度对筋伤病的病情发展有着至关重要的作用，热敷时温度过高反而会加剧筋脉、肌肉的挛缩，使疾病迁延难愈。

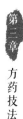

第三章　方药技法

因此热敷时应做到适温、适时，即温度不宜过高，以稍有热感为度；时间不宜过长，20~30分钟即可。

第五节　督脉灸疗法

　　督脉灸又称"督灸""铺灸"，属于隔物灸的一种，是指在督脉的脊柱段施以"隔药灸"并使之发泡的一种独特施灸的方法，具有施灸面积广、艾炷大、时间长、火力足、温通力强的特点，作用胜过一般的灸法。《素问》记载："督脉生病，治督脉，治在骨上，……病在骨，焠针药熨。"督脉灸包括了经络、药物、艾灸、姜泥等多种因素的综合优势，通过激发、协调诸经，发挥平衡阴阳、抵御病邪、调整虚实的作用，从而抵抗疾病。

　　中医认为，督脉为阳脉之海，能总督全身阳经经气，灸之能温补元阳，而元阳担负着人体脏腑组织的滋养、濡润、温煦、推动作用。督脉与足太阳经交会于风门，督脉营荣，则太阳经固；督脉通，则太阳经舒，一身内外之阳气振，腠理致密，邪不可干。除此之外，督灸粉也具有重要的治疗作用，肉桂、川芎等作为督脉灸的常用药，具有温肾助阳、行气活血之功。加之生姜的走窜之性，艾灸的温经活络作用，可温肾壮骨，补精益髓，治肾虚之本；又可温经通络行气活血，治督滞之标，激活督脉的壮阳固表作用。

　　邓素玲认为肾阳虚弱、督阳不运、素体阳气虚弱、肝肾精血不足，风、寒、湿三邪侵袭，会导致督脉受阻，督阳不运，筋脉失于荣润，骨髓疏于充养，经络不畅，气血不行。临床症状可表现为脊柱和关节的疼痛、僵硬，最终筋挛骨化形成"尻以代踵，脊以代头"的结果，因此可用督脉灸以温肾通督法对局部病变进行准确和快速的针对性治疗。

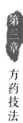

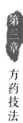第三章　方药技法

第六节　挑治疗法

挑治疗法源于皮肤针疗法，由《内经》中"半刺""毛刺"等针法发展而来。《灵枢·官针》记载"半刺者，浅内而疾发针，无针伤肉，如拔毛状，以取皮气""毛刺者，刺浮痹皮肤也"。这都属于刺皮的范畴，古人讲究刺皮不伤肉，而挑治疗法为多针浅刺，直接作用于皮而不入皮，其刺激作用部位为皮部。

《素问·皮部论》曰："百病之始生也。必先于皮毛，邪中之则腠理开，开则入客于络脉；留而不去，传入于经；留而不去，传入于腑，廪于肠胃。"皮部是十二经脉活动反映于体表的部位，也是络脉之气散布之所在。《素问·皮部论》有载"欲知皮部，以经脉为纪者，诸经皆然""凡十二经络脉者，皮之部也，是故百病之始生也"。由于皮部居于人体最外层，又与经络气血相通，故是机体的卫外屏障，起着保卫机体、抗御外邪和反映病症的作用。挑治的作用是通过针灸的刺激激起皮部中的卫气，卫气翻涌，循环流动，带动体表的气血，不仅能起到外层屏障的作用，更能调和气血输布。

挑治疗法，具体方法如下：选取 28 号 5cm 不锈钢毫针，医者以右手拇指、食指及中指持针，针尖外露约 1cm，挑治深度大约为 3mm。从患者头部开始施术，循患者手足少阳经、手足太阳经、手足阳明经、足厥阴经、任脉、督脉循行部位快速挑治，以不出血或血液循环较差部位稍渗血为宜。由前发际沿经络向后挑治至后项，顺序是肝胆经、膀胱经、督脉、膀胱经、肝胆经，头部重点穴位百会、四神聪、神庭及安眠穴。背部挑治，顺序是督脉及双侧膀胱经，沿经络由上而下挑治。腹部挑治任脉（膻中穴至中极穴段）及冲脉、带脉的腹部区域。双上肢，手太阴肺经、手阳明大肠经、手少阳三焦经，沿经络从上到下挑治；双下肢，足太阴脾经、足太阳膀胱经、足少阴肾经，沿经络由上而下挑治。

同时结合挑治疗法延伸出一种针挑疗法，是利用三棱针、圆利针或其他粗针刺入人体的一定部位或穴位内，挑破表皮，或挑断一定部位的皮下白色纤维组织，或挤出一些液体、血液，以加强刺激来治疗疾病的一种外治疗法。其中百会穴位于头顶正中线与两耳尖连线的交叉处，与脑密切相关，是调节大脑功能的重要穴位；四神聪为颠顶中的经外奇穴，具有镇静安神功效；安眠为经外奇穴，具有镇静安神功效，可调节颅内、外血管和神经机能。

第七节　锻炼功法

一、颈椎练功法

1.**伸颈环颌法**　患者或站或坐，双手叉腰，双肩保持不动，微微收颌。向前上方伸颈，下颌上扬，以下颌为笔尖，向前下方画一个平行于身体矢状面的圆，颈部回位，收颌，下颌尽量贴近前胸；再向前下方伸颈，下颌微收，以下颌为笔尖，向前上方画一个平行于身体矢状面的圆，颈部回位，收颌，下颌尽量贴近前胸。上画圆与下画圆可依据自身情况

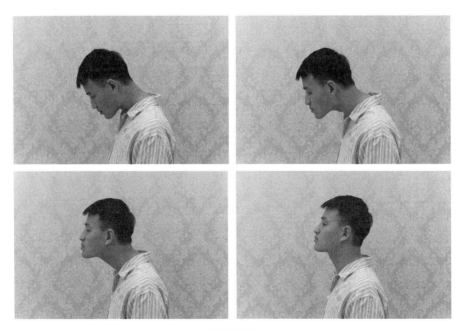

伸颈环颌法

各做 10~20 个，锻炼时应做到轻柔舒缓，动作不可过快、过大。颈椎的锻炼每天不拘时、不拘次，尤其是伏案工作人群，工作闲暇时即可进行锻炼。

2. 缚手望月法　患者站立，双足与肩同宽，双手置于臀部，十指相扣，掌心向下，轻轻向下推动；腰背挺直，同时挺胸深吸气，屏气约 5 秒，双手再慢慢回收，呼气。

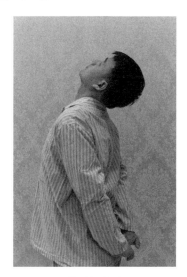

缚手望月法

二、腰椎练功法

1. 小燕飞　患者在硬床上或干净的硬质地板上，取俯卧位，脸部朝下，双臂放于背后，两手相叠交于臀部，轻轻抬头，双肩向后向上收起。与此同时，双脚轻轻抬起，腰骶部肌肉收缩，尽量让肋骨和腹部支撑身体，持续 3~5 秒；然后放松肌肉，四肢和头部回归原位，休息 3~5 秒再做。患者可根据自己情况以 10~20 个为 1 组，进行分组锻炼。

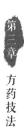

第二章　方药技法

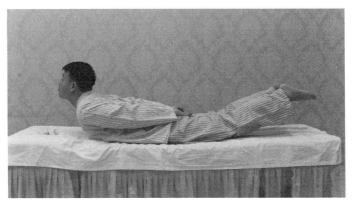

小燕飞

当锻炼到一定程度后可选择加强版进行练习，即抬头时双手抓住双踝关节，使大腿尽量离开床面，持续3~5秒；然后放松肌肉，四肢和头部回归原位，休息3~5秒再做，进行分组锻炼。

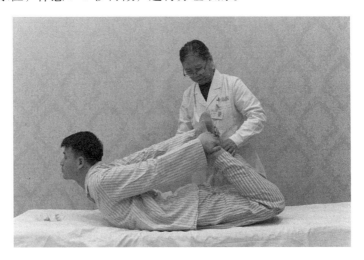

小燕飞加强版

2. 站桩转腰法　患者站立，双足与肩同宽，双手叉腰，虎口朝下，手掌护于两侧髂后上棘附近，以身体中轴为圆心使腰部画圆。可根据自身情况顺时针、逆时针各做10~20次，腰部转动时应做到轻柔舒缓，动作不可过快、过大。

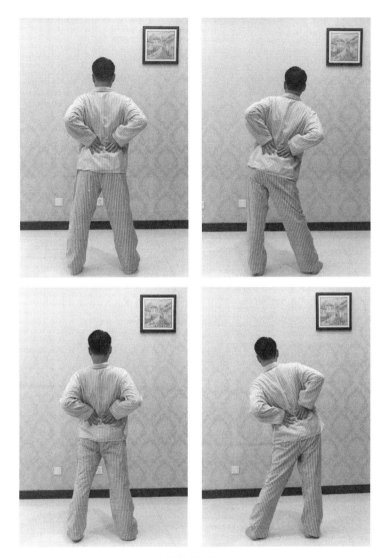

站桩转腰法

三、膝关节练功法

膝关节练功法主要是四步拉伸舒筋法。

1.**甩膝法** 患者双足站立，足尖向前，将一只脚放在一定高度的桌面或栏杆上（高度依据个人情况而定），先揉搓膝关节 5 秒，身体再向下压。如此反复进行，10~20 次 / 天，健侧、患侧均锻炼。

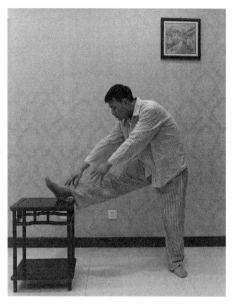

甩膝法

2. 前屈拉筋法　患者坐于床上，双腿伸直，脚跟并拢，脚尖自然分开，双臂平伸，上体前屈，两手尽量前移，保持 3~5 秒，复原姿势。如此反复进行，10~20 次 / 天。

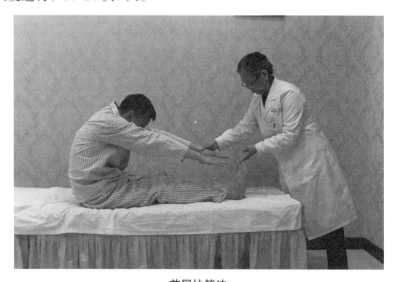

前屈拉筋法

3. 后伸拉筋法 患者双足站立，足尖向前，一侧膝关节向后屈曲，用同侧手握住脚踝，向臀部方向牵拉，保持 3~5 秒后放下。如此反复进行，10~20 次 / 天，健侧、患侧均锻炼。

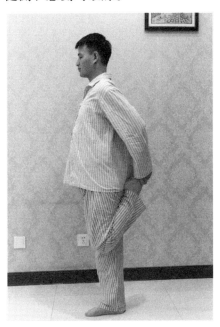

后伸拉筋法

4. 跪坐足跟法 患者跪在床上，双手放于膝关节前 30~40cm 处，握扶床边固定，臀部缓慢地向脚跟方向移动，程度根据个人情况以能耐受为度，然后再向前移动。如此反复进行，10~20 次 / 天。

邓素玲认为筋伤病患者练功的方式不用拘泥于各种限制，日常生活中的空闲时间也可以运用揉、搓、拍、按等简单的手法缓解不适。对于老年人养生保健不能只在乎运动项目的知名度，而忽略自身的需求，选择保健方式更看重的是对自身疾病的针对性，而不是盲目追求当下最流行的运动项目。

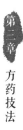

第二章 方药技法

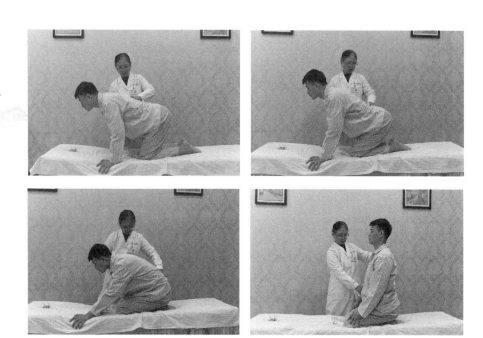

跪坐足跟法

治疗与练功是相辅相成、逐步递进的，病情严重时，每次治疗后的日常练功是用来辅助治疗的；病情逐渐缓解后，疼痛已经不太明显，此时已经不需要继续治疗，练功则成为患者维持膝关节功能的主要保健方式。

第四章

躬身临证

第一节 颈椎病

一、概述

颈椎病是指颈椎骨质增生、颈项韧带钙化、颈椎间盘萎缩退化等改变，刺激或压迫颈部神经、脊髓、血管而产生一系列症状和体征的综合征。颈椎病是一种常见病，中医学中虽然没有颈椎病的提法，但其相关症状散见于痹证、痿证、项强、眩晕等方面的论述中。

二、病因病机

本病多见于 40 岁以上中老年患者，多因慢性劳损或急性外伤引起。由于颈项部日常活动频繁，活动度较大，易受外伤，因而中年以后颈部常易发生劳损。如从事长期低头伏案工作的会计，誊写、缝纫、刺绣等职业者或长期使用电脑者；或颈部受过外伤者；或由于年高，肝肾不足，筋骨懈惰者，均可发生椎间盘萎缩变性、弹力减小，向四周膨出，椎间隙变窄，继而出现椎体前后缘与钩椎关节增生，小关节关系改变，椎体半脱位，椎间孔变窄，黄韧带肥厚、变性及项韧带钙化等一系列改变。当此类劳损性改变影响到颈部神经根、颈部脊髓或颈部主要血管时，即可发生一系列相关的症状和体征。颈椎病常见的基本类型有神经根型、脊髓型、椎动脉型和交感神经型，同时合并两种或两种以上类型者为混合型。

1. **神经根型颈椎病** 亦称痹痛型颈椎病，是各型中发病率最高、临床最为多见的一种，其主要表现为与脊神经根分布区相一致的感觉、运动障碍及反射变化。神经根症状的产生是由于项韧带肥厚钙化、颈椎间盘退化、骨质增生等病变，使椎间孔变窄、脊神经根受到压迫或刺激，继而逐渐出现各种症状。颈5~6及颈6~7之间关节活动度较大，因而发病率较其余颈椎节段高。

2. **脊髓型颈椎病** 亦称瘫痪型颈椎病，此型比较多见，且症状严重，以慢性进行性四肢瘫痪为特征。一旦延误诊治，常发展成为不可逆性神经损害。主要损害脊髓，且病程多呈慢性进展，遇诱因后加重，临床上出现上运动神经元损害，损害平面以下多表现为麻木、肌力下降、肌张力增高等症状。脊髓型颈椎病患者多有椎管狭窄，加之前后方的压迫因素而发病。突出的椎间盘、骨赘、后纵韧带钙化及黄韧带肥厚可造成椎管的继发性狭窄，若合并椎节不稳，更增加了对脊髓的刺激或压迫。

3. **椎动脉型颈椎病** 亦称眩晕型颈椎病。椎动脉第2段通过颈椎横突孔，在椎体旁走行。当颈椎增生时，可对椎动脉造成挤压和刺激，引起脑供血不足，产生头晕、头痛等症状。当颈椎退变、椎节不稳时，横突孔之间的相对位移加大，穿行其间的椎动脉受刺激机会较多，椎动脉本身可以发生扭曲，以引起不同程度的脑供血障碍。

4. **交感神经型颈椎病** 颈椎间盘退变本身及其继发性改变，刺激交感神经而引起相关症候群者，称为交感神经型颈椎病。

三、诊断要点

1. 神经根型颈椎病

（1）症状：多数无明显外伤史。大多数患者逐渐感到颈部单侧局限性痛，颈根部呈电击样感觉并向肩、上臂、前臂乃至手指放射，且有麻木感，或以疼痛为主，或以麻木为主。疼痛呈酸痛、灼痛或电击样痛，颈部后伸、咳嗽，甚至增加腹压时疼痛可加重。上肢沉重，酸软无力，

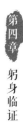

持物易坠落。部分患者可有头晕、耳鸣、耳痛、握力减弱及肌肉萎缩，此类患者的颈部常无疼痛感觉。

（2）体征：颈部活动受限、僵硬，颈椎横突尖前侧有放射性压痛，患侧肩胛骨内上部也常有压痛点，部分患者可摸到条索状硬结，受压神经根皮肤节段分布区感觉减退，腱反射异常，肌力减弱。颈 5~6 椎间病变时，刺激颈 6 神经根可引起患侧拇指或拇指、食指感觉减退；颈 6~7 椎间病变时，刺激颈 7 神经根可引起食指、中指感觉减退。臂丛神经牵拉试验阳性，颈椎间孔挤压试验阳性。

（3）影像学检查：颈椎正侧位、斜位或侧位过伸、过屈位 X 线片显示椎体增生，钩椎关节增生，椎间隙变窄，颈椎生理曲度减小、消失或反弓，轻度滑脱，项韧带钙化和椎间孔变窄等改变。

（4）鉴别诊断：神经根型颈椎病应与尺神经炎、胸廓出口综合征、腕管综合征等疾病相鉴别。

2. 脊髓型颈椎病

（1）症状：缓慢进行性双下肢麻木、发冷、疼痛，走路欠灵活、无力，打软腿、易绊倒，不能跨越障碍物。休息时症状缓解，紧张、劳累时加重，时缓时剧，逐步加重。晚期下肢或四肢瘫痪，二便失禁或尿潴留。

（2）体征：颈部活动受限不明显，上肢活动欠灵活，双侧脊髓传导束的感觉与运动障碍，即受压脊髓节段以下感觉障碍，肌张力增高，反射亢进，锥体束征阳性。

（3）影像学检查：X 线摄片显示颈椎生理曲度改变，病变椎间隙狭窄，椎体后缘唇样骨赘，椎间孔变窄。CT 检查可见颈椎椎间盘变性，颈椎增生，椎管前后径缩小，脊髓受压等改变。MRI 检查可显示受压节段脊髓有信号改变，脊髓受压呈波浪样压迹。

（4）鉴别诊断：脊髓型颈椎病应与脊髓肿瘤、脊髓空洞症等疾病相鉴别。

3．椎动脉型颈椎病

（1）症状：主要症状见单侧颈枕部或枕顶部发作性头痛、视力减弱、耳鸣、听力下降、眩晕，可见猝倒发作。

（2）体征：常因头部活动到某一位置时诱发或加重，头颈旋转时引起眩晕发作是本病的最大特点。

（3）影像学检查：椎动脉血流监测及椎动脉造影可协助诊断，辨别椎动脉是否正常，有无压迫、迂曲、变细或阻滞。X线摄片检查可显示椎节不稳及钩椎关节侧方增生。

（4）鉴别诊断：椎动脉型颈椎病应与眼源性、耳源性眩晕及脑部肿瘤等疾病相鉴别。

4．交感神经型颈椎病

（1）症状：主要是头痛或偏头痛，有时伴有恶心、呕吐，颈肩部酸困疼痛，上肢发凉发绀，视物模糊，眼窝胀痛，眼睑无力，瞳孔扩大或缩小，常有耳鸣、听力减退或消失。心前区持续性压迫痛或钻痛，心律失常。

（2）体征：头颈部转动时症状可明显加重，压迫不稳定椎体的棘突可诱发或加重交感神经症状。

（3）鉴别诊断：单纯交感神经型颈椎病诊断较为困难，应注意与冠状动脉供血不足、神经症等疾病相鉴别。

四、辨证施治

本病共分气滞血瘀型，痰湿阻络型，气虚血瘀型，肝肾不足、肝阳上亢型四种类型。

（1）气滞血瘀型：

治法：行气活血，通络止痛。

方药：桃红四物汤加减。桃仁 12g，红花 10g，葛根 15g，当归 15g，白芍 12g，生地 12g，川芎 12g，甘草 10g。每天 1 剂，水煎服，早、晚

各一次，15 天为一疗程。

辨证使用中成药：散瘀镇痛酊，外用，每天 2~3 次。

辨证施护：注意卧床休息，避免劳累，适当进行颈部功能锻炼。

辨证施膳：禁食生冷刺激食物，进食易消化食物，给予补气活血类食物如黑米粥。

（2）痰湿阻络型：

治法：祛湿化痰，散瘀通络。

方药：导痰汤合桃红四物汤加减。半夏 10g，陈皮 10g，青皮 8g，胆南星 10g，枳壳 10g，茯苓 12g，川芎 10g，白芥子 10g，当归 10g，赤勺 15g，郁金 12g，桃红 12g，红花 10g。每天 1 剂，水煎服，早、晚各一次，15 天为一疗程。

辨证使用中成药：芄竹定眩丸，口服，每次 9g，每天 3 次。

辨证施护：注意卧床休息，避免劳累，适当进行颈部功能锻炼。

辨证施膳：禁食生冷刺激食物，进食易消化食物，给予健脾利湿类食物如薏苡仁粥等。

（3）气虚血瘀型：

治法：益气化瘀。

方药：补阳还五汤加减。赤芍 15g，当归尾 15g，地龙 15g，黄芪 120g，川芎 3g，桃仁 10g，红花 10g。每天 1 剂，水煎服，早、晚各一次，15 天为一疗程。

辨证使用中成药：晕痛定胶囊，口服，一次 3 粒，一日 3 次；强身胶囊，口服，一次 4 粒，一日 2~3 次。

辨证施护：注意卧床休息，避免劳累，适当进行颈部功能锻炼。

辨证施膳：禁食生冷刺激食物，进食易消化食物，给予补气血类食物如核桃、桑葚、大枣等。

（4）肝肾不足、肝阳上亢型：

治法：滋水涵木，平肝潜阳。

方药：六味地黄汤合镇肝熄风汤加减。 熟地 24g，山茱萸 12g，丹皮 9g，泽泻 9g，茯苓 9g，怀牛膝 30g，生赭石 30g，生龙骨 15g，生牡蛎 15g，生龟板 15g，生白芍 30g，玄参 12g，天冬 12g，天麻 12g，钩藤 15g，葛根 12g，全蝎 6g，甘草 10g，杭菊花 12g。每天 1 剂，水煎服，早、晚各一次，15 天为一疗程。

辨证使用中成药：晕痛定胶囊，口服，一次 3 粒，一日 3 次；强身胶囊，口服，一次 4 粒，一日 2~3 次。

辨证施护：注意卧床休息，避免劳累，适当进行颈部功能锻炼。

辨证施膳：禁食生冷刺激食物，进食易消化食物，给予补肝肾类食物如核桃、桑葚、黑芝麻等。

五、临证经验

邓素玲治疗颈椎病以手法治疗为主，配合药物、牵引、练功等治疗。

1. **理筋手法**　理筋手法是治疗颈椎病的主要方法，能使部分患者较快缓解症状。先在颈项部用点压、拿捏、弹拨、㨰法、按摩等舒筋活血、和络止痛的手法，放松紧张痉挛的肌肉；然后用颈项旋扳法，患者取稍低坐位，医者站于患者的侧后，以同侧肘弯托住患者下颌，另一手托其后枕部，嘱患者颈部放松，医者将患者头部向头顶方向牵引，然后向本侧旋转，当接近限度时，再以适当的力量使其继续旋转 5°～10°，可闻及轻微的关节弹响声，之后再行另一侧的旋扳。

此手法必须在颈部肌肉充分放松、始终保持头部的上提力量下旋扳，不可用暴力，旋扳手法若使用不当有一定危险，故宜慎用；脊髓型颈椎病禁用，以免发生危险。最后用放松手法，缓解治疗手法引起的疼痛不适感。

2. **药物治疗**　治宜补肝肾、祛风寒、活络止痛，可内服补肾壮筋汤、补肾壮筋丸或颈痛灵、颈复康、根痛平冲剂等中成药。麻木明显者，可内服全蝎粉，早、晚各 1.5g，开水调服；眩晕明显者，可服愈风宁心片，亦可静脉滴注丹参注射液；急性发作，颈臂痛较重者，治宜活血舒筋，

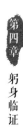

可内服舒筋汤。

3. **牵引治疗**　常用枕颌带牵引法。患者可取坐位或仰卧位牵引，牵引姿势以头部略向前倾为宜，牵引重量可逐渐增大到 6~8kg，隔日或每日 1 次，每次 30 分钟。枕颌牵引可以缓解肌肉痉挛，扩大椎间隙，畅通气血，减轻压迫刺激症状。

4. **练功活动**　做颈项前屈后伸、左右侧屈、左右旋转及前伸后缩等活动锻炼。此外，还可以进行体操、太极拳、健美操等运动锻炼。

5. **康复治疗**　选择合适的高度与硬度的枕头，保持良好睡眠体位。长期伏案工作者，应注意经常做颈项部的功能活动，以避免颈项部长时间处于某一低头姿势而发生慢性劳损。急性发作期应注意休息，以静为主，以动为辅，也可用颈围或颈托固定 1~2 周；慢性期以活动锻炼为主。颈椎病病程较长，非手术治疗症状易反复，患者往往有悲观心理和急躁情绪。因此要注意心理调护，以科学的态度向患者做宣传和解释，帮助患者树立信心，配合治疗，早日康复。

六、病案介绍

葛某，女，39 岁，2006 年 11 月 7 日初诊。

主诉：颈肩部疼痛 2 月余，加重 3 天。

现病史：患者 2 个月前出现双侧颈肩部疼痛，劳累后加重，休息后缓解，疼痛尚可忍受，未就诊。3 天前症状加重，且出现左手小指麻木症状，遂来我院门诊就诊。现症见：患者神志清，精神可，双侧颈肩部疼痛，偶伴左手小指麻木，纳可，眠浅，大便溏，小便可。

体格检查：颈肩部压痛明显，左侧臂丛牵拉试验（+），右侧臂丛牵拉试验（±），压颈试验（-）。血压 130/85mmHg。舌质暗，苔薄白，脉细涩。

辅助检查：X 线片示颈椎曲度变直，下颈段钩突变尖，颈 5/6、颈 6/7 间隙变窄，椎体前后缘轻度增生。

中医诊断：项痹病。

西医诊断：颈椎病。

辨证分析：气血不调。

治疗原则：活血行气，通经止痛。

处理：

（1）方药：当归 15g，黄芪 40g，葛根 30g，川芎 30g，焦神曲 15g，土鳖虫 15g，续断 30g，益母草 30g，炒冬瓜子 30g，酒女贞子 30g，麸炒白术 15g，茯神 30g，桂枝 9g，干姜 15g，黑顺片 9g（先煎），薏苡仁 40g，墨旱莲 15g，醋郁金 15g，炒鸡内金 15g。7 剂，每日 1 剂，水煎，温服，每日 2 次。

（2）手法治疗。详见"五、临证经验"部分。

二诊（2006 年 11 月 15 日）：颈肩部疼痛减轻，左手小指麻木好转，纳可，眠可，仍有便溏，每日 1 次，且小便次数增多。舌暗，苔薄白，舌体有齿痕，脉涩。

处理：

（1）方药：当归 15g，黄芪 40g，葛根 30g，川芎 15g，焦神曲 15g，土鳖虫 10g，续断 30g，益母草 30g，天麻 15g，酒女贞子 30g，麸炒白术 15g，茯神 30g，桂枝 9g，干姜 15g，黑顺片 9g（先煎），薏苡仁 40g，地龙 10g，盐车前子 15g，炒鸡内金 15g。14 剂，每日 1 剂，水煎，温服，每日 2 次。

（2）手法治疗：同上。

三诊（2006 年 11 月 29 日）：颈肩部疼痛进一步减轻，左手小指麻木次数明显减少，纳可，眠可，大便规律成形，小便可。舌暗，苔薄白，脉涩有力。

处理：

（1）方药：当归 15g，黄芪 40g，羌活 15g，川芎 15g，焦神曲 15g，醋郁金 15g，盐橘核 30g，益母草 30g，天麻 15g，酒女贞子 30g，麸炒白术 15g，茯神 30g，桂枝 9g，干姜 15g，黑顺片 9g（先煎），薏苡仁

第四章 躬身临证

40g，地龙 10g，炒川楝子 15g，炒鸡内金 15g，紫苏梗 9g。14 剂，每日 1 剂，水煎，温服，每日 2 次。

（2）手法治疗：同上。

按语： 患者长期伏案工作，颈部气血损耗，加之风寒湿等邪气侵袭颈肩部，致使筋脉挛结，气血瘀滞，继发疼痛，发为本病。治疗本病时，不仅要内服药物补益气血，增强气血运行的动力，还要嘱咐患者平时可选择一种运动方式锻炼身体，且在工作之余定时伸展四肢，活动关节，以调动身体气血运行，内外兼治，可起到事半功倍之效果。

第二节　胸椎小关节紊乱症

一、概述

胸椎小关节紊乱症，系指胸椎小关节在外力作用下发生解剖位置的改变，表现为关节囊滑膜嵌顿而形成不全脱位，且不能自行复位而导致的疼痛和功能受限等症状的一种病症。临床又称为胸椎错缝、胸椎小关节错缝、胸椎小关节脱位、胸椎小关节滑膜嵌顿、胸椎小关节机能紊乱等。

本病为临床常见病症，多见于女性或体力工作者，好发于第3~6胸椎之间，是引起胸背痛的常见原因；或伴有不同程度的急慢性肋间神经痛和胸腹腔脏器功能紊乱等症状，易被误诊为心血管系统、呼吸系统及消化系统的"神经症"等。

本病属于脊柱后关节紊乱症之一，运用推拿疗法治疗本病，有显著疗效。

二、病因病机

实际上，我们每一个人均在不知不觉中经受着脊柱发生的一系列病理变化，形成了脊柱相关疾患的解剖学、生理病理学基础。例如，椎间盘退变、体积减小、间隙逐渐变窄；脊椎周围的软组织逐渐相对改变为松弛和韧性下降状态；由于脊椎周围软组织松弛，椎体与椎体之间，上、下小关节之间发生了失稳（不稳定）；当在某种体位，或受到轻微外力，

甚至发生外伤时，就发生了关节错缝、筋出槽、软骨损伤、髓核碎裂、纤维环和韧带拉伤或撕裂、小关节的损伤等病理变化；由于椎体之间失稳，椎体小到错缝（X线片不能显示），大到椎体移位甚至滑脱（X线片可见），可以滑移到任何一个方位，以致脊椎后关节也发生错缝；椎体的移位滑脱，足以损伤椎间盘的软骨板及纤维环而导致软骨增生、钙化、骨赘形成，纤维环损伤而髓核突出；脊椎小关节的错缝足以使椎间孔的上下径和前后径发生立体的缩小，以及关节炎和韧带的损伤；椎间孔和小关节位置均改变，足以刺激自其间经过的脊神经或神经根，甚至刺激神经的前支或后支，尤其是窦椎神经和交感神经的节前、节后纤维。

X线及CT影像学认为，关节间隙在正常宽度的基础上，如存在1mm左右宽度的差异，称为错缝；存在3mm左右宽度的差异，称为半脱位；存在5mm左右宽度的差异，则称为全脱位。所以中医称小的错缝为错，大的错位为落，这就是错、落之分。

胸椎小关节发生紊乱的常见原因如下。

1. 急性外伤 有明显的外伤史，多因持物扭转或撞击，使胸椎后关节发生错位，导致关节滑膜、韧带、神经、血管等受到嵌顿挤压、牵拉等刺激，发生紊乱，并反射地引起肌肉痉挛。

2. 慢性劳损

（1）由于胸椎间盘退变变薄，椎间隙变窄，胸椎后关节的关节囊、韧带松弛，而使胸椎后关节发生错位。

（2）长期在不协调姿势下工作、学习，使背部软组织经常处于过度收缩、牵拉、扭转状态而发生慢性劳损。由于这些软组织的紧张、痉挛等外平衡的不协调，促使内平衡不协调，而致胸椎后关节发生错位。

（3）外伤后未及时治疗，风寒湿邪侵入背部的经络、肌肉，致肌肉痉挛，气滞血瘀，日久，胸椎的内外平衡失调，后关节发生错位。

（4）由于局部遭受外力因素或长期伏案工作，或随年龄增长发生退行性改变，关节周围韧带松弛，关节失稳，周围结构力学平衡改变，出现相应的刺激症状、体征及功能变化。

三、诊断要点

在人体正常的生理呼吸运动中，胸椎小关节（后关节）活动范围很小，但挤压或用力不当的扭挫伤，甚至咳嗽、打喷嚏等也可引起关节错位。

典型患者在发病时往往可闻及胸椎小关节突然错位时的"咔嗒"声响，轻者发生关节劳损，表现错位节段局部明显疼痛和不适；重者可引起韧带撕裂、后关节错位，表现为"岔气"，牵掣颈肩作痛，且感季肋部疼痛不适、胸闷、胸部压迫堵塞感，入夜翻身困难，相应脊神经支配区域组织的感觉和运动功能障碍。

急性胸椎小关节紊乱患者呈痛苦面容，头颈仰俯、转侧困难，常保持固定体位（多为前倾位），不能随意转动；受损胸椎节段棘突有压痛、叩击痛和椎旁压痛，深吸气时疼痛更甚；棘突偏离脊柱中轴线，后凸隆起或凹陷等；受损胸椎节段椎旁软组织可有触痛，可触及痛性结节或条索状物。

1. 有外伤史或长期不良姿势病史 如骤然上举、转侧，长期伏案、扭身等。

2. 临床症状及体征 详见以上表现部分。

3. 触诊 错位节段胸椎棘突有明显压痛、叩击痛或偏歪（超过1mm）。棘突旁（约1.5cm）软组织可有不同范围和程度的紧张，甚至痉挛，触之常可感觉有条索状物，压之疼痛。

4. X线平片、CT影像 由于胸椎小关节紊乱症属于小关节解剖位置上的细微变化，X线摄片常不易显示（但也有人认为，其病变棘突歪斜、小关节间隙不对称存在1mm宽度差异的阳性率为100%）。X线平片、CT影像检查，可排除胸椎结核、肿瘤、骨折、类风湿等疾病。

5. 分型

（1）根据发病情况，分为单纯型和复合型。单纯型以脊背疼痛为主

症；复合型常兼有肋间神经痛和胸、腹腔脏器的相关症状。

（2）根据病变节段，分为上胸椎（T1~T5）型、中胸椎（T6~T9）型和下胸椎（T10~T12）型。

本病上段胸椎损伤主要表现为头、颈、胸腔脏器和上肢的感觉异常及功能紊乱，而中、下段胸椎损伤主要表现为腹腔实质性器官和结肠脾曲以前的消化道功能紊乱症状。

四、辨证施治

【目的】纠正胸椎小关节错位，治疗软组织病损。

【治则】舒筋通络，理筋整复。

【部位及取穴】病变部位及周围软组织。

【手法】一指禅推法、滚法、弹拨法、掌按法和推擦法等。

【体位】患者取卧位或坐位，医者取站位。

【操作】

1.放松手法　在胸椎棘突两旁，以错位病变节段为中心，以一指禅推法、滚法、弹拨法对椎旁软组织松解10分钟左右。

2.整复手法

（1）俯卧推按法：患者俯卧，自然放松，医者站立于患者患侧，右手掌根按压患椎棘突，左手置于右手背上，嘱患者深呼吸，医者双手掌根随患者呼气渐用力，于呼气末时，右手掌根向下方给予一小幅度的推冲动作，此时可闻及关节整复的响声。本法适用于中下段胸椎的调整。

患者俯卧，医者站立于患者患侧，右手掌按压在患椎棘突，左手掌或前臂内侧托住天突穴下胸骨正中托离床面，然后瞬间发力，双手反向用力，使胸椎再后伸扩大5°~10°。本法适用于下段胸椎的调整。

（2）坐位提牵胸椎复位法：患者取俯卧位，嘱患者放松，先用掌根沿患者胸椎中线和两侧膀胱经寻找条索并进行揉按、弹拨，再进行大范围的揉搓，两种手法可交替进行，依患者情况放松5~10分钟。再紧贴肩胛骨内缘寻找条索并用拇指进行深入推按、捻拨 5~10 分钟。复位前在患者背部再次进行大范围的揉搓、拍打放松。

患者取坐位，令其双手十指交叉扣住，并抱住颈项部，医者站于其后，左手从患者前臂与上臂缝隙中穿过，将左臂伸进去，并用左手背抵住患者左侧背部，可根据患者疼痛部位上下移动左手位置做具体调整；右手掌握住患者右侧腋窝，嘱患者弯腰含胸，身体自然下沉，身体向后倚在医者身上，此时医者下蹲扎马步，以左手手背为支点，左手背前推，左肘与右手后拉，形成一个反折力作用于胸椎，听到连续的弹响声，即为复位成功。右侧重复上述步骤即可。

（3）端坐膝顶法：患者坐在方凳上，令其十指交叉扣住，并抱住颈项部。医者在其身后，两手抓住患者双肘，膝关节顶在患者偏歪或后凸的棘突上，两手徐徐用力向后牵引，至牵引到最大限度时，膝顶与双手的后扳瞬间发力，此时可听见“咔嗒”响声。本法适用于中上段胸椎。

3. 结束手法 手法调整成功后，可酌情配合推擦法，冬青膏或红花油等外敷，透热为度。

【预后】本病患者多因急性发作就诊，一般 1~3 次治疗即可。预后良好。

【附注】

（1）胸椎小关节紊乱症的推法复位方法临床有多种，可以根据实际情况选用，但是用力要适度，不能造成胸廓损伤；对于老人、孕妇及体弱者要慎重应用。

（2）平常注意动作协调，注意保暖，避免伏案过于劳累。经常做扩胸锻炼，对于本病的预防有益。

（3）对部分慢性病患者可用辅助疗法如理疗、超短波治疗，或以地塞米松磷酸钠做小关节突间关节封闭，穿刺点在横突直下 3~4cm 处。

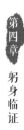

五、病案介绍

常某，男，36 岁，2018 年 8 月 8 日初诊。

主诉：胸背部疼痛伴活动受限 7 天。

现病史：患者 1 周前搬重物劳累后即自觉胸背部疼痛，肋间隐痛时作，痛区不固定，时有胸闷憋气，夜寐欠安，辗转难耐，休息后未见好转。后就诊于内科，查胸部正位片、心电图、血生化均无明显异常。现症见：胸背部疼痛，肋间隐痛时作，痛区不固定，时有胸闷憋气，纳、眠差，口干，乏力，舌暗红，苔黄腻，脉弦滑。

体格检查：胸背部疼痛，肋间隐痛时作，痛区不固定，胸 4 椎体处压痛明显，且触其附近肌肉紧张呈明显条索状。

中医诊断：痹证。

西医诊断：胸椎小关节错缝。

辨证分析：脉络瘀阻，气血失和。

治疗原则：化瘀通络，调气和血。

处理：

（1）方药：葛根 30g，川芎 30g，白芷 15g，首乌藤 30g，赤芍 30g，桂枝 9g，天麻 15g，炒僵蚕 15g，地龙 15g，龙骨 30g，牡蛎 30g，炙甘草 6g，炒酸枣仁 30g，制远志 15g，钩藤 15g，石菖蒲 30g。7 剂，每日 1 剂，水煎，温服，每日 2 次。

（2）手法治疗：详见"四、辨证施治"部分。

二诊（2018 年 8 月 15 日）：自觉胸背部疼痛，肋间隐痛减轻，但痛区不固定，时有胸闷憋气症状。

处理：

手法治疗：同上。

三诊（2018 年 8 月 21 日）：自觉胸背部疼痛，肋间隐痛基本消失，劳累后偶有胸闷憋气症状。

处理：

手法治疗：同上。

按语： 胸椎小关节紊乱症是脊柱小关节紊乱的常见疾病，属中医"筋出槽，骨错缝""岔气"范畴。根据损伤部位不同，其症状可见进行性疼痛、胸闷、心悸、咳喘、胃肠功能紊乱等。《素问·宣明五气》云："久坐伤肉，久立伤骨，久行伤筋。"姿势不当，负重过大，用力过猛或受到间接暴力，是造成本病的重要原因。通过手法治疗，能够纠正脱位的脊肋关节，使其回纳；手法按摩患侧肌肉，点按穴位，理顺筋骨关系，松解痉挛，使其恢复正常位置，激发自身卫气，调畅气机，从而使气血通达，症状消失。

第三节　腰椎间盘突出症

一、概述

　　腰椎间盘突出症，又称腰椎间盘纤维环破裂髓核突出症，是因腰椎间盘发生退行性变，在外力的作用下，纤维环破裂、髓核突出，刺激或压迫神经根而引起的以腰痛及下肢坐骨神经放射痛等症状为特征的腰腿痛疾患，是临床最常见的腰腿痛疾患之一。

二、病因病机

　　本病好发于 20~40 岁青壮年，男性多于女性。多数患者因腰扭伤或劳累而发病，少数可无明显外伤史。

　　两个椎体之间是由椎间盘相连接，构成脊椎骨的负重关节，为脊柱活动的枢纽。每个椎间盘由纤维环、髓核、软骨板三部分组成。纤维环位于椎间盘的外周，为纤维软骨组织所构成。其前部紧密地附着于坚强的前纵韧带；后部最薄弱，较疏松地附着于薄弱的后纵韧带。髓核位于纤维环之内，为富有弹性的乳白色透明胶状体。髓核组织在幼年时呈半液体状态或胶冻样，随着年龄增长，其水分逐渐减少，纤维细胞、软骨细胞和无定形物质逐渐增加，以后髓核变成颗粒状和脆弱易碎的退行性组织。软骨板位于椎体上、下面，为透明软骨所构成。腰椎间盘具有很大的弹性，起着稳定脊柱、缓冲震荡等作用。腰前屈时椎间盘前方承重，髓核后移；腰后伸时椎间盘后方负重，髓核前移。

随着年龄的增长，以及在日常生活与工作中椎间盘不断遭受脊柱纵轴的挤压力、牵拉力和扭转力等外力作用，椎间盘不断发生退行性变，髓核含水量逐渐减少而失去弹性，继之使椎间隙变窄，周围韧带松弛或产生裂隙，形成腰椎间盘突出的内因；急性或慢性损伤是发生腰椎间盘突出的外因。当腰椎间盘突然或连续受到不平衡外力作用时（如弯腰提取重物，姿势不当或准备欠充分的情况下搬动或抬举重物，或长时间弯腰后猛然伸腰，使椎间盘后部压力增加，甚至腰部的轻微扭动如弯腰洗脸时、打喷嚏或咳嗽时），纤维环发生破裂，髓核向后侧或后外侧突出。

由于椎间盘退变是发病的重要内在因素，少数患者可无明显外伤史，只有受凉史而发病，多为纤维环过于薄弱，肝肾功能失调，风寒湿邪乘虚而入，腰部着凉后，引起腰肌痉挛，促使已有退行性变的椎间盘突出。

下腰部是全身应力的中点，负重及活动度大，损伤概率高，是腰椎间盘突出的好发部位。其中以腰 4/5 椎间盘发病率最高，腰 5/骶 1 椎间盘次之。

纤维环破裂时，突出的髓核压迫和挤压硬脊膜及神经根，是造成腰腿痛的根本原因。若未压迫神经根时，只有后纵韧带受刺激，则以腰痛为主。若突破后纵韧带而压迫神经根，则以腿痛为主。坐骨神经由腰 4、5 和骶 1、2、3 五条神经根的前支组成，故腰 4/5 和腰 5/骶 1 椎间盘突出会引起下肢坐骨神经痛。初起神经根受到激惹，出现该神经支配区的放射痛、感觉过敏、腱反射亢进等征象。日久突出的椎间盘与神经根、硬膜发生粘连，长期压迫神经根，导致部分神经功能障碍，故除了反射痛外，尚有支配区放射痛、感觉减退、腱反射减弱甚至消失等现象。

多数髓核向后侧方突出，为侧突型。单侧突出者出现同侧下肢症状；若髓核自后纵韧带两侧突出，则出现双下肢症状，多为一先一后、一轻一重，似有交替现象。髓核向后中部突出，为中央型，有的偏左或偏右，压迫马尾甚至同时压迫两侧神经根，出现马鞍区麻痹及双下肢症状。

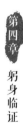
第四章 躬身临证

三、诊断要点

患者多有不同程度的腰部外伤史。

1. **主要症状** 腰痛和下肢坐骨神经放射痛。腰腿疼痛可在咳嗽、打喷嚏、用力排便等腹腔内压升高的情况下加剧，步行、弯腰、伸膝起坐等牵拉神经根的动作也使疼痛加剧，腰前屈活动受限，屈髋屈膝、卧床休息可使疼痛减轻。重者卧床不起，翻身极感困难。病程较长者，其下肢放射痛部位感觉麻木、冷感、无力。中央型突出造成马尾神经压迫的症状为会阴部麻木、刺痛，二便功能障碍，阳痿或双下肢不全瘫痪。少数病例的起始症状是腿痛，而腰痛不甚明显。

2. **主要体征**

（1）腰部畸形：腰肌紧张、痉挛，腰椎生理前凸减小或消失，甚至出现后凸畸形。有不同程度的脊柱侧弯，突出物压迫神经根内下方时（腋下型），脊柱向患侧弯曲；突出物压迫神经根外上方（肩上型），则脊柱向健侧弯曲。

（2）腰部压痛和叩击痛：突出的椎间隙棘突旁有压痛和叩击痛，并沿患侧的大腿后侧向下放射至小腿外侧、足跟部或足背外侧。沿坐骨神经走行有压痛。

（3）腰部活动受限：急性发作期腰部活动可完全受限，绝大多数患者腰部伸屈和左右侧弯功能活动呈不对称性受限。

（4）皮肤感觉障碍：受累神经根所支配区域的皮肤感觉异常，早期多为皮肤过敏，渐而出现麻木、刺痛及感觉减退。腰3、4椎间盘突出，压迫腰4神经根，引起小腿前内侧皮肤感觉异常；腰4、5椎间盘突出，压迫腰5神经根，引起小腿前外侧、足背前内侧和足底皮肤感觉异常；腰5、骶1椎间盘突出，压迫骶1神经根，引起小腿后外侧、足背外侧皮肤感觉异常；中央型突出则表现为马鞍区麻木，膀胱、肛门括约肌功能障碍。

（5）肌力减退或肌萎缩：受压神经根所支配的肌肉可出现肌力减退、

肌萎缩。腰 4 神经根受压，引起股四头肌（股神经支配）肌力减退、肌萎缩；腰 5 神经根受压，引起蹞长伸肌肌力减退；骶 1 神经根受压，引起踝跖屈和立位单腿跷足跟力减弱。

（6）腱反射减弱或消失：腰 4 神经根受压，引起膝反射减弱或消失；骶 1 神经根受压，引起跟腱反射减弱或消失。

（7）特殊检查：直腿抬高试验阳性，加强试验阳性；屈颈试验阳性（头颈部被动前屈，使硬脊膜囊向头侧移动，牵张作用使神经根受压加剧而引起受累的神经痛）；仰卧挺腹试验与颈静脉压迫试验阳性（压迫患者的颈内静脉，使其脑脊液回流暂时受阻，硬脊膜膨胀，神经根与突出的椎间盘产生挤压而引起腰腿痛）；股神经牵拉试验阳性（为上段腰椎间盘突出的体征）。

3.影像学检查

（1）X 线摄片检查：正位片可显示腰椎侧凸、椎间隙变窄或左右不等，患侧间隙较宽。侧位片显示腰椎前凸消失，甚至反弓后凸，椎间隙前后等宽或前窄后宽，椎体可见许莫氏结节等改变，或有椎体缘唇样增生等退行性改变。X 线平片的显示必须与临床的体征定位相符合才有意义，以排除骨病引起的腰骶神经痛，如结核、肿瘤等。

（2）脊髓造影检查：髓核造影能显示椎间盘突出的具体情况；蛛网膜下腔造影可观察蛛网膜下腔充盈情况，能较准确地反映硬脊膜受压程度和受压部位，以及椎间盘突出的部位和程度；硬膜外造影可描绘硬脊膜外腔轮廓和神经根的走向，反映神经根受压的状况。

（3）肌电图检查：根据异常肌电图的分布范围可判定受损的神经根及其对肌肉的影响程度。

（4）CT、MRI 检查：可清晰地显示出椎管形态、髓核突出的解剖位置和硬膜囊神经根受压的情况，必要时可加以造影。CT、MRI 的检查临床诊疗意义重大。

4.鉴别诊断 本病应与腰椎椎管狭窄症、腰椎结核、腰椎骨关节炎、强直性脊柱炎、脊柱转移性肿瘤等相鉴别。

第四章 躬身临证

（1）腰椎椎管狭窄症：腰腿痛并有典型间歇性跛行，卧床休息后症状可明显减轻或消失，腰部后伸受限，并引起小腿疼痛，其症状和体征往往不相一致。X线摄片及CT检查显示椎体、小关节突增生肥大，椎间隙狭窄，椎板增厚，椎管前后径变小。

（2）腰椎结核：腰部疼痛，有时夜间痛醒，活动时加重。有乏力、消瘦、低热、盗汗、腰肌痉挛、脊柱活动受限，可有后凸畸形和寒性脓肿。X线片显示椎间隙变窄，椎体边缘模糊不清，有骨质破坏，发生寒性脓肿时可见腰肌阴影增宽。

（3）腰椎骨关节炎：腰部钝痛，劳累或阴雨天时加重，晨起时腰部僵硬，脊柱伸屈受限，稍活动后疼痛减轻，活动过多或劳累后疼痛加重。X线片显示椎间隙变窄，椎体边缘唇状增生。

（4）强直性脊柱炎：腰背部疼痛，不因休息而减轻，脊柱僵硬不灵活，脊柱各方向活动均受限，直至强直，可出现驼背畸形。X线片显示早期骶髂关节和小关节突间隙模糊，后期脊柱可呈竹节状改变。

（5）脊柱转移性肿瘤：疼痛剧烈，夜间尤甚，有时可出现放射性疼痛，消瘦、贫血，血沉加快。X线片显示椎体破坏、变扁，椎间隙尚完整。

四、辨证施治

（一）辨证运用中药治疗

本病分气滞血瘀型、风寒阻络型、湿热内蕴型、肝肾亏虚型四种类型。

1.气滞血瘀型　腰腿痛如刺，痛有定处，日轻夜重，腰部板硬，俯仰旋转受限，痛处拒按。舌质暗紫，或有瘀斑，脉弦紧或涩。

治法：活血化瘀，理气止痛。

方药：身痛逐瘀汤加减。黄芪60g，当归20g，川芎12g，桃仁10g，红花 6g，没药 10g，五灵脂 12g，香附 10g，怀牛膝 20g，地龙 12g，独活 20g，狗脊 15g，杜仲 15g，续断 15g，苍术 12g，黄柏 10g。

2. **风寒阻络型**　腰腿冷痛重着，转侧不利，患肢拘挛疼痛，静卧痛不减，受寒及阴雨加重，肢体发凉。舌质淡，苔白或腻，脉沉紧或濡缓。

治法：祛湿散寒，温经通络。

方药：肾着汤加减。干姜 15g，甘草 10g，茯苓 15g，白术 12g，牛膝 20g，制川乌 6g，制草乌 6g，桑寄生 15g，杜仲 15g。寒邪偏胜，加附片；湿邪偏胜，酸痛沉重为著，苔厚腻，可加苍术；腰痛左右不定，牵引两足，或关节游走痛，宜肾着汤合独活寄生汤加减。

3. **湿热内蕴型**　腰部疼痛，患肢沉困，腿软无力，痛处伴有热感，遇热或雨天痛增，活动后痛减，恶热口渴，小便短赤。苔黄腻，脉濡数或弦数。

治法：清利湿热，舒筋止痛。

方药：四妙汤加减。苍术 12g，泽泻 15g，木通 10g，黄柏 10g，薏苡仁 30g，牛膝 20g。舌质红，口渴，小便短赤，加栀子、络石藤。

4. **肝肾亏虚型**　腰酸痛，腿膝乏力，劳累更甚，卧则减轻。偏阳虚者，面色㿠白，手足不温，少气懒言，腰腿发凉，或有阳痿、早泄，妇女带下清稀，舌质淡，脉沉细。偏阴虚者，咽干口渴，面色潮红，倦怠乏力，心烦失眠，多梦或有遗精，妇女带下色黄味臭，舌红少苔，脉弦细数。

治法：滋补肝肾。

方药：独活寄生汤加减。秦艽 15g，独活 20g，桑寄生 20g，杜仲 15g，牛膝 15g，细辛 3g，茯苓 12g，甘草 6g，当归 15g，白芍 15g，干地黄 12g，制川乌 12g，地龙 15g，没药 8g，木瓜 12g。偏阳虚者，以补肾阳为主，右归丸（熟地、山药、山茱萸、枸杞子、杜仲、菟丝子、当归）加减。偏阴虚者，以补肾阴为主，左归丸（地黄、枸杞子、山茱萸、龟板胶、菟丝子、鹿角胶、牛膝）加减。

（二）分期中医综合治疗

分期治疗不是单纯的分期，而是在中医整体辨证基础上，根据疾病发展转归所处不同阶段而人为给予的分期。中医辨证是纲，贯穿于整个疾病不同发展转归时期。在每个分期，治疗上都要辨证分型，要将中医辨证和分期结合起来。

1.急性期（1~2周）　治疗方法如下。

（1）卧床：卧床休息4周，4周后戴腰围起床活动。

（2）牵引：腰部疼痛排除结核、骨折、肿瘤等的腰椎间盘突出症者，可进行腰椎牵引。依据患者体重大小进行24小时间断小重量骨盆牵引，牵引重量7~15kg。突出物巨大者、脱出者，禁用牵引。

（3）熏蒸：排除皮肤病，以中药熏洗腰部。具体药物及用法如下：透骨草30g，伸筋草30g，威灵仙30g，五加皮20g，千年健20g，海桐皮20g，制川乌20g，制草乌20g，苏木10g，艾叶10g，片姜黄10g，川椒10g，白芷10g，三棱20g，莪术20g，红花10g（以上为邓素玲教授经验方），根据辨证适当加减。上药加水1500mL浸泡1小时，文火煎开10分钟后备用。采用热疗加速器熏洗机熏洗患处，蒸汽及药液温度以患者能耐受为宜。每次30分钟，每日1次，10天为一疗程。

（4）外敷贴剂：栀黄止痛散（邓素玲教授经验方）用25g蜂蜜调匀，敷于瘀肿明显部位，并予弹力绷带固定，2日1贴；腰突定痛贴（邓素玲教授经验方）贴敷于肾俞、腰阳关、大肠俞、华佗夹脊及阿是穴等穴位，每周换药1次，4次为一疗程。

（5）电针：取足太阳经穴、足少阳经穴为主，亦可辅足阳明经穴，如大肠俞、关元俞、环跳、殷门、委中、承山、阳陵泉、绝骨、足三里。寒湿腰痛，加气海；肾虚腰痛，加肾俞、脊中。针刺以酸胀为度，用电针6805，连续波。

2.慢性期（发病2周至3个月）　治疗方法如下。

（1）卧硬板床休息，注意腰部保暖。

（2）牵引：腰部疼痛排除结核、骨折、肿瘤等的腰椎间盘突出症者，可进行腰椎牵引。依据患者体重大小进行骨盆牵引，牵引重量为5~15kg，每日2次，一次30分钟，10日为一疗程。

（3）手法：用于排除腰椎结核、腰椎骨折的急性期腰椎间盘突出者，慎用于脱出型腰椎间盘突出症。手法以轻柔、缓和，有一定的渗透力为主，每日1次，一次30分钟，10次为一疗程。

具体操作如下：

1）松解手法：包括点法、捻散法、推法、揉法、拿法、按法、滚法等。患者平卧位，医者站在患者一侧，先行点穴开筋，取足太阳经穴、足少阳经穴为主，亦可辅用足阳明经穴，如大肠俞、关元俞、环跳、殷门、委中、承山、阳陵泉。寒湿腰痛，加气海；肾虚腰痛，加足临泣、肾俞。点按以酸胀为度，再依次行捻散、推、按、揉、滚法等手法。作用在腰部两侧肌肉处施术，力量均匀、持久、柔和、有渗透力。目的是松解痉挛僵硬的肌群，舒筋通络，活血散瘀，消肿止痛，使局部血液循环加速，促进新陈代谢，有利于消除神经根炎症和水肿，改善局部组织的营养供应，改善病灶部的缺氧状态，为下一步治疗做好准备。

2）整脊手法：目的是调整腰椎生理曲度，改变腰椎小关节方向，使突出的椎间盘尽量复位。根据X线、CT等影像表现，采用整脊手法。具体操作如下：患者侧卧，医者站在患者背后，一手扳住患者肩部，另一手推其臀部，向相反方向进行推扳，使其腰部进行扭转活动。再推肩部，扳臀部，同样做相反方向的扳推。

3）结束手法：包括散法、拿法、拍法等，目的是进一步解除肌肉痉挛，改善局部血液循环。

（4）口服中成药给予脊得舒丸，一日3次，每次9g，口服（邓素玲老师经验方）。

（5）熏蒸：排除皮肤病，以中药熏洗腰部。具体药物及用法同急性期熏蒸药物和用法。

（6）电针：以足太阳、足少阳经穴为主，亦可辅足阳明经穴，如大

第四章　躬身临证

肠俞、关元俞、秩边、环跳、殷门、委中、承山、阳陵泉、绝骨、足三里。寒湿腰痛，加气海；肾虚腰痛，加足临泣、肾俞、脊中。针刺以酸胀为度，用电针6805，连续波。

（7）穴位注射：

取穴：肾俞、三焦俞、髀关、环跳、承山、阳陵泉等穴。

用药：根据患者具体情况选用当归注射液、复方麝香注射液、丹参注射液、木瓜注射液等。

操作方法：常规皮肤消毒，选用10mL注射器，垂直刺入穴位，得气后注入2mL药液，隔日1次，10次为一疗程。

（8）热敷：采用热敷一号（邓素玲教授经验方），其组成包括生大黄、制川乌头、制草乌头、土茯苓、山慈菇各20g，赤芍、当归、桃仁、红花、桑寄生、泽兰、泽泻、伸筋草各30g，鸡血藤、醋元胡各50g。上述诸药研细末，拌米醋100g，装入纯棉布药袋，蒸15分钟后置腰椎间盘突出部位，先熏后热敷，每次30分钟，可用热水袋保温。7日为一疗程，治疗4个疗程。

3. 恢复期（症状基本消失） 治疗方法如下。

（1）休息：卧硬板床休息，注意腰部保暖。

（2）牵引：腰部疼痛排除结核、骨折、肿瘤等腰椎间盘突出者，进行腰椎牵引。依据患者体重大小进行骨盆牵引，牵引重量为患者体重的1/7，每日2次，一次30分钟，10日为一疗程。

（3）手法：用于排除腰椎结核、腰椎骨折的急性期腰椎间盘突出者，慎用于脱出型腰椎间盘突出症。手法以轻柔、缓和、有一定的渗透力为主，每日1次，一次30分钟，10次为一疗程。

具体操作如下：

1）一法：

a.点按法：令患者俯卧于治疗床上，医者两手掌相叠，以掌根压患者脊柱或两侧太阳经，边压边向下移，从胸至骶部，在痛点处稍加压施行"振动"。然后用拇指点压腰背部阿是穴（相当于腰椎间盘突出的压痛点处）、肾俞、委中、承山等穴；屈肘用肘部点按患肢的环跳穴。每个穴位点按 30 秒，指压要有旋转及向内挤之力，肘压要稳，力量由轻到重，以患者能忍受为度。

b.斜扳法：患者侧卧位，健侧在下，髋膝关节伸直，患侧在上，髋膝关节屈曲，医者站于患者身后，以一手扳肩向后，另一手推髋向前，首先轻轻地扳动，待活动到最大范围时，用力做一推扳动作，此时常可听到清脆的弹响声。然后一手握患肢踝部，屈膝，髋关节后伸，另一手推压腰部，拉紧后进行颤动。

c.复位法：即腰段脊柱旋转复位法。患者端坐于专用复位椅子上，一助手面对患者站立，双手固定患者的健侧膝部，医者坐在患者背后，一手穿过患者的患侧腋下，绕过颈后部固定，让患者腰椎前屈 90°、侧屈 60°，医者用力旋转脊柱到最大限度，与此同时，另一手拇指顶住患病部位的棘突向健侧推，此时可听到"咔嗒"的响声。

d.牵压法：患者俯卧位，一助手立于患者头部，双手由患者腋下环抱固定，另两助手分别立于患者足侧，双手握踝部，做纵向对抗牵引的同时，医者手掌按压病变部位的棘突及棘旁 5~7 次，并嘱患者随按压配合呼吸，此时常能感到患椎的滑动。此手法可重复 2~3 遍。

e.叩击法：最后对腰部、臀部、两下肢进行叩、击、劈法，同时给予推擦法、散法以收功。

2）二法：松解手法包括点法、揉法、㨰法、散法、拿法、拍法等。具体如下：患者平卧位，医者站在患者一侧，先行点穴开筋，取足太阳、足少阳经穴为主，亦可辅足阳明经穴，如大肠俞、关元俞、环跳、殷门、委中、承山、阳陵泉、绝骨、足三里。寒湿腰痛，加气海；肾虚腰痛，加足临泣、肾俞、脊中。点按以酸胀为度，再依次行推、揉、㨰、扳、拿、拍等手法。在腰部两侧肌肉处施术，力量均匀持久、柔和、有渗透力。目的是松解痉挛僵硬的肌群，舒筋通络，活血散瘀，消肿止痛，使局部血液循环加速，促进新陈代谢，有利于消除神经根炎症和水肿，改善局部组织的营养供应，改善病灶部的缺氧状态。

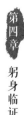

（4）功能锻炼：拱桥式（取仰卧位，把头部、双肘及双足跟五个点作为支撑点，使劲向上挺腰抬臀）和飞燕式（取俯卧位，头转向一侧，两腿交替向后做过伸动作→两腿同时做过伸动作→两腿不动、上身躯体向后背伸→上身与两腿同时背伸→还原，每个动作重复10~20遍）等。锻炼要循序渐进、逐渐增加，避免疲劳或损伤。

（5）外贴膏药：奇正消痛贴膏、吲哚美辛巴布膏、通络祛痛膏、象王狗皮膏等外贴患处，2日一贴。

（6）熏蒸：当归20g，羌活20g，防风20g，制乳香20g，制没药20g，骨碎补20g，透骨草30g，伸筋草30g，威灵仙30g，海桐皮20g，制川乌20g，制草乌20g，苏木10g，艾叶10g，川椒10g，白芷10g，红花10g，杜仲20g，桑寄生20g（以上为邓素玲老师经验方），根据辨证适当加减。上药加水1500mL浸泡1小时，文火煎开10分钟后备用。采用热疗加速器熏洗机熏洗患处，蒸汽及药液温度以患者能耐受为宜。每次20分钟，每日1次，10天为一疗程。

（7）电针：取足太阳、足少阳经穴为主，亦可辅足阳明经穴，如大肠俞、关元俞、秩边、环跳、殷门、委中、承山、阳陵泉、绝骨、足三里。寒湿腰痛，加气海；肾虚腰痛，加足临泣、肾俞、脊中。针刺以酸胀为度，用电针6805，连续波。

（8）膏摩：将青鹏膏（辣椒碱、扶他林乳膏等）少许均匀涂在患病部位（痛点），以拇指指腹（或食指、中指指腹）将药膏轻柔地涂抹在以痛点为中心，半径4~5cm范围，以顺时针方向进行按揉，直至药物被吸收。

（9）口服药物：中成药脊得舒丸，一日3次，每次9g，口服（邓素玲老师经验方）。

五、临证经验

腰椎间盘突出症的治疗以手法治疗为主，配合牵引、药物、卧床及练功等治疗，必要时行手术治疗。

1. **理筋手法**　先用按摩法。患者俯卧，医者用两手拇指或掌部自上而下按摩脊柱两侧膀胱经，至患肢承扶处改用揉捏，下抵殷门、委中、承山；推压法，医者两手交叉，右手在上，左手在下，手掌向下用力推压脊柱，从胸椎至骶椎；擦法，从背、腰至臀腿部，着重于腰部，缓解、调理腰臀部的肌肉痉挛。然后用脊柱推扳法。第一步，俯卧推髋扳肩，医者一手掌于对侧推髋固定，另一手自对侧肩外上方缓缓扳起，使腰部后伸旋转到最大限度时，再适当推扳 1~3 次，对侧相同；第二步，俯卧推腰扳腿，医者一手掌按住对侧患椎以上腰部，另一手自膝上方外侧将腿缓缓扳起，直到最大限度时，再适当推扳 1~3 次，对侧相同；第三步，侧卧推髋扳肩，在上的下肢屈曲，贴床的下肢伸直，医者一手扶患者肩部，另一手同时推髂部向前，两手同时向相反方向用力斜扳，使腰部扭转，可闻及或感觉到"咔嗒"响声，换体位做另一侧；最后侧卧推腰扳腿，医者一手掌按住患处，另一手自外侧握住膝部（或握踝上，使之屈膝），进行推腰牵腿，做腰髋过伸动作 1~3 次，换体位做另一侧。脊柱推扳法可调理关节间隙，松解神经根粘连，或使突出的椎间盘回纳。推扳手法要有步骤、有节奏地缓缓进行，绝对避免使用暴力。中央型椎间盘突出症不适宜用推扳法。最后用牵抖法，患者俯卧，两手抓住床头。医者双手握住患者两踝，用力牵抖并上下抖动下肢，带动腰部，再行按摩下腰部；滚摇法，患者仰卧，双髋膝屈曲，医者一手扶其两踝，另一手扶其双膝，将腰部旋转滚动 1~2 分钟。以上手法可隔日 1 次，1 个月为一疗程。

2. **药物治疗**　急性期或初期治宜活血舒筋，可用舒筋活血汤加减；慢性期或病程久者，体质多虚，治宜补养肝肾、宣痹活络，内服补肾壮筋汤等；兼有风寒湿者，宜温经通络，方用大活络丹等。

3. **牵引治疗**　主要采用骨盆牵引法，适用于初次发作或反复发作的急性期患者，患者仰卧于床上，在腰胯部缚好骨盆牵引带后，每侧各用 10~15kg 重量做牵引，并抬高床尾增加对抗牵引的力量，每天牵引 1 次，

每次约 30 分钟，10 次为一疗程。目前已有各种机械牵引床、电脑控制牵引床替代传统的牵引方式。

4.练功活动 腰腿痛症状减轻后，应积极进行腰背肌的功能锻炼，可采用飞燕点水、五点支撑练功，经常做后伸、旋转腰部，直腿抬高或压腿等动作，以增强腰腿部肌力，有利于腰椎的平衡稳定。

5.手术治疗 经上述治疗，绝大多数患者症状可缓解或完全消失，但可屡次复发，每次复发症状可加重，并持续较久，发作的间隔期可逐渐缩短。病程时间长、反复发作、症状严重者及中央型突出压迫马尾神经者具有手术指征。可行椎板切除及髓核摘除术、经皮穿刺髓核抽吸术及激光汽化术等。手术方式的选择，根据患者的病情、医者的经验及设备而定。

6.康复治疗 急性期应严格卧硬板床 3 周，手法治疗后亦应卧床休息，使损伤组织修复。疼痛减轻后，应注意加强锻炼腰背肌，以巩固疗效。久坐、久站时可佩戴腰围保护腰部，避免腰部过度屈曲或劳累或受风寒。弯腰搬物姿势要正确，避免腰部扭伤。

六、病案介绍

刘某，男，29 岁，2006 年 6 月 12 日初诊。

主诉：腰疼半年，加重 2 个月。

现病史：患者诉半年前无明显诱因出现腰部疼痛，弯腰活动及劳累后加重，休息后稍有缓解，未在意，未治疗。2 个月前搬重物后出现腰部疼痛加重，弯腰转侧受限，于当地医院行膏药贴敷、神灯照射、中药熏洗及口服止痛类药物等治疗，症状稍有缓解，但仍自觉腰部不适，翻身、转侧疼痛，遂于今日来我院门诊诊疗。诊时症见：神志清，精神一般，腰痛，无双下肢放射痛，翻身、转侧时疼痛加重，纳、眠可，二便尚调。

既往史：平时经常腰痛，劳累后加重。

体格检查：腰部压痛，以腰 4、5 椎旁压痛明显；腰部叩击痛，无放射痛。直腿抬高试验：左 70°（﹣），右 70°（﹣）。跟膝腱反射存在；双下肢肌力可。

辅助检查：腰椎 CT 示腰 4、5 椎间盘突出。

中医诊断：腰痛。

西医诊断：腰椎间盘突出症。

辨证分析：气滞血瘀。

治疗原则：行气活血，化瘀通络。

处理：

（1）方药：当归 15g，黄芪 30g，焦神曲 20g，盐车前子 15g，茯神 15g，白术 15g，干姜 15g，冬瓜子 30g，薏苡仁 40g，川牛膝 15g，桂枝 9g，炒山楂 15g，土鳖虫 15g。14 剂，每日 1 剂，水煎，温服，每日 2 次。

（2）手法治疗：详见"五、临证经验"部分。

二诊（2006 年 6 月 27 日）：腰痛较前减轻，翻身、转侧时疼痛明显减轻，纳、眠可，二便调。舌质暗红，苔薄白，脉弦滑。

处理：患者未再服药，只进行了手法治疗。

按语：《素问·宣明五气》指出："久视伤血，久卧伤气，久坐伤肉，久立伤骨，久行伤筋，是谓五劳所伤。"腰椎间盘突出症多因久坐，腰部缺乏适当的锻炼，筋膜、肌肉无力，不能起到应有的束骨利节作用，以致在人体运动多的部位出现损伤，导致椎间盘突出。腰椎关节是人体重要的承重关节，损伤的机会较多。早期患者的主要痛苦是腰部疼痛、活动受限，故其早期治疗主要以缓解疼痛、恢复活动度为主。故以手法松解放松挛缩的肌肉，减轻牵拉，增加关节活动度；中药内服以行气活血、化瘀通络，改善气血循环，恢复气血通畅度，以达到通则不痛的状态。

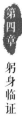
第四章 躬身临证

第四节　腰部扭挫伤

一、概述

本病系指腰部筋膜、肌肉、韧带、椎间小关节、腰骶关节的急性损伤，俗称闪腰，多因突然遭受暴力所致。若处理不当，或治疗不及时，也可使症状长期延续，变成慢性。腰部扭挫伤是常见的筋伤疾病，多发于青壮年和体力劳动者。

二、病因病机

腰部扭挫伤可分为扭伤与挫伤两大类，扭伤者较多见。

腰部扭伤多因突然遭受间接暴力致腰肌筋膜、韧带损伤和小关节错缝。如当脊柱屈曲时，两侧骶棘肌收缩，以抵抗体重和维持躯干的位置，此时若负重过大或用力过猛，致使腰部肌肉强烈收缩，可引起肌纤维撕裂；当脊柱完全屈曲时，主要靠棘上韧带、棘间韧带、髂腰韧带等韧带来维持躯干的位置，此时若负重过大或用力过猛，可引起韧带损伤；腰部活动范围过大、过猛，弯腰转身突然闪扭，致使脊柱椎间关节受到过度牵拉或扭转，可引起椎间小关节错缝或滑膜嵌顿。

腰部挫伤多为直接暴力所致，如车辆撞击、高处坠跌、重物压砸等，致使肌肉挫伤、血脉破损、筋膜损伤，引起瘀血肿胀、疼痛、活动受限等，严重者还可合并肾脏损伤。

三、诊断要点

有明显的外伤史。伤后腰部即出现剧烈疼痛，其疼痛为持续性，深呼吸、咳嗽、打喷嚏等用力时均可使疼痛加剧，患者常以双手撑住腰部，防止因活动而产生更剧烈的疼痛，休息后疼痛减轻但不消除，遇寒冷加重。脊柱多呈强直位，腰部僵硬，腰肌紧张，生理前凸改变，不能挺直，仰俯转侧均感困难，严重者不能坐立、行走或卧床难起，有时伴下肢牵涉痛。

腰肌及筋膜损伤时，腰部各方向活动均受限制，在棘突旁骶棘肌处、腰椎横突或髂嵴后部有压痛；棘上、棘间韧带损伤时，在脊柱屈曲受牵拉时疼痛加剧，压痛多在棘突或棘突间；髂腰韧带损伤，其压痛点在髂嵴部与第5腰椎间三角区，屈曲旋转脊柱时疼痛加剧；椎间小关节损伤时，腰部被动旋转活动受限并使疼痛加剧，脊柱可有侧弯，有的棘突可偏歪，棘突两侧较深处有压痛；若挫伤合并肾脏损伤，可出现血尿等症状。腰部扭挫伤一般无下肢痛，但有时可出现下肢反射性疼痛，多为屈髋时臀大肌痉挛，骨盆有后仰活动，牵动腰部的肌肉、韧带所致。所以，直腿抬高试验阳性，但加强试验为阴性，可与腰椎间盘突出神经根受压的下肢痛相鉴别。

X线摄片检查主要显示腰椎生理前凸消失和肌性侧弯，不伴有其他改变。

四、辨证施治

腰部扭伤患者以手法治疗为主，配合药物、固定和练功等治疗。腰部挫伤患者则以药物治疗为主。

1. **理筋手法**　选用适当的手法治疗腰部扭伤，疗效显著。患者俯卧位，医者用两手在脊柱两侧的骶棘肌，自上而下进行按揉、拿捏手法，以松解肌肉的紧张、痉挛；接着按压揉摩阿是穴、腰阳关、命门、肾俞、

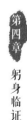

大肠俞、次髎等穴，以镇静止痛；最后用左手压住腰部痛点，用右手托住患侧大腿，同时用力做反方向扳动，并加以摇晃拔伸数次。如腰两侧俱痛者，可将两腿同时向背侧扳动。在整个手法过程中，痛点应作为施术重点区，急性期症状严重者可每日推拿 1 次，轻者隔日 1 次。

对椎间小关节错缝或滑膜嵌顿者，用坐位脊柱旋转复位法。患者端坐方凳上，两足分开与肩等宽。以右侧痛为例，助手面对患者，用两腿夹住患者左大腿，双手压住患者左大腿根部以维持、固定患者的正坐姿势。医者坐或立于患者后右侧，右手自患者右腋下伸向前，绕过颈后，手指夹住右后侧肩颈部，左手拇指推按在偏右棘突的后下角。当右手臂使患者身体前屈 60°~90°，再向右旋转 45°，并加以后仰时，左手拇指用力推按棘突向左，此时可感到指下椎体轻微错动，或闻及复位的响声。最后使患者恢复正坐，医者用拇指、食指自上而下理顺棘上韧带及腰肌。

对不能坐位施术的患者，可用斜扳法。患者侧卧位，患侧在上，髋、膝关节屈曲；健侧在下，髋、膝关节伸直，腰部尽量放松。医者立于患者前侧或背侧，一手置于肩部，另一手置于臀部，两手相对用力，使上身和臀部做反向旋转，即肩部旋后、臀部旋前，活动到最大限度时，用力做一稳定推扳动作，此时往往可听到清脆的弹响声，腰痛一般可随之缓解。

2. 药物治疗

（1）内服药：初期治宜活血化瘀、行气止痛。挫伤者侧重于活血化瘀，可用桃红四物汤加土鳖虫、血竭等。扭伤者侧重于行气止痛，可用舒筋汤加枳壳、香附、木香等。兼便秘腹胀者，如体质壮实，可通里攻下，加番泻叶 10~15g 代茶饮。后期宜舒筋活络、补益肝肾，内服补肾壮筋汤。

（2）外用药：初期外贴活血止痛类膏药；后期外贴跌打风湿类膏药，亦可配合中药热熨或熏洗。

3. 其他疗法

（1）物理疗法：可采用超短波、磁疗、中药离子导入等，以减轻疼痛，促进恢复。

（2）固定方法：损伤初期宜卧硬板床休息，或佩戴腰围固定，以减轻疼痛，缓解肌肉痉挛，防止进一步损伤。

（3）练功活动：损伤后期宜做腰部前屈后伸、左右侧屈、左右回旋等各种功能锻炼，以促进气血循行，防止粘连，增强肌力。

腰部扭挫伤强调以预防为主，劳动或运动前做好充分准备活动，应量力而行。平时要经常锻炼腰背肌，弯腰搬物姿势要正确。伤后应注意休息与腰部保暖，勿受风寒，佩戴腰围保护，并配合各种治疗。

五、病案介绍

李某，男，55 岁，2018 年 11 月 14 日初诊。

主诉：腰痛半月，加重伴右下肢疼痛 1 天。

现病史：患者半月前扭伤腰部后出现腰部疼痛，活动受限，自主翻身、起坐、行走困难，休息后稍有缓解，未行相关诊疗。1 天前弯腰起身后出现腰部疼痛加重，伴右下肢疼痛，休息后无明显缓解，遂于今日来我院门诊就诊。现症见：腰痛伴右下肢疼痛，动则尤甚，自主翻身、起坐、行走困难，纳、寐一般，二便正常。

体格检查：腰椎无明显侧弯畸形，腰椎屈伸转侧不利，腰骶部压痛，双侧直腿抬高试验 60°（−），"4" 字试验（−），膝、跟腱反射正常，双下肢肌力与皮肤感觉无异常。

辅助检查：腰椎 MRI 示腰椎退行性变，余未见明显异常。

中医诊断：腰痛。

西医诊断：急性腰扭伤。

辨证分析：气滞血瘀。

治疗原则：行气活血，益肾壮筋。

处理：

（1）方药：当归 15g，陈皮 10g，焦神曲 30g，醋延胡索 30g，藿香 15g，茯苓 30g，白术 15g，干姜 10g，薏苡仁 30g，续断 30g，桂枝 6g，黄连 3g，炒山楂 10g，炒川楝子 15g。7 剂，每日 1 剂，水煎，温服，每日 2 次。

（2）手法治疗：理筋手法，详见"四、辨证施治"部分。

二诊（2018 年 11 月 22 日）：诉腰疼及右下肢疼痛较前减轻，自主翻身、起坐、行走均较前好转，纳一般，寐稍差，二便正常。舌淡暗红，苔白腻，脉沉弦。

处理：

（1）方药：上方去陈皮、藿香、茯苓，加茯神 15g、黑顺片 9g。7 剂，每日 1 剂，水煎，温服，每日 2 次。

（2）手法治疗：同上。

按语：急性腰扭伤多为腰部肌肉、筋膜、韧带等软组织因外力作用突然受到过度牵拉而引起急性撕裂伤，可使腰骶部肌肉附着点、骨膜、筋膜和韧带等组织撕裂，同时伴有小关节的紊乱。正骨手法能够纠正小关节的紊乱，使关节能够恢复到正常位置，错位的筋膜肌腱随之复位，血脉畅通，通则不痛。因此，正脊手法恢复小关节紊乱在急性腰扭伤整个治疗过程中起到了决定性作用。正骨手法施术之前，先以松筋手法轻柔地松解患处，使患处紧张痉挛的软组织松解，而后施以轻巧之力，以正其骨，使错位的椎节恢复，恢复腰部肌力平衡。正如《医宗金鉴·正骨心法要旨》所言："脊梁骨……先受风寒，后被跌打损伤者，瘀聚凝结。若脊筋陇起，骨缝必错，则成伛偻之形。当先揉筋，令其和软；再按其骨，徐徐合缝，背脊始直。"

第五节　膝关节骨性关节炎

一、概述

膝关节骨性关节炎（简称膝骨关节炎）是一种慢性关节疾病，又称增生性关节炎、肥大性关节炎、老年性关节炎、骨关节病、髌骨软化性关节病等，其主要病变是关节软骨的退行性变和继发性骨质增生，可继发于创伤性关节炎、畸形性关节炎。临床主要表现为进行性发展的膝关节疼痛、肿胀、僵硬、功能障碍，严重时导致关节畸形，甚至丧失关节功能，影响患者正常生活和工作。

二、病因病机

1. **肝肾亏损**　肝藏血，血养筋，故肝合筋也。肾储藏精气，骨髓生于精气，肾合骨也。诸筋者，皆属于节，筋主束骨而利关节，能约束骨节。由于中年以后肝肾亏损，肝虚则血不养筋，筋难以维持骨节之张弛，关节失滑利；肾虚而髓减，致使筋骨均失所养。

2. **慢性劳损**　过度劳累，日积月累，筋骨受损，营卫失调，气血受阻，经脉凝滞，筋骨失养，致生本病。

原发性骨性关节炎的发生是由于随着人的年龄增长，关节软骨变得脆弱，软骨因承受不均压力而出现破损，加上关节过多的活动而致，以下肢关节多见。

·141·

继发性骨性关节炎可因创伤、畸形和疾病造成软骨的损害，日久而致。

关节软骨由于年龄增长、创伤、畸形等因素而发生磨损，软骨下骨显露，呈象牙样骨，在关节缘形成厚的软骨圈，通过软骨内化骨，形成骨赘；关节囊产生纤维变性和增厚，限制关节的活动，关节周围的肌肉因疼痛而产生保护性痉挛，使关节活动进一步受到限制，增加了退行性变进程，关节发生纤维性强直。

三、诊断要点

膝关节骨性关节炎主要症状为膝关节疼痛，早期为钝性，之后逐渐加重，可出现典型的"休息痛"与"晨僵"，患者会感到静止时疼痛，即膝关节处于一定的位置过久，或在清晨起床时，感到关节疼痛与僵硬，稍活动后疼痛减轻；如活动过多，因关节摩擦又会产生疼痛。

体格检查时可见患病膝关节肿胀、肌肉萎缩，膝关节主动或被动活动时可有软骨摩擦音，有不同程度的关节活动受限和其周围的肌肉痉挛。

1.肝肾亏损　肾阳虚者，面色无华，精神疲倦，气短少力，腰膝酸软，手足不温，小便频多，舌淡苔薄，脉沉细而弱。肝肾阴虚者，心烦失眠，口燥咽干，面色泛红，五心烦热，耳鸣耳聋，小便短赤，舌红苔少，脉细弱而数。

2.慢性劳损　早期可出现气血虚弱之证，神情倦怠，精神萎靡，面色苍白，少气懒言。后期可出现肝肾不足之证。

X线检查：膝关节边缘有骨赘形成，关节间隙变窄，软骨下骨有硬化和囊腔形成。晚期膝关节面凹凸不平，骨端变形，边缘有骨质增生，关节内可有游离体。

四、辨证施治

本病分阳虚寒凝型、肾虚髓亏型、瘀血阻滞型、湿热阻滞型四种类型。

1. 阳虚寒凝型

（1）治法：温阳散寒，通络止痛。

（2）方药：小活络丹（川牛膝，制川乌，制草乌，地龙，胆南星，制乳香，制没药）加附子、肉桂等水煎服。

（3）辨证使用外用中药：南星止痛膏，外用，每日 1 次。

（4）辨证施护：注意卧床休息，避免劳累，适当进行股四头肌功能锻炼。

（5）辨证施膳：禁食生冷刺激食物，进食易消化食物，给予健脾温阳类食物，如羊肉汤。

2. 肾虚髓亏型

（1）治法：滋补肝肾，补益气血。

（2）方药：独活寄生汤加减。独活，寄生，杜仲，牛膝，细辛，秦艽，茯苓，桂圆，防风，川芎，党参，甘草，当归，芍药，生地。疼痛较重者，可加制川乌、地龙、白花蛇。

（3）辨证使用中成药：筋骨痛消丸，每次 6g，每日 2 次。

（4）辨证施护：注意卧床休息，避免劳累，适当进行股四头肌功能锻炼。

（5）辨证施膳：禁食生冷刺激食物，进食易消化食物，给予补益肝肾类食物，如核桃等。

3. 瘀血阻滞型

（1）治法：活血化瘀，行气止痛。

（2）方药：桃红四物汤加减。桃仁，红花，熟地，川芎，炒白芍，当归，牛膝。疼痛较重，可加香附、枳壳、厚朴；瘀而有热，加丹皮、黄芩。

（3）辨证使用中成药：散瘀镇痛酊，外用，每日 2~3 次。

（4）辨证施护：注意卧床休息，避免劳累，适当进行膝关节功能锻炼。

（5）辨证施膳：禁食生冷刺激食物，进食易消化食物，给予补气血类食物，如核桃、桑葚、大枣等。

4. 湿热阻滞型

（1）治法：清热利湿，通络止痛。

（2）方药：四妙散（黄柏，苍术，怀牛膝，生薏苡仁）加减。湿热较重，加泽泻、泽兰、赤茯苓。

（3）辨证使用外用中药：栀黄止痛散，外用，每日 1 次。

（4）辨证施护：注意卧床休息，避免劳累，适当进行膝关节功能锻炼。

（5）辨证施膳：禁食辛辣刺激食物，禁饮啤酒。

五、临证经验

邓素玲教授从事中医骨伤临床工作 30 余年，对膝骨关节炎的治疗有丰富的临床经验，其认为筋痹与膝骨关节炎的发生密切相关，本病的治疗应以"骨正筋柔"为理论基础，以"筋骨并重，标本兼治"为治疗原则，将分期治疗的理念贯穿于手法治疗、中药治疗及功能锻炼的全过程。

（一）药物治疗

膝骨关节炎属于本痿标痹证，中药治疗以"温通涤浊养筋"为主，基础方为四逆汤。临床可以采用具有"温通"作用的药物，促进局部及机体气血流通；采用具有"涤浊"作用的药物，祛除局部及相关脏腑之邪；采用具有"养筋"作用的药物，补益肝肾。

本病早期患者正气尚足，应侧重于"温通涤浊"，药量宜轻；在促进局部气血流通的同时，还应注意顾护脾胃（即"养筋"），以养后天之本、壮生化之源。常用药物包括当归、黄芪、干姜、炒山楂、炒鸡内金、薏苡仁、麸炒苍术、麸炒白术、炒冬瓜子等。

中期正邪交争、邪气正盛，应侧重于"涤浊"，驱邪外出，防止余邪留恋，辅以"养筋"，通过补益肝肾以"先安未受邪之地"。可重用薏苡仁、麸炒苍术、麸炒白术等，涤除浊邪、顾护脾胃；重用当归、黄芪、附子、干姜、盐橘核等，温通气血、散结、解凝；用川牛膝、续断、白芍等，补益肝肾。

晚期正气亏虚，治疗应以"养筋"为主、"温通涤浊"为辅。可用川牛膝、续断、熟地等补益肝肾，重用附子、干姜等提升阳气，用薏苡仁、盐橘核、盐荔枝核、土鳖虫等化浊散结，佐以冬瓜子、夏枯草等防止伤及津液。

在膝骨关节炎分期治疗的基础上，可辨证加减用药：失眠，可加用郁金、首乌藤等；瘀血明显，可加用桃仁、红花等。通过祛除兼症减轻患者的痛苦，从而有利于解决主症。

（二）手法治疗

临床可以采用"五部七穴舒筋法"进行治疗，五部即髌上囊、髌下脂肪垫、内侧副韧带、外侧副韧带、腘窝，七穴即鹤顶、内膝眼、外膝眼、阴陵泉、阳陵泉、委中、合阳。具体步骤如下：

（1）患者取仰卧位，嘱患者放松，先用掌搓、揉等手法在膝关节周围进行放松，至局部微微发热即可，持续约1分钟；随即在髌上囊、髌下脂肪垫及内、外侧副韧带四个部位寻找筋结，找到筋结后可先用拇指对筋结进行弹拨揉捻等动作以舒缓、理顺拘紧挛缩的筋脉，达到筋柔节利之功效，此过程持续10~15分钟。

（2）于膝关节周围用手掌进行揉、搓以散瘀消肿；然后双手手掌环绕在腘窝下方上抬以使患者屈膝，用双手拇指顶住内、外膝眼，再令患者伸直膝关节，同时双手拇指用力顶住膝眼，如此反复6~7次，以起到点穴开筋、消积破结、通经活络的作用。

第四章 躬身临证

（3）医者换位到患者另一侧，以双手环握其腘窝上侧，双手拇指顶住鹤顶穴，使患者屈膝、伸膝，重复上一个动作6~7次；再用拇指点按阴陵泉、阳陵泉两穴，各持续约1分钟。

（4）令患者翻身呈俯卧位，先在腘窝的位置揉搓至微微发热，再寻找筋结并用拇指进行弹拨揉捻，持续约5分钟，然后用拇指分别点按委中、合阳两穴6~7次，最后在腘窝及其周围进行揉搓；再对腓肠肌进行揉捻，可用拿法、捋法、顺法等舒缓紧张的肌肉。结束前可用虚掌拍打膝关节及其周围部位，以起到振荡元气的作用。通过对膝关节上下、内外、前后全方位的筋结查找、松解，减缓筋挛以恢复关节平衡，疏通经络以减轻磨损，柔顺筋结以改善功能。

早期手法治疗，应注意寻找痛点，因为此期筋结初成，进行局部点按及手法松解即可获得满意疗效。中期关节间隙变窄，手法治疗的重点位置是膝关节内、外侧副韧带，在加强痛点治疗的同时注意大面积疏筋利节，手法的力度应在"轻巧柔和"的范围内适度加重，以散筋结。晚期关节局部筋结坚硬、拘急挛缩更为严重，可先采用大面积手法温通局部，然后加强对筋结及痛点的手法治疗（以手法点按七穴为主，筋结坚硬者点按阿是穴），并注意松解膝关节交叉韧带及内、外侧副韧带。

手法力量要求均匀柔和，以患者舒适耐受为度。每次治疗约20分钟，每周2次，3周为一疗程。

（三）针灸治疗

1. **体位** 坐位或仰卧位，膝关节屈曲90°。

2. **取穴**

（1）局部取穴：鹤顶、内膝眼、外膝眼、阴陵泉、阳陵泉、委中、合阳。

（2）远端取穴：昆仑、悬钟、三阴交、太溪。

3. **方法** 进针前穴位皮肤用碘伏消毒，再用75%乙醇脱碘消毒。采用指切进针法或夹持进针法，垂直于皮肤表面进针，针刺深度按部位不同在 10~25mm 之间，捻转得气（局部酸、胀、重、麻感）后留针，20分钟后起针，随后以消毒棉球轻压针孔约 3 分钟。每次 20 分钟，每周治疗 2 次。

（四）功能锻炼

膝骨关节炎的治疗方法较多，功能锻炼是其中一种，同时该法也是巩固疗效的重要措施。本病的治疗应遵循"三分治疗，七分锻炼"的原则，临床可根据患者的年龄、病情、身体素质等情况，采用"四步屈伸拉筋法"（一个完整动作为一步）进行功能锻炼。早期患者膝关节轻度肿胀疼痛，关节活动受限不甚，X 线检查膝关节间隙未见明显变化者，可站立位进行锻炼：屈曲患侧膝关节，用患侧手将足拉向臀部，拉伸膝关节前侧组织；将患侧足置于适当高度的床头或板凳上，进行压腿运动，拉伸膝关节后侧组织。中期患者膝关节疼痛、肿胀，或伴有局部皮温增高，膝关节活动度受限，X 线检查膝关节间隙有轻度变窄者，可站立位进行锻炼。若年龄过高，可选用跪姿或坐位进行功能锻炼：患者跪于床上，双足背伸，双手扶床，将臀部靠近或远离足跟部，拉伸膝关节前侧组织；患者坐于床上，双腿伸直，弯腰、用双手攀住足部，避免屈曲膝关节，拉伸膝关节后侧组织。晚期患者年龄偏大、病情相对严重，关节活动受限严重，伴有不同程度的关节畸形，X 线检查膝关节间隙明显变窄者，可跪姿或坐位进行功能锻炼。患者锻炼结束后，膝关节的屈伸活动度应较锻炼前适度增加，但应以患者能耐受为度。

指导患者进行功能锻炼时，应注意以下几点：①适度进行功能锻炼；②以主动运动为主；③循序渐进增加锻炼强度。

六、病案介绍

牛某，女，47 岁，2006 年 7 月 11 日初诊。

主诉：左膝关节疼痛 5 月余，加重 2 天。

现病史：患者诉 5 个月前无明显诱因出现左膝关节疼痛，休息后症状无明显缓解，多次于外院行物理治疗（具体不详），症状反反复复。2 天前劳累后出现左膝关节疼痛加重，屈伸活动稍受限，休息后缓解不明显，遂于今日来我院门诊就诊。现症见：左膝外观无肿胀，局部皮温正常，左膝关节髌周压痛，左侧腘窝压痛，盗汗，纳可，眠一般，二便调。

既往史：年轻时形体较胖。余无特殊。

体格检查：左膝无红胀，左膝关节髌周压痛，左侧腘窝压痛，研磨试验（＋），浮髌试验（－），抽屉试验（－）。

辅助检查：膝关节 DR 示膝关节退行性病变，髁间棘变尖，关节间隙稍变窄。

中医诊断：膝痹病。

西医诊断：膝骨关节炎。

辨证分析：脾虚湿滞，瘀血阻络。

治疗原则：活血通络，健脾利湿。

处理：

（1）方药：广藿香 15g，薏苡仁 40g，炒冬瓜子 30g，麸炒白术 15g，茯神 30g，盐车前子 30g（包煎），夏枯草 15g，桂枝 9g，干姜 15g，炒鸡内金 30g，炒山楂 30g，焦神曲 30g，炒桃仁 10g，川牛膝 20g，独活 20g，土鳖虫 20g，黑顺片 9g（先煎），地骨皮 30g，浮小麦 40g。21 剂，每日 1 剂，水煎，温服，每日 2 次。

（2）手法治疗：详见"五、临证经验"部分。

（3）针刺：详见"五、临证经验"部分。

二诊（2006 年 8 月 1 日）：膝关节疼痛有所缓解，屈伸受限，纳、寐可，大便溏，小便正常。舌淡稍暗，苔薄白滑，脉沉濡。

处理：

（1）方药：薏苡仁 40g，炒冬瓜子 30g，麸炒白术 15g，茯神 30g，盐车前子 30g（包煎），桂枝 9g，干姜 15g，炒鸡内金 30g，炒山楂 30g，焦神曲 30g，炒桃仁 10g，川牛膝 20g，独活 20g，土鳖虫 20g，黑顺片

9g（先煎），玄参15g，炒川楝子15g。21剂，每日1剂，水煎，温服，每日2次。

（2）手法治疗：同上。

（3）针刺：同上。

按语： 久行伤筋，膝为筋之府，筋伤后其"主束骨而利机关"的作用不能充分发挥，以致筋骨之间不能很好地维持最初的平衡状态，筋骨失衡，故而疼痛；脾胃为后天之本，"脾气虚则四肢不用"。肝在体合筋，肝血不足则筋失荣养。故在手法松筋通络的同时，配合活血通络、健脾益气之中药内服，内外兼治，促进疾病康复。

第六节　肩关节周围炎

一、概述

肩关节周围炎是一种以肩痛、肩关节活动障碍为主要特征的筋伤，简称"肩周炎"。其病名较多，因睡眠时肩部受凉引起的称"漏肩风"或"露肩风"；因肩部活动明显受限，形同冻结，又称"冻结肩"；因多发于50岁左右患者，又称"五十肩"；此外，还称"肩凝风""肩凝症"等。

二、病因病机

五旬之人，肝肾渐衰，肾气不足，气血虚亏，筋肉失于濡养，加之外伤劳损、风寒湿邪侵袭肩部而引发本病。外伤劳损为其外因，气血虚弱、血不荣筋为其内因。肩关节的关节囊与关节周围软组织发生范围较广的慢性无菌性炎症反应，从而引起软组织的广泛性粘连，致使肩关节的活动发生障碍。

肩部的骨折、脱位，上臂或前臂的骨折，因固定时间过长或在固定期间不注意肩关节的功能锻炼，亦可诱发肩周炎。

三、诊断要点

本病多见于中老年人，多数患者呈慢性发病，少数有外伤史。起初肩周微有疼痛，常未引起注意；1~2周后，疼痛逐渐加重，肩部酸痛，夜间尤甚，肩关节外展、外旋活动开始受限，逐步发展成肩关节活动广泛受限。外伤诱发者，外伤后肩关节外展功能迟迟不恢复，且肩周疼痛持续不愈，甚至加重。检查肩部肿胀不明显，肩前、后、外侧均可有压痛，病程长者可见肩臂肌肉萎缩，尤以三角肌为明显。肩外展试验阳性，即肩外展功能受限，继续被动外展时，肩部随之高耸。此时一手触摸肩胛骨下角，一手将患肩继续外展时，可感到肩胛骨随之向外上转动，说明肩关节已有粘连。重者外展、外旋、后伸等各方向功能活动均严重受限。

此病病程较长，一般在1年以内，长者可达2年左右。根据不同病理过程和病情状况，可将本病分为急性疼痛期、粘连僵硬期和缓解恢复期。X线检查结果多为阴性，但对鉴别诊断有意义，有时可见骨质疏松、冈上肌腱钙化或大结节处有密度增高影。

肩周炎应与颈椎病相鉴别，颈椎病虽有肩臂放射痛，但在肩臂部往往无明显压痛点，有颈部疼痛和活动障碍，肩部活动尚可。必要时可加摄颈椎X线片进行鉴别。

四、辨证施治

本病治疗以手法治疗为主，配合药物、理疗及练功等治疗。

1. **理筋手法**　以左肩患病为例。患者取端坐位、侧卧位或仰卧位，医者首先运用㨰法、揉法、拿捏法作用于肩前、肩后和肩外侧，用右手的拇指、食指、中指对握三角肌束，做垂直于肌纤维走行方向的拨法，再拨动痛点附近的冈上肌、胸肌以充分放松肌肉；之后医者左手扶住患者肩部，右手握患手，做牵拉、抖动和旋转活动；最后帮助患肢做外展、内收、前屈、后伸等动作，解除肌腱粘连，以助于功能活动恢复。手法治疗时，会引起不同程度的疼痛，要注意用力适度，以患者能耐受为度。

第四章　躬身临证

2. 药物治疗

（1）内服药：治以补气血、益肝肾、温经络、祛风湿为主，内服独活寄生汤或三痹汤等。体弱血亏较重者，可用当归鸡血藤汤加减。

（2）外用药：急性期疼痛、触痛敏感，肩关节活动障碍者，可选用海桐皮汤热敷熏洗或寒痛乐热熨，外贴伤湿止痛膏等。

3. 其他疗法

（1）物理疗法：可采用超短波、磁疗、蜡疗、光疗、热疗等，以减轻疼痛，促进恢复。对老年患者，不可长期电疗，以防软组织弹性进一步减低，有碍恢复。

（2）练功活动：练功疗法是治疗过程中不可缺少的重要步骤。急性疼痛期，患者肩关节的活动减少，主要是由于疼痛和肌肉痉挛所引起，此时可加强患肢的外展、上举、内旋、外旋等功能活动；粘连僵硬期，患者可在早晚反复做外展、上举、内旋、外旋、前屈、后伸、环转等功能活动，如"内外运旋""叉手托上""手拉滑车""手指爬墙"等动作。锻炼必须酌情而行，循序渐进，持之以恒，久之可见效果。否则，操之过急，有损无益。

中老年人平时肩部要注意保暖，避免受风寒湿邪侵袭，并经常进行肩关节的自我锻炼活动。急性期以疼痛为主，肩关节被动活动尚有较大范围，应减轻持重，减少肩关节活动；慢性期关节已粘连，关节被动活动功能严重障碍，肩部肌肉萎缩，要加强功能锻炼。

肩周炎病程长、疗效慢，部分患者虽可自行痊愈，但时间长，痛苦大，功能恢复不全。因此要鼓励患者树立信心，配合治疗，加强自主练功活动，以增进疗效，缩短病程，加速痊愈。

五、病案介绍

洪某，女，52 岁，2018 年 8 月 17 日初诊。

主诉：左肩疼痛伴活动受限 3 个月，加重 2 天。

现病史：患者诉3个月前无明显诱因出现左肩疼痛伴活动受限，上举、背伸困难，未进行任何治疗。2天前劳累后出现左肩疼痛伴活动受限加重，自行口服止痛药物治疗，疼痛稍有缓解，但上举、背伸仍受限，为求进一步治疗，遂来我院门诊就诊。现症见：神志清，精神一般，左肩疼痛，活动受限，上举、背伸困难，时有左手麻木，伴乏力，纳、眠一般，二便调。

体格检查：左肩关节周围压痛明显，活动受限明显，尤以上举及背伸功能受限明显。左肩关节活动度：前屈50°，后伸0°，内收10°，外展15°，内旋10°，外旋10°。右肩关节活动可。左侧臂丛神经牵拉试验弱阳性。

辅助检查：X线检查示左肩关节未见异常。

中医诊断：肩凝症。

西医诊断：肩关节周围炎。

辨证分析：瘀血阻络。

治疗原则：调补气血，化瘀通络。

处理：

（1）方药：当归15g，黄芪30g，煅代赭石15g，茯神30g，首乌藤30g，鬼箭羽10g，生姜10g，薏苡仁30g，羌活15g，桂枝9g，黑顺片9g（先煎），醋鸡内金15g。7剂，每日1剂，水煎，温服，每日2次。

（2）手法治疗：理筋手法，详见"四、辨证施治"部分。

（3）针刺：肩髃、臂臑、肩髎、肩前穴，直刺1~1.5寸，留针15分钟。

（4）大青盐1000g缝袋后加热外敷患处，每处每日1次，每次15分钟。

嘱其避风寒，勿劳累，适当进行肩关节与颈椎功能锻炼，大青盐温敷。

二诊（2018年8月26日）：诉左肩部疼痛、活动受限较前缓解，左肩上举、背伸活动度较前增加，左手麻木缓解，乏力症状较前明显缓解，

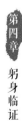

效不更方，上方 15 剂，水煎，口服，余继续以上治疗。

三诊（2018 年 9 月 11 日）：诉左肩部疼痛、活动受限较前明显缓解，左肩上举、背伸活动度较前明显增加，左手麻木缓解，乏力症状较前明显缓解，纳、眠可，舌暗，苔稍腻，脉弦滑。

处理：

（1）方药：当归 15g，黄芪 30g，桑枝 15g，首乌藤 30g，干姜 15g，薏苡仁 30g，羌活 15g，桂枝 9g，黑顺片 9g（先煎），醋鸡内金 15g，丹参 30g，檀香 3g，焦神曲 30g，石菖蒲 15g。7 剂，每日 1 剂，水煎 400mL，口服。

（2）手法治疗：同初诊。

（3）针刺：同初诊。

按语：本病以肩关节周围疼痛伴活动受限为主，中医病名为"肩凝症"，证属瘀血阻络。患者为中老年女性，因感受寒湿之邪，寒主收引，湿性重浊，阻滞气机，致局部气血运行不畅，不通则痛；外加近日身体劳累，更易感受病邪。故治以调补气血、化瘀通络，配合肩部手法调畅气机，疏通经络，解除痉挛，消肿镇痛，滑利关节，分离粘连，促进血液循环和新陈代谢，内外兼治，加快病情好转。

第七节 踝关节扭伤

一、概述

踝关节周围主要的韧带有内侧副韧带、外侧副韧带和下胫腓韧带。内侧副韧带又称三角韧带，起于内踝，向下呈扇形止于足舟骨、距骨前内侧和跟骨的载距突；内侧副韧带相对坚强，不易损伤。外侧副韧带起自外踝，包括止于距骨前外侧的距腓前韧带、止于跟骨外侧的跟腓韧带、止于距骨后外侧的距腓后韧带；外侧副韧带相对薄弱，容易损伤。下胫腓韧带又称胫腓联合韧带，为胫骨与腓骨下端之间的骨间韧带，是保持踝穴间距、稳定踝关节的重要韧带。踝关节扭伤是最高发的运动损伤，约占所有运动损伤的40%。踝关节扭伤的临床表现包括伤后迅即出现扭伤部位的疼痛和肿胀，随后出现皮肤瘀斑，严重者患足因为疼痛肿胀而不能活动。

二、病因病机

踝关节扭伤甚为常见，可发于任何年龄，尤以青壮年较多。多由踝关节突然受到过度的内翻或外翻暴力引起，如行走或跑步时踏在不平的地面上，上下楼梯、走坡路时不慎失足踩空，或骑车、踢球等运动中不慎跌倒，使踝关节突然过度内翻或外翻而产生踝部扭伤。

踝关节扭伤临床上分为内翻扭伤和外翻扭伤两类。内翻扭伤中以距

屈内翻扭伤多见，因踝关节处于跖屈时，距骨可向两侧轻微活动而使踝关节不稳定，容易损伤外侧的距腓前韧带；单纯内翻扭伤时，容易损伤外侧的跟腓韧带。外翻扭伤，由于三角韧带比较坚强，较少发生，但严重时可引起下胫腓韧带撕裂。

直接的外力打击，除韧带损伤外，多合并骨折和脱位。

三、诊断要点

有明显的外伤史：受伤后踝关节骤然出现肿胀、疼痛，不能走路或尚可勉强行走，但疼痛剧烈，局部压痛，韧带牵提试验阳性。伤后 2~3 天局部出现瘀斑。

内翻扭伤时，外踝前下方肿胀、压痛明显，足做内翻动作时，外踝前下方发生剧痛；外翻扭伤时，内踝前下方肿胀、压痛明显，足做外翻动作时，内踝前下方发生剧痛。

严重扭伤疑有韧带断裂或合并骨折脱位者，应做与受伤姿势相同的内翻或外翻位 X 线摄片检查。患侧关节间隙增宽往往显示该侧韧带撕裂，下胫腓韧带断裂可显示内外踝间距增宽。

四、辨证施治

以手法治疗为主，严重者外固定，配合药物、练功等治疗。

1. **理筋手法**　对单纯韧带扭伤或韧带部分撕裂者，可进行理筋。瘀肿严重者，则不宜用重手法。患者平卧，医者一手托住患者足跟，一手握住其足尖，缓缓做踝关节的背伸、跖屈及内翻、外翻动作，然后用两手掌心对握内、外踝，轻轻用力按压，有散肿止痛作用。并由下而上理顺筋络，反复进行数遍，再按摩商丘、解溪、丘墟、昆仑、太溪、足三里等穴。

2．药物治疗

（1）内服药：初期治宜活血祛瘀、消肿止痛，内服七厘散及舒筋丸；后期宜舒筋活络、温经止痛，内服小活络丹。

（2）外用药：初期外敷栀黄止痛散或三色敷药；后期用热敷一号温敷。

3．其他疗法

（1）固定方法：损伤严重者，根据其损伤程度可选用绷带、胶布或石膏外固定，保持踝关节于受伤韧带松弛的位置。内翻扭伤采用外翻固定，外翻扭伤采用内翻固定，并抬高患肢，以利于消肿，暂时限制行走。一般固定3周左右。若韧带完全断裂，则固定4~6周。

（2）练功活动：固定期间做足趾伸屈活动；解除固定后开始锻炼踝关节的伸屈功能，并逐步练习行走。

五、临证经验

邓素玲认为踝关节扭伤的病理机制为"筋出槽，骨错缝"，属中医学"筋伤戳角"范畴。按踝关节扭伤的时间又将其划分为急性踝关节扭伤、陈旧性踝关节扭伤。在运用手法治疗陈旧性踝关节扭伤的基础上，邓素玲认为"筋脉归位、骨正筋柔"为治疗急性踝关节扭伤的要点。"摇、拔、戳"手法是清宫正骨治疗踝关节扭伤的代表手法，在临床工作中为广大踝关节扭伤患者解除了病痛，有效缓解了患者的临床症状。具体操作方法如下：

摇法，即转摇之法，是以操作者双手虎口相对，在助手固定患者踝部上方并做对抗牵引的作用下，双手紧握患者踝关节远端，以轻、巧、柔、和之力做顺时针方向转摇，意在松解因踝关节扭伤造成的软组织痉挛、嵌顿，从而使周围血流通畅，减轻肿胀。

拔法，有"欲合先离"之意，是操作者做纵向拔伸牵引，暂时增大踝关节间隙，使错位之筋骨可以正确对位。

戳法，即"戳按"之意，操作者双手握患者关节远端，在拔伸作用下内翻、外翻踝部，并向近端戳按，意在使筋骨复位，促进血肿吸收，防止血肿机化。整个手法操作连贯有序、顺势利导、轻巧柔和，达巧理筋脉的目的。

手法操作禁忌：踝关节周围肌肉、肌腱完全断裂，踝关节骨折，严重心脑血管内科疾病患者，以及孕妇不宜使用该手法操作。

六、病案介绍

刘某，男，20岁，2019年7月26日初诊。

主诉：左踝关节间断疼痛3年。

现病史：患者自诉3年前扭伤左踝关节后出现左踝关节疼痛、肿胀、活动受限。DR示左踝关节未见明显骨折征象，局部软组织肿胀。经冰敷、口服消炎止痛类药物及膏药贴敷（具体不详）后症状稍缓解，后左踝关节时有疼痛，行走过多及跑跳后加重，今为求治疗，遂来我院门诊。现症见：左踝关节轻度肿胀，局部皮温不高，踝关节周围疼痛，以外踝为甚。纳、寐一般，舌体稍胖大，边有齿痕，舌质淡，苔白，脉弦滑。

既往史：无。

体格检查：左踝关节稍肿胀，局部皮温正常，踝关节周围压痛，以外踝为甚，局部可触及米粒样结节，踝关节背伸欠佳。

中医诊断：伤筋病。

西医诊断：踝关节扭伤。

辨证分析：脾失健运，气血凝滞，脉络闭阻。

治疗原则：健脾除湿，行气活血，通络止痛。

处理：

（1）方药：当归15g，黄芪40g，焦神曲30g，独活15g，白术15g，干姜15g，薏苡仁30g，川牛膝15g，木瓜30g，桂枝9g，地龙15g，黑顺片9g（先煎），益母草30g，酒女贞子30g，盐荔枝核30g。15剂，每日 1 剂，水煎，温服，每日 2 次。

（2）手法治疗：理筋手法，详见"四、辨证施治"部分。

（3）填髓胶囊：口服，每日 2 次，每次 4 粒。外用药：栀黄止痛散，25g 蜂蜜调匀，敷于瘀肿明显部位，并予弹力绷带固定。

二诊（2019 年 8 月 10 日）：左踝肿胀基本已无，踝关节周围疼痛减轻，踝关节背伸活动度较前好转。纳可，夜寐欠佳，舌体稍胖大，边稍有齿痕，舌质淡，苔白，脉弦滑。

处理：

（1）方药：上方去木瓜、地龙，加车前草、首乌藤各 15g。15 剂，每日 1 剂，水煎，温服，每日 2 次。

（2）手法治疗：同上。

患者未再复诊，电话回访诉左踝关节基本不痛，走路过多时仍稍有疼痛，踝关节活动度较前增加，纳、寐可，二便正常。嘱其继续进行踝关节功能锻炼，避风寒，不适随诊。

按语：踝关节扭伤在日常生活中极为常见，其发病率在人体全身关节韧带中位居首位，大多数为韧带损伤，多数不伴有骨折、脱位等症状，难以引起人们重视，由此失治而继发的踝关节持续性肿胀、疼痛，慢性踝关节不稳定或习惯性踝关节扭伤，最终诱发踝关节炎者并不少见。目前临床的处理原则多参照急性损伤处理 RICE 原则，主张早期冷敷镇痛、固定制动、适当休息，考虑急性踝关节扭伤多伴局部软组织及微血管的损伤，进而出现肿胀、疼痛，甚至出现皮下瘀斑，中医手法治疗有加重局部软组织出血、水肿的可能，故有学者不主张在急性踝关节扭伤早期（48 小时内）运用手法治疗；也有部分学者提出急性踝关节扭伤分期治疗，同样认为在急性期（48 小时内）不宜用手法治疗，建议早期采取固定制动、适当休息、避免负重等措施，急性期过后再考虑手法治疗。《医宗金鉴》有言："若脊筋陇起，骨缝必错，则成伛偻之形……或因跌仆闪失，以致骨缝开错……宜用按摩法，按其经络，以通郁闭之气，摩其壅聚，以散瘀结之肿，其患可愈。"清宫正骨流派"摇、拔、戳"手法治

疗陈旧性踝关节扭伤疗效显著，其手法重在顺势利导，正如《伤科汇纂》所载"将筋按捺归原处，筋若宽舒病体轻"。清宫正骨流派认为急性踝关节扭伤所致的肿胀疼痛症状为"筋出槽，骨错缝"，致使局部软组织痉挛、血管迂曲而出现的临床症状。"摇拔戳"手法以宛转之妙，避免直接揉搓损伤部位，轻、巧、柔、和为手法特点，"机触于外，巧生于内，手随心转，法从手出""曳之离而复合，推之就而复位，正其斜，完其阙"，有效松解和梳理痉挛的软组织、迂曲的血管，复位错位的关节及筋脉，使筋脉组织归其位、行其槽、司其职。通过整复错缝，舒筋理筋，促进局部血肿散化、吸收，以有效防止血肿机化，进而缓解踝关节的疼痛，有效恢复踝关节的正常活动，并且认为适当的负重功能锻炼有助于急性踝关节扭伤的恢复。

第八节　股骨头无菌性坏死

一、概述

股骨头无菌性坏死又称股骨头缺血性坏死。本病类似古代医学文献所称髋部的"骨痹""骨蚀"。发病年龄以儿童和青壮年多见，男性多于女性。

二、病因病机

1. **肝肾亏损**　肾虚则不能主骨，髓失所养，肝虚则不能藏血，营卫失调，气血不能温煦、濡养筋骨，致生本病。

2. **正虚邪侵**　体质素虚，外伤或感受风、寒、湿邪，脉络闭塞，或嗜欲不节，饮酒过度，脉络张弛失调，血行受阻；或因素体虚弱，复感外伤；或体虚患病，用药不当等使骨骼受累。

3. **气滞血瘀**　气滞则血行不畅，血瘀可致气行受阻，营卫失调，闭而不通，骨失所养。

股骨头无菌性坏死与创伤、慢性劳损、较长时间或大量使用激素、长期过量饮酒以及接触放射线等原因有关。但同样情况下存在着很大的个体差异。

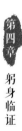

三、诊断要点

询问病史，了解发病原因，以助于分析、确定诊断。主要症状为患侧髋部疼痛，呈隐性钝痛，急性发作时可出现剧痛，疼痛部位在腹股沟区，站立或久行时疼痛明显，出现轻度跛行。晚期可因劳累而疼痛加重，跛行，髋关节屈曲、外旋功能明显障碍。

检查时，患髋"4"字试验阳性，髋关节屈曲挛缩试验（Thomas 征）阳性。晚期髋关节屈曲、外展、外旋明显受限。患肢短缩畸形，并出现半脱位。髋关节承重机能试验（Trendelenburg 征）阳性。

为了便于诊断、选择治疗方法和评价治疗效果，临床上可将本病的 X 线表现分为 4 期：

Ⅰ期：股骨头轮廓无改变，多在负重区出现囊性变或"新月征"。

Ⅱ期：股骨头轮廓无明显改变，负重区可见密度增高，周围可出现硬化带。

Ⅲ期：股骨头出现阶梯状塌陷或双峰征，负重区变扁，有细微骨折线，周围有骨质疏松征象。

Ⅳ期：髋关节间隙狭窄，股骨头扁平、肥大、增生，可出现向外上方半脱位或脱位。髋臼边缘增生硬化。

四、辨证施治

1. 药物治疗

（1）肝肾亏损：治宜滋补肝肾，方用左归丸。

（2）正虚邪侵：治宜双补气血，方选八珍汤、十全大补汤；若酒蚀痰饮，可选用苓桂术甘汤、宣痹汤。

（3）气滞血瘀：治宜行气止痛、活血祛瘀，方用桃红四物汤加枳壳、香附、延胡索。

外用药：可将消肿止痛膏敷贴于患处。

2. 其他疗法

（1）非手术疗法：适用于Ⅰ、Ⅱ期患者，限制负重，或用牵引疗法以缓解髋关节周围软组织痉挛，减低关节内压力，若放在下肢外展、内旋位牵引，还可以增加髋臼对股骨头的包容量。此外，还可运用推拿按摩手法，改善髋关节周围软组织血运、缓解肌肉痉挛、增加关节活动度。

（2）手术疗法：

1）股骨头钻孔减压术：适用于Ⅰ、Ⅱ期患者。目的是减低骨内压，改善股骨头血供，以期股骨头恢复血运。

2）带肌蒂或血管蒂植骨术：适用于Ⅱ、Ⅲ期患者。根据病情，可选择缝匠肌蒂骨块移植术或旋髂深血管蒂骨块移植术，既减低股骨头骨内压，又通过植骨块对股骨头血管的渗透改善血供。

3）血管移植术：适用于Ⅱ、Ⅲ期患者。先从股骨颈到股骨头钻一条或两条骨性隧道，再把游离出来的旋股外侧动、静脉血管支植入。

4）人工关节置换术：适用于Ⅳ期患者，年龄最好在50岁以上，对年轻患者必须慎用。在股骨头置换和全髋置换术的选择上，最好选择全髋置换术，以避免或减轻术后疼痛，避免术后因髋臼磨损而发生人工股骨头中心性脱位。

生活中要注意戒酒；髋关节部因创伤骨折后，要及时、正确地治疗，避免发生创伤性股骨头无菌性坏死。因病使用激素治疗，要严格遵医嘱进行，医务人员也不能滥用激素；接触放射线要注意防护。一旦发生本病，要早诊断、早治疗，以免延误病情。患病后减轻负重，少站、少走，以减轻股骨头受压。早期患者可于患髋处应用活血化瘀中药液湿热敷，并做推拿按摩手法，以促进局部血液循环，缓解关节周围肌肉痉挛，防止肌肉萎缩。手术治疗患者须做好术后护理。

五、病案介绍

刘某，男，58岁，2012年8月7日初诊。

主诉：右髋关节疼痛半年余。

现病史：患者 2 年前无明显诱因出现双髋关节僵硬、疼痛，活动受限，经当地医院给予口服药物（具体药物不详）及"理疗"等治疗后症状未见明显缓解；1 个月前上述症状再次加重，并伴头晕目眩，神疲乏力等。现症见：双髋关节僵硬、疼痛，活动受限，跛行，下蹲困难，伴头晕目眩，神疲乏力等，纳可，眠尚可，大小便正常。舌质稍暗，苔薄白，脉细弱无力。

体格检查：腰骶部压痛、叩击痛。"4"字试验：左髋（+），右髋（+）。双髋关节过屈、过伸试验（+）。

辅助检查：双髋关节 MRI 平扫（河南省中医院，2012 年 8 月 9 日）示双侧股骨头缺血性坏死，双髋关节少量积液伴关节间隙变窄。

中医诊断：骨蚀。

西医诊断：股骨头缺血性坏死。

辨证分析：气虚血亏，瘀血阻络。

治疗原则：益气健骨，活血舒筋，通络止痛。

处理：

（1）方药：当归 15g，黄芪 40g，川牛膝 20g，独活 20g，木瓜 30g，杜仲 30g，干姜 15g，桂枝 9g，麸炒白术 15g，地龙 15g，土鳖虫 15g，烫骨碎补 30g，赤芍 30g，炙甘草 15g，盐橘核 30g，炒桃仁 10g，丹参 30g，沉香 3g，黑顺片 9g（先煎）。30 剂，每日 1 剂，水煎，温服，每日 2 次。

（2）填髓胶囊：口服，每日 2 次，每次 4 粒。

（3）大青盐温敷。

二诊（2012 年 9 月 10 日）：1 个月后复诊，患者双髋关节僵硬、疼痛等症状均有所缓解，但仍有髋关节活动受限、下蹲困难等症状。舌质淡，苔薄白，脉沉细。效不更方，嘱患者适当加强功能锻炼。

处理：

（1）方药：当归 15g，黄芪 40g，川牛膝 20g，独活 20g，木瓜 30g，

杜仲 30g，干姜 15g，桂枝 9g，麸炒白术 15g，地龙 15g，土鳖虫 15g，烫骨碎补 30g，赤芍 30g，炙甘草 15g，盐橘核 30g，炒桃仁 10g，丹参 30g，沉香 3g，黑顺片 9g（先煎），红景天 15g。60 剂，每日 1 剂，水煎，温服，每日 2 次。

（2）手法治疗：患者俯卧位，术者在其髋部臀大肌、臀中肌处进行按揉法，探查痛点及结节病灶，并对其进行重点施治（点、按、揉、拨）；然后患者改仰卧位，术者在其髋部缝匠肌、股直肌、阔筋膜张肌处进行按揉法，探查痛点及结节病灶，并对其进行重点施治（点、按、揉、拨）；最后术者一手握患者小腿，一手扶其膝，在患者屈膝屈髋下摇转髋关节数次，恢复髋关节活动度。对侧同法。

（3）填髓胶囊：同上。

（4）针刺：阿是穴、环中、阳陵泉、居髎、髀关，直刺 1~1.5 寸，留针 15 分钟。

三诊（2012 年 11 月 10 日）：2 个月后复诊，右髋关节疼痛减轻，纳、眠可，二便调，舌质淡，苔薄白，脉沉。

处理：

（1）方药：当归 10g，炙黄芪 30g，川牛膝 15g，独活 15g，杜仲 15g，干姜 10g，桂枝 9g，麸炒白术 10g，土鳖虫 10g，烫骨碎补 15g，赤芍 15g，炙甘草 6g，盐橘核 30g，丹参 30g，黑顺片 9g（先煎），檀香 3g，续断 15g。60 剂，每日 1 剂，水煎，温服，每日 2 次。

（2）手法治疗：同上。

（3）填髓胶囊：同上。

（4）针刺：同上。

按语：股骨头坏死属于中医"骨蚀"范畴，性质本虚标实，临床常见证型为肝肾亏虚、气滞血瘀。本例患者为中老年男性，肝肾亏虚，劳作日久，损骨伤筋，损伤正气，加之外邪或饮食、运动不当而生此病，治疗当扶正祛邪，补益气血肝肾，配合手法共同起到治疗作用。同时应叮嘱患者补充营养，扶助正气，抵抗外邪，避免负重，在缓解症状的同时避免疾病进展。

第九节 类风湿性关节炎

一、概述

类风湿性关节炎是一种慢性全身性自身免疫性综合征，其特征是外周关节的非特异性、对称性炎症关节滑膜的慢性炎症增生，形成血管翳，侵犯关节软骨、软骨下骨、韧带和肌腱等，造成关节软骨和关节囊破坏，最终导致关节畸形和功能丧失，部分患者伴有不同程度的全身表现，受累关节以近端指间关节、掌指关节最为常见，髋关节受累比较少，关节炎常表现为对称性。出现类风湿性关节炎的手关节畸形，持续性肿胀和压痛可长达1小时，重症患者呈纤维性或者骨性强直，并因为关节周围肌肉萎缩、痉挛，失去关节功能，生活不能自理。

二、病因病机

目前中医对类风湿性关节炎病因病机的认识比较倾向于外邪、正虚和瘀血三个方面。

1. **外邪** 由于久居严寒之地，或常在野外、露天住宿或居住地潮湿、冒雨涉水等，以致风寒湿邪侵袭人体，壅塞经络，凝滞关节，久而为痹。若风寒湿邪郁久化热，熏蒸津液，饮酒以致湿邪积聚于体内，形成湿火而成风湿热痹。

2. **正虚** 由于禀赋不足或调摄不当，致使气血虚弱，腠理疏豁，寒湿之邪乘虚而入，阻遏营卫，留连于筋骨血脉而致病。病变主要涉及脾、肝、肾三脏。脾为后天之本，主四肢肌肉，"脾虚则四肢不用"。肝主筋，肾主骨，若房事不节，喜怒失调，致肝肾精气亏损，则无以濡养筋骨，至虚之处即容邪之所，三邪乘虚而入，内外合邪以致关节、筋脉、肌骨变形，以及肿胀、疼痛、屈伸不利等症状。

3. 瘀血　由于病久，屡发不愈，经脉违和，导致气血周流不畅而壅踞经隧，加之督脉空虚，寒湿侵袭筋骨，凝滞于脉络，如此寒湿、痰浊、瘀血与贼风互相胶结，凝聚不散，深入骨骱而致关节僵硬，并出现皮下结节等症状。

一般来说，病之初起以邪实为主，病位在皮肉、经络；久病则多属正虚邪恋，病位深入筋骨脏腑。由于病情反复发作，久病入络而致血瘀。邪、虚、瘀三者既相互区别，又互相渗透、互为因果。因此，从病机入手，分别以祛邪、补虚、化瘀为主进行论治，是近年来中医诊治类风湿性关节炎的特点。

三、诊断要点

（一）诊断标准

1. 中医诊断标准　参照中华人民共和国中医药行业标准《中医病证诊断疗效标准》（ZY/T001.1~001.9—94）。

尪痹是由风寒湿邪客于关节，气血痹阻，导致以小关节疼痛、肿胀、晨僵为特点的疾病。

2. 西医诊断标准　参照 1987 年美国风湿病学会（ACR）修订的类风湿性关节炎分类标准和 2009 年 ACR/EULAR（美国风湿病学会 / 欧洲抗风湿病联盟）类风湿性关节炎分类标准。

（1）1987 年美国风湿病学会修订的"类风湿性关节炎分类标准"：①晨僵至少 1 小时（≥ 6 周）。②3 个或 3 个以上关节区的关节炎（≥ 6

周）。③腕、掌指关节或近端指间关节炎（≥6周）。④对称性关节炎（≥6周）。⑤皮下结节。⑥手X线改变。⑦类风湿因子（RF）阳性。有上述七项中四项者即可诊断为类风湿性关节炎。

（2）2009年ACR/EULAR的"类风湿性关节炎分类标准"：

1）受累关节：

– 1个大关节（0分）

– 2~10大关节（1分）

– 1~3小关节（有或没有大关节）（2分）

– 4~10小关节（有或没有大关节）（3分）

– 超过10个小关节（至少1个小关节）（5分）

2）血清学（至少需要1项结果）：

– RF和ACPA（anti–citrullinated protein antibody，抗瓜氨酸化蛋白抗体）阴性（0分）

– RF和ACPA，至少有一项是低滴度阳性。（2分）

– RF和ACPA，至少有一项高滴度阳性（3分）

3）急性期反应物（至少需要1项结果）：

– CRP（C反应蛋白）和ESR（血沉）均正常（0分）

– CRP或ESR异常（1分）

4）症状持续时间：

– <6周（0分）

– ≥6周（1分）

注：在1）~4）内，取患者符合条件的最高分。例如，患者有5个小关节和4个大关节受累，评分为3分。

（二）证候诊断

类风湿性关节炎属于祖国医学"痹证"范畴。《黄帝内经》有论："风寒湿三气杂至，合而为痹。"邓素玲老师认为本虚标实是本病的病理特点，本虚为气血、阴阳、脏腑亏损，标实为外受风寒湿热之邪，内生痰浊瘀血之患。

本病共分为六型：风湿痹阻型，羌活胜湿汤加减；寒湿阻络型，蠲痹汤加减；湿热蕴结型，三仁汤加减；痰瘀痹阻型，导痰汤加减；肝肾亏虚型，独活寄生汤加减；气血不足型，十全大补汤加减。病情较复杂者伴随有严重预后不良后果，病史较久、炎症指标较高或已有关节破坏者，再配合西药甲氨蝶呤口服，即可得到很好的控制。

1. **风湿痹阻型**　肢体关节疼痛、重着，或有肿胀，痛处游走不定，关节屈伸不利，舌质淡红，苔白腻，脉濡或滑。

2. **寒湿阻络型**　肢体关节冷痛，局部肿胀，屈伸不利，关节拘急，局部畏寒，得寒痛剧，得热痛减，皮色不红，舌胖，舌质淡暗，苔白腻或白滑，脉弦缓或沉紧。

3. **湿热蕴结型**　关节肿痛，触之灼热或有热感，口渴不欲饮，烦闷不安，或有发热，舌质红，苔黄腻，脉濡数或滑数。

4. **痰瘀痹阻型**　关节肿痛日久不消，晨僵，屈伸不利，关节周围或皮下结节，舌质暗紫，苔白厚或厚腻，脉沉细涩或沉滑。

5. **气血不足型**　关节肌肉酸痛无力，活动后加剧，或肢体麻木，筋惕肉𥆧，肌肉萎缩，关节变形，少气乏力，自汗，心悸，头晕目眩，面黄少华，舌质淡，苔薄白，脉细弱。

6. **肝肾亏虚型**　关节、肌肉疼痛，关节肿大或僵硬变形、屈伸不利，腰膝酸软无力，关节发凉，畏寒喜暖，舌质红，苔白薄，脉沉弱。

四、辨证施治

1. 中药治疗

（1）风湿痹阻型：

治法：祛风除湿，通络止痛。

方药：羌活胜湿汤加减。羌活、独活、防风、蔓荆子、川芎、秦艽、桂枝、青风藤。

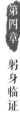

中成药：复方夏天无片、疏风活络片、木瓜丸、祛风止痛片、骨龙胶囊等。

（2）寒湿阻络型：

治法：温经散寒，祛湿通络。

方药：乌头汤合防己黄芪汤加减。制川乌（或制附片）、桂枝、赤芍、生黄芪、白术、当归、生薏苡仁、羌活、防己、生甘草。

中成药：寒湿痹颗粒（片、胶囊）、风湿骨痛丸、通痹片、复方雪莲胶囊、独一味胶囊等。

（3）湿热蕴结型：

治法：清热除湿，活血通络。

方药：宣痹汤合三妙散加减。生薏苡仁、防己、滑石粉、连翘、苍术、黄柏、金银花、萆薢、羌活、赤芍、青风藤。

中成药：四妙丸、湿热痹颗粒（片、胶囊）、当归拈痛丸、豨桐胶囊、新癀片等。

（4）痰瘀痹阻型：

治法：活血行瘀，化痰通络。

方药：小活络丹加减。炙乳香、炙没药、地龙、制南星、白芥子、当归、赤芍、川芎。

中成药：盘龙七片、祖师麻片、大活络丸、小活络丸等。

（5）气血不足型：

治法：益气养血，活络祛邪。

方药：八珍汤合蠲痹汤加减。当归、川芎、白芍、熟地、生黄芪、白术、茯苓、炙甘草、羌活、独活、桂枝、秦艽、海风藤、桑枝、木香、乳香。

中成药：痹祺胶囊等。

（6）肝肾亏虚型：

治法：补益肝肾，蠲痹通络。

方药：独活寄生汤加减。独活、桑寄生、炒杜仲、怀牛膝、细辛、茯苓、当归、川芎、白芍、生地、熟地、补骨脂、鸡血藤、乌梢蛇、蜈蚣、地龙、生甘草。

中成药：尪痹颗粒（片、胶囊）、独活寄生合剂、益肾蠲痹丸等。

气血运行不畅，脉络痹阻，是本病的重要病理环节，贯穿疾病始终。除上述6种常见证型外，瘀血阻络证常与类风湿性关节炎的其他证型兼见，故类风湿性关节炎之不同证型、不同病理阶段，均应配合活血化瘀之品，可随症选用身痛逐瘀汤加减或瘀血痹片（胶囊）。

根据病情，亦可选用以下中成药：雷公藤多苷片、白芍总苷胶囊、正清风痛宁、昆明山海棠片等。

2. 针灸疗法 根据病情，可辨证选取肩髃、肩髎、曲池、尺泽、手三里、外关、合谷、环跳、阳陵泉、昆仑、太溪、解溪等穴位；或根据疼痛肿胀部位，采取局部取穴或循经取穴。针刺时根据寒热虚实不同，配合针刺泻法、补法。

3. 外治法 根据病情及临床实际，选择中药外敷、中药离子导入、中药泡洗、中药熏治、中药全身浸浴、中药穴位贴敷等。辨证选用外用药物，如偏寒湿痹阻者，酌情选用祛风散寒、除湿、温经通络药物；偏湿热痹阻者，酌情选用清热除湿、宣痹通络之品；偏痰瘀痹阻者，酌情选用活血行瘀、化痰通络之品等。

4. 其他疗法

（1）关节腔积液者，行关节腔穿刺术。

（2）根据病情选用长圆针闭合术，以改善关节功能。

（3）根据病情，可进行关节康复治疗；伴发骨质疏松症患者，可使用骨质疏松治疗康复系统进行治疗。

5. 手术治疗 关节严重畸形者，可行手术治疗。

6. 康复治疗

（1）心理调摄：帮助患者保持心情愉快，增强战胜疾病的信心。

（2）饮食起居调摄：忌食肥甘厚味及辛辣之品，禁饮酒，避风寒，慎劳累。

（3）护理：

1）活动期关节护理：病情活动期应注意休息，减少活动量，尽量将病变关节固定于功能位，如膝关节、肘关节应尽量伸直。

2）缓解期关节功能锻炼护理：病情稳定时应及时注意关节功能锻炼，如漫步、游泳，锻炼全身关节功能；捏核桃或握力器，锻炼手指关节功能；双手握转环旋转，锻炼腕关节功能；骑脚踏自行车，锻炼膝关节；滚圆木、踏空缝纫机，锻炼踝关节等。

五、临证经验

在临床上邓素玲老师利用内外兼治的方法治疗类风湿性关节炎效果明显、疗效独特。外治法主要是用手法治疗肿痛的关节部位，通过对关节周围挛缩、拘急的筋肉进行揉捻和搓揉，改善关节活动度。

1. 指间关节　伤手伸出，掌心向下，医者站在患者前方，一手拿住伤指远端，另一手拇指、食指放在伤处。医者握远端的手指，在拔伸下摇晃指间关节，另一手拇指、食指揉捻其掌背侧；然后用相同手法揉捻指间关节两侧；将指间关节屈曲，拿伤处之手挤按伤处，局部轻轻推捋之。

2. 腕掌部手法　患者正坐位，伤手伸出，掌心向下。助手站在伤手外侧，双手握住患者前臂远端。医者站在患者前方，双手握住其手掌，拇指按在其伤处。医者与助手相对拔伸并在牵引力下环转摇晃6~7下，使患者腕部掌屈、背伸，同时双手拇指向内归挤、戳按。

治疗时医者需掌握分寸，注意手法的轻巧柔和。

内治法主要是中药汤剂。

六、病案介绍

张某，女，49岁，2018年11月23日初诊。

主诉：全身多关节疼痛8年余。

现病史：患类风湿性关节炎8年，长期用抗风湿激素治疗，病情反复不定，甚至有日渐加重之势。后逐渐减轻激素用量，长期用中医汤药治疗，效果不甚明显。诊见患者右侧腕关节、右肩关节、左踝关节疼痛明显。

体格检查：全身多关节压痛，以右侧腕关节、右肩关节、左踝关节为甚，双手指间关节稍变形。

辅助检查：类风湿因子152.3IU/mL，抗"O"63.6IU/mL。

中医诊断：痹证。

西医诊断：类风湿性关节炎。

辨证分析：风寒湿痹夹气血瘀阻。

治疗原则：活血化瘀，健脾益肾。

处理：

（1）方药：薏苡仁40g，炒冬瓜子30g，麸炒苍术15g，麸炒白术15g，茯苓30g，夏枯草15g，桂枝9g，干姜15g，炒鸡内金20g，炒山楂15g，炒川楝子15g，焦神曲30g，炒桃仁10g，醋郁金15g，黑顺片9g（先煎），羌活15g，独活15g，川牛膝15g。7剂，每日1剂，水煎，温服，每日2服。

（2）挑治：选取1寸毫针，拇指、食指持针尖处，使针尖露出3～5mm，斜刺进入皮肤2～3mm，进针后迅速抖动手腕将针尖挑出皮肤，沿患者诸阳经循行部位进行挑治。先由前发际挑治至后项，以督脉为中心向两侧放射，后挑治腹背、四肢、手足，自上而下，自内而外，双侧对称，针刺密度以患者耐受程度而定，对局部气血瘀滞处可着重治疗，以利于气血运行。操作时应主动避开肢体内侧动脉血管，以无出血或气血瘀滞部位稍稍渗血为度。

（3）痹痛消丸：口服，每日2次，每次9g。

（4）手法治疗：详见"五、临证经验"部分。

二诊（2018年12月2日）：诉服药3剂后右侧腕关节、右肩关节、

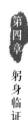

左踝关节疼痛较前缓解，但前日感寒后出现疼痛再次加重。纳、眠一般，二便正常。舌淡红，少苔，脉细弱。

处理：

（1）方药：薏苡仁 40g，炒冬瓜子 30g，石菖蒲 15g，麸炒白术 10g，茯神 30g，桂枝 9g，干姜 15g，炒鸡内金 20g，炒山楂 15g，炒川楝子 15g，焦神曲 20g，炒桃仁 10g，醋郁金 15g，黑顺片 9g（先煎），羌活 15g，独活 15g，川牛膝 15g，盐车前子 15g（包煎），地龙 15g，土鳖虫 15g。7 剂，每日 1 剂，水煎，温服，每日 2 次。

（2）挑治：同上。

（3）痹痛消丸：同上。

（4）手法治疗：同上。

按语：尪痹多指病久，筋挛不伸、骨节畸形的风湿病症，多由感邪重，身体羸弱，治疗不当，迁延而致。此类疾病多虚实痰瘀夹杂，因此，在分析此类病症的病因病机时应有清晰的思路，治疗的难度虽大，但只要思路清晰，就能做到扶正祛邪、标本同治、内外兼施。本病是临床疑难病症，除其发病部位散在全身，以小关节为主外，后期畸变致残的原因亦与用药有关。西药主在镇痛，主要偏于攻邪，忽略"正气存内，邪不可干"，攻伐之剂更伤其正。正邪较量之际，为医者切不可拉偏架，犯虚虚实实之戒。

本病多属中医学"痹证"范围，是由正气不足，复感风、寒、湿邪，气血痹阻而发病。风为阳邪，善行数变，游行全身，遂致游走性关节痛。寒为阴邪，其性凝滞收引，使营卫气血阻滞不行，经脉拘急，筋骨不利，疼痛难忍。湿为阴邪，其性黏滞重着，留滞经络关节，阻遏气血，涩滞难愈。正如《素问·痹论》云："所谓痹者，各以其时重感于风寒湿之气也。"又因女子七七，任脉虚，太冲脉衰少，天癸竭，肝肾俱虚，遂致筋骨失养，加之饮食不节，起居失调，脾气受损，化源不足，气血亏虚，导致"气主煦之""血主濡之"的功能不足，经脉关节失于气血濡养，而致不荣则痛。正如《伤寒论》曰："寸口脉微而涩，微者卫气不行，涩者荣气不逮。荣卫不能相将，三焦无所仰，身体痹不仁。"此外，正气不足更易使外邪乘虚而入，导致邪盛正虚的难治性痹证。正如《诸病源候论·风痹候》曰："痹者……由人体虚，腠理开，故受风邪也。病在阳曰风，在阴曰痹。"禀赋不足，素体亏虚，加之饮食不节，起居失调，引起气血不足，肌肤失养，腠理空虚，卫外不固，外邪易侵，阻气血，塞经络，留注于经络、关节、肌肉，而致本病。故本病的中医治疗重在调补肝肾气血、疏通经络气机。

第十节　强直性脊柱炎

一、概述

强直性脊柱炎是一种原因未明的、以脊柱和骶髂关节为主要病变部位的慢性进展性炎症，是血清阴性脊柱关节疾病中最为常见的一种类型，发病率为 0.1%~0.8%，男女比例约为 3∶1；在我国罹患者近 500 万人，致残率 30%，可致韧带骨化、脊柱强直，可继发骨质疏松，造成脊柱或髋关节骨折，将近 1/3 的患者会因此丧失工作能力，每年因此造成的医疗花费和患者劳动能力丧失而导致的经济损失巨大。

二、病因病机

强直性脊柱炎属于"大偻"，早在《黄帝内经》中就有"大偻"的记载，国医大师焦树德根据强直性脊柱炎脊背曲俯的发病特点，将其归为"大偻"。中医治疗思路多样，病因病机无统一标准。《素问·骨空论》描述："督脉为病，脊强反折。"《素问·痹论》曰："骨痹不已，复感于邪，内舍于肾……肾痹者，善胀，尻以代踵，脊以代头。"以上皆符合强直性脊柱炎的临床特点。《素问·痹论》又曰："风寒湿三气杂至，合而为痹也。"现多认为外因是寒邪入侵，内因为肾督阳虚，而风、寒、湿等外因等只是本病的诱因，关键病机是肾督两亏，肝、脾、肾不足，内外合邪，酿致本病。

三、诊断要点

（一）诊断标准

1. 中医诊断标准 参照中华中医药学会发布的《中医内科常见病诊疗指南》（ZYYXH/T50~135—2008）。

凡症见腰骶、髋部疼痛及僵直不舒，继而沿脊柱由下而上渐及胸椎、颈椎（少数可见由上而下者），或见生理弯度消失、僵硬如柱，俯仰不能；或见腰弯、背突、颈重、肩随、形体羸；或见关节肿痛、屈伸不利等临床表现，甚还可见"尻以代踵、脊以代头"之征象，均可诊断为大偻。

2. 西医诊断标准 参照1984年美国风湿病学会修订的纽约标准。

（1）临床标准：①腰痛、僵3个月以上，活动改善，休息无改善。②腰椎额状面和矢状面活动受限。③胸廓活动度低于相应年龄、性别的正常人（＜5cm）。

（2）放射学标准：双侧骶髂关节炎≥2级或单侧骶髂关节炎3~4级。

（3）分级：

1）肯定强直性脊柱炎：符合放射学标准和至少1项临床标准。

2）可能强直性脊柱炎：符合3项临床标准或符合放射学标准而不具备任何临床标准（应排除其他原因所致的骶髂关节炎）。

（二）证候诊断

1. 肾虚督寒 腰骶、脊背、臀部疼痛，僵硬不舒，牵及膝腿痛或酸软无力，畏寒喜暖，得热则舒，俯仰受限，活动不利，甚则腰脊僵直或后凸变形，行走、坐卧不能，或见男子阴囊寒冷，女子白带寒滑，舌暗红，苔薄白或白厚，脉多沉弦或沉弦细。

2. 肾虚湿热 腰骶、脊背、臀部酸痛、沉重及僵硬不适，身热不扬，绵绵不解，汗出心烦，口苦黏腻或口干不欲饮，或见脘闷纳呆，大便溏软或黏滞不爽，小便黄赤，或伴见关节红肿、灼热、焮痛或有积液，屈

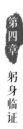

伸活动受限，舌质偏红，苔腻或黄腻或垢腻，脉沉滑、弦滑或弦细数。

四、辨证施治

1. 中药治疗

（1）肾虚督寒证：

治法：补肾强督，祛寒除湿。

方药：补肾强督祛寒汤加减。狗脊、熟地、制附片、鹿角霜、骨碎补、杜仲、桂枝、白芍、知母、独活、羌活、续断、防风、威灵仙、川牛膝、炙穿山甲。

中成药：金乌骨通胶囊、天麻壮骨丸、尪痹颗粒（片／胶囊）、草乌甲素片、金匮肾气丸、帕夫林胶囊、昆仙胶囊、祖师麻片、益肾蠲痹丸、血塞通胶囊、七厘散、盘龙七片、痹祺胶囊等。

（2）肾虚湿热证：

治法：补肾强督，清热利湿。

方药：补肾强督清化汤加减。狗脊、苍术、炒黄柏、牛膝、苡米、忍冬藤、桑枝、络石藤、白蔻仁、藿香、防风、防己、萆薢、泽泻、桑寄生、炙穿山甲。

中成药：二妙丸、三妙丸、四妙丸、湿热痹颗粒（片／胶囊）、知柏地黄丸、帕夫林胶囊、昆仙胶囊、祖师麻片、血塞通胶囊、七厘散、盘龙七片、痹祺胶囊等。

兼见瘀血证者，可辨证使用注射用血塞通、丹参注射液或冻干粉等；兼见颈项、脊背僵痛不舒者，可辨证使用葛根素注射液等。

2. 针灸治疗

（1）体针：根据病情，辨证选取肾俞、腰阳关、夹脊、委中、昆仑、太溪、三阴交、阿是穴等穴位，或根据疼痛部位采取局部取穴或循经取穴。针刺时根据寒热虚实不同配合针刺泻法、补法，或点刺放血等。

（2）其他：根据病情需要，还可选用督灸疗法、雷火灸疗法、项针疗法、夹脊针疗法、穴位注射疗法、经皮穴位电刺激等治疗方法。

3. 综合强化序贯治疗

（1）对患者进行详细全面的健康教育。

（2）关节功能锻炼及康复。

（3）根据病情及临床实际，选择中药热敷、烫熨治疗和中药热奄包、中药离子导入、中药蒸汽、手法按摩、红外线疼痛治疗、中药熏洗、仿真推拿手法治疗、中药药罐疗法和电磁治疗、超声药物透入、中药穴位贴敷、半导体激光照射治疗、拔罐和走罐、中药涂擦、膏摩、定向透药治疗，可配合智能型中药熏蒸汽自控治疗仪、腿浴治疗器、足疗仪、磁振热治疗仪、特定电磁波治疗仪、数码经络导平治疗仪、智能通络治疗仪、多频率微波治疗仪、特定电磁波治疗仪等仪器进行治疗。

4. 其他疗法　根据患者病情及医院所具备的条件，可配合选用手法治疗；中晚期脊柱活动受限者，可选用微创治疗（针刀疗法）、带刃针疗法、钩活术疗法；脊柱或外周关节疼痛者，可选用蜂针疗法；下腰部疼痛剧烈者，可行骶髂关节内糖皮质激素注射，每年以不超过3次为宜；膝关节红肿热痛、活动受限者，可选用双膝关节内糖皮质激素注射，每年以不超过3次为宜；药物及保守治疗效果不佳、关节功能严重受限者，可行关节置换术治疗；脊柱过度屈曲、功能严重障碍者，可行脊柱矫形术治疗；并发骨质疏松症者，可采用针刺缓解原发性骨质疏松症疼痛，或选用骨质疏松治疗康复系统、骨质疏松治疗仪治疗；伴发脊柱及外周关节纤维化及骨化，可选用骨质增生治疗仪进行治疗。

5. 康复治疗

（1）情志调护：多与患者进行面对面沟通，给予患者耐心的开导、热心的抚慰与鼓励，帮助患者正确认识自己的病情、了解治疗的过程与方法，树立战胜疾病的信心。

（2）生活调护：嘱患者注意保暖，并尽量选择向阳的居室居住，保持室内干燥、温暖、空气新鲜，温水洗手、洗脚，避免衣物潮湿，戒烟酒。有髋关节病变的患者，在无负重的情况下进行肢体活动，病变严重

第四章　躬身临证

者应借助腋拐行走。对于病情较重的卧床患者，护理人员协助床上进食、床上浴、床上大小便，并保持患者身体清洁，经常帮助患者翻身，防止褥疮及坠积性肺炎的发生。

（3）饮食调护：选择高蛋白、高维生素、营养丰富、易消化的食品，冬天还可多进食温补性的食物，如牛羊肉、骨头汤等。此外，本病易造成骨量丢失导致骨质疏松，应多进含钙量高的食物，如虾皮、酥鱼、奶制品等。

五、临证经验

（一）内外兼治

邓素玲在中医学整体观念指导下，注意整体与局部在病变发展中的对应关系，采取内外兼治的综合疗法治疗本病。内治方药可调整正气、扶正祛邪，外治法对病变局部效果迅速，内外兼治可防止脊柱、关节发生僵直、骨化等不可逆转的病理改变，帮助患者树立战胜疾病的信心，最大限度地消除患者消极等待的错误理念。

邓素玲临床中自拟温肾通督汤，其基本方药：当归、黄芪、穿山甲、川续断、桑寄生、牛膝、白芍、土鳖虫、附子、干姜、桂枝、川芎、淫羊藿、炙甘草。当归、黄芪补气养血，为主。桑寄生、牛膝、川续断、淫羊藿既可补益肝肾、强筋健骨以扶正固本，又可祛风除湿以祛除外邪；土鳖虫破血逐瘀、续筋接骨；白芍、炙甘草养血柔肝、缓急止痛；附子、干姜、桂枝温通经脉、散寒止痛，为辅。穿山甲、川芎通督引经并祛风湿，为使。全方共奏温肾通督、通络止痛之效。

随症加减：肾阴虚，加牡丹皮、地骨皮、生地退虚热，疗骨蒸；酸困、晨僵明显，加白术、木瓜、云苓健脾除湿，舒筋活络；气虚乏力，加党参益气养血、扶正祛邪；血虚，加熟地养血通脉、填精益髓；气郁，加郁金、香附疏肝解郁，行气活血。

辨部位用药：髋痛，加独活、威灵仙祛风湿，通络止痛；肩背痛，加羌活、葛根引经上行，祛邪止痛。

临床中观察到邓素玲治疗慢性病特别重视保护胃气。强直性脊柱炎患者长期服药，中药过用苦寒伤胃，非甾体抗炎药和激素等西药损伤胃肠道，临床出现纳呆、胃痛、胃胀、泛酸、呃逆等症，临床上亦稍加鸡内金、焦三仙等药物以顾护胃气，促进药物吸收。

筋主束骨而利机关，骨之功能离不开筋之运动，强直性脊柱炎发展到关节病变，必定先伤其筋，再伤其骨。邓素玲非常重视筋骨关系在强直性脊柱炎发病机制和治疗中的作用，要求舒筋活络、筋骨复常。按摩推拿具有舒筋活络、解痉镇痛的功效，可有效改善关节和脊柱筋脉的挛急、僵硬、萎缩状态，对患部的功能改善起到积极的促进作用。熏蒸热敷是利用中药加热后对病变局部的温热渗透，使患部气血运行加速，起到活血解凝、除痹通络的作用，以缓解患处僵硬、疼痛，对维持或改善关节、脊柱的功能活动有较强的作用。常用的方药有艾叶、苏木、红花、川花椒、细辛、川乌、草乌、乳香、没药、伸筋草、透骨草等。邓素玲特别强调，熏蒸热敷的温度一定要适宜，引导患者走出温度越高越好的误区，避免皮肤烫伤，不利于关节修复。针灸挑治，沿督脉和夹脊穴针刺、挑治或督灸，可直接起到通经活络的作用。牵引主要是脊柱牵引和髋关节牵引，是改善关节挛缩、脊柱畸形的有效方法，可根据患者体质及病变关节的耐受性适度选择，调整牵引的重量和时间，以不使病变局部症状加重为度。针对局部病情的严重程度，选择应用牵引、针灸、推拿、热敷、熏蒸等外治法，对改善关节病变和延缓病变进程可起到非常明显的作用。

（二）功能锻炼

强直性脊柱炎以脊柱和中轴关节强直为病变，以发展快、致残率高、一旦病发难以补救为特点。邓素玲指出，本病重点强调脊柱和髋关节功能的锻炼，使之始终保持正常的运动度，这是治疗成功、避免复发的关

键。运动疗法是强直性脊柱炎治疗的重要组成部分，功能锻炼能使关节保持功能位置，防止失用性肌萎缩，增加其他关节的代偿功能。临床上要维持和改善关节、脊柱的功能，需要医生的治疗和患者的锻炼，做到动静结合。"动"就是患者要调动自己的主观能动性，积极进行功能锻炼；"静"就是医生的治疗，包括牵引、针灸、推拿、热敷、熏蒸等治疗措施。病变未至之处以锻炼维持功能，"先安未受邪之地"，防病之所至；病变已至之处争取改善功能，防关节僵直、骨化，动静结合，相互促进。

急性发作期应卧床休息，以减轻疼痛，延缓关节破坏。缓解期要求进行自我功能锻炼，锻炼场所、时间不限，利用空闲时间多做扩胸运动、深呼吸、挺直躯干、压腿等动作。锻炼内容包括颈部伸展运动、侧屈运动、下肢伸展运动、髋及骨盆旋转运动、转颈运动、转体运动、床上伸展运动及膝胸运动、仰卧躯体伸展运动。邓素玲指导患者锻炼飞燕式运动：患者俯卧于硬板床上，头向后仰，双手置于臀部上方，然后仰挺胸及双下肢直腿并拢后伸，向后上方抬高，尽量保持 5~10 秒。重复上述动作，如此反复 30 次为一组，每天 3~5 组。邓素玲强调功能锻炼应根据体力所能，循序渐进，以运动后疲劳、疼痛在 2 小时内恢复为度，避免操之过急造成新的组织损伤，重在坚持不懈、持之以恒，不可半途而废。医者在让患者树立信心的同时，也应使其了解本病的特殊性，尤其是经治疗病情已趋于稳定的患者，要从内心深处认识到坚持功能锻炼的重要性。

六、病案介绍

于某，男，19 岁，2006 年 9 月 8 日初诊。

主诉：腰臀部疼痛半年余。

现病史：患者半年前无明显诱因出现腰臀部僵硬、疼痛，夜间痛甚，晨僵明显，至当地医院查 HLA-B27 阳性，血沉 38mm/h，当地医院给予对症治疗，服用药物不明，治疗一段时间后效果不明显，遂来我科诊治。

现症见：腰臀部僵硬、疼痛，早起时晨僵明显，活动后减轻。

既往史：平素体质一般。

家族史：无特殊。

体格检查：脊柱后伸可，双侧"4"字试验（－），双侧骶髂关节压痛，脊柱侧弯、旋转皆正常，骶髂关节处有压痛，局部皮肤不红，其余各关节未见明显异常，四肢肌力、肌张力正常，生理反射存在，病理反射未引出。

辅助检查：X线检查示双侧骶髂关节模糊，关节间隙变窄，腰曲变直，胸曲加大，方形椎改变，间隙存在，小关节模糊。HLA-B27阳性，血沉为38mm/h。

中医诊断：大偻（肾虚督寒）。

西医诊断：强直性脊柱炎。

辨证分析：肾气不足，寒湿阻滞。

治疗原则：温肾通督，散寒除湿。

处理：

（1）方药：当归15g，黄芪40g，桑寄生30g，续断30g，土鳖虫15g，黑顺片9g（先煎），干姜15g，桂枝9g，炙淫羊藿15g，盐菟丝子30g，盐巴戟天30g，烫狗脊30g，川牛膝15g，醋香附15g，穿山龙40g，炒鸡内金15g。14剂，每日1剂，水煎，温服，每日2次。

（2）手法治疗：根据腰背部正常形态脊柱结构特点，寻找激痛点，查明病灶后进行推拿。沿脊柱、双侧膀胱经第一侧线用揉法、滚法等进行按摩；按摩夹脊穴、骶髂关节，放松腰背部病变区域，操作时间约为5分钟，以患者耐受为宜。经由肘尖、拇指或其余四指对脊柱双侧僵硬的骶棘肌进行按揉，松解病变区域的筋结点，重点关注存在筋膜条索的区域；推揉疼痛区，点按膀胱经诸穴、夹脊穴；舒展患者腰部，牵引四肢，操作时间约10分钟；以按法、拍击法放松，操作时间为3～5分钟。

（3）挑治：选取1寸毫针，拇指、食指持针尖处，使针尖露出3～5mm，斜刺进入皮肤2～3mm，进针后迅速抖动手腕将针尖挑出皮肤，

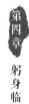

沿患者诸阳经循行部位进行挑治。先由前发际挑治至后项，以督脉为中心向两侧放射，后挑治腹背、四肢、手足，自上而下，自内而外，双侧对称，针刺密度以患者耐受程度而定，对局部气血瘀滞处可着重治疗，以利于气血运行。操作时应主动避开肢体内侧动脉血管，以无出血或气血瘀滞部位稍稍渗血为度。

二诊（2006 年 9 月 25 日）：腰痛减轻，臀部疼痛消失，僵硬感不明显，舌淡红，苔薄白，脉缓。

处理：

（1）上方加杜仲 15g。14 剂，每日 1 剂，水煎，温服，每日 2 次。

（2）手法治疗：同上。

（3）挑治：同上。

三诊（2006 年 10 月 10 日）：腰部稍痛，眠可，舌淡红，苔白，脉稍沉。

（1）方药：当归 15g，黄芪 40g，桑寄生 30g，续断 30g，土鳖虫 15g，黑顺片 9g（先煎），干姜 15g，桂枝 10g，炙淫羊藿 15g，伸筋草 15g，薏苡仁 40g，川牛膝 15g，炒鸡内金 15g，穿山龙 40g，焦神曲 30g，独活 15g，地龙 15g，木瓜 30g，炒冬瓜子 30g，炒白芍 15g，炙甘草 6g。30 剂，每日 1 剂，水煎，温服，每日 2 次。

（2）手法治疗：同上。

（3）挑治：同上。

按语：强直性脊柱炎属疑难症，由于其病程长、见效慢，许多患者对治疗的信心不足。笔者认为，本病的病理改变既有一般痹证的普遍性，如疼痛、沉困、僵硬；又有其特殊性，即病变侵蚀部位相对固定。因此，掌握其发生、发展变化的特殊规律，就可以做到未病先防，既病防变，从而把握治疗的主动权。

中医对本病的治疗强调辨证论治、扶正祛邪、内外结合，从临床疗效看具有显著的优势。整体与局部同治，可使各种疗法的作用得以互相促进和加强。中药内治，强调机体正气与邪气力量的对比，高速祛邪有助于正气的恢复，扶正可以增强机体驱邪外出的能力。由于病邪侵蚀部位在脊柱和大关节，致残率高，因此，单纯内治，效力略显单薄，必须抓住关节骨化强直前的最佳时机积极配合局部外治，使关节功能得到及时的保护和改善，才能使疗效彰显、疗程缩短。

本病治疗和恢复期的维持均需要患者密切合作，因此，医生应与患者做思想上的沟通，让患者及其家属充分认识到本病对人体的危害程度、病变发展的过程，并了解各种治疗措施对于预防畸形和改善功能所起的作用，以及各种有害因素在本病发生、发展和预后中所起的不良影响，最大限度地调动患者的主观能动性，以取得其理解和配合。

为患者设计最恰当的锻炼方式，既保证脊柱和关节功能的最佳运动状态，又不致因不正确的锻炼伤阴耗气，损伤正气，加重病情。

本病病程较长，长期服药要注意保护胃气，病变进入恢复期后，可将汤剂改为丸散或胶囊。

第十一节　痛风性关节炎

一、概述

痛风性关节炎是由于尿酸盐沉积在关节囊、滑囊、软骨、骨质和其他组织中而引起的病损及炎性反应，多有遗传因素和家族因素，好发于40岁以上的男性，多见于蹈趾的跖趾关节，也可发生于其他较大关节，尤其是踝部与足部关节。主要表现为关节的剧痛，常常为单侧性突然发生；关节周围组织有明显肿胀、发热、发红和压痛。做血尿酸检查可以确诊。应用药物治疗有较好的效果。

二、病因病机

1.正气不足　中医学非常重视人体的正气，认为正气在疾病发生发展中起决定作用。正气指人体内的元气。《素问·刺法论》曰："正气存内，邪不可干。"《素问·评热病论》曰："邪之所凑，其气必虚。"

2.外邪为标　外邪是人体发病的重要条件。《金匮要略》曰："若人能养慎，不令邪风干忤经络……不遗形体有衰，病则无由入其腠理。"外邪不外乎风、寒、暑、湿、热、疟邪、疫毒等，而在痹证中最多见的莫过于风、寒（热）、湿邪。外邪致病可以直接袭表，直接致病为患；亦可直接入里，引起脏腑失调；外邪袭表日久，可内外合邪为患。另外，个人体质、环境差异、生活饮食起居不同，所感之邪亦有别。

3. **痰瘀互结** 痰瘀的产生是人体内外因交织的结果。内因方面：水湿的代谢主要责之于肺、脾、肾三脏，肺、脾、肾功能失调，则水液代谢失常，痰湿内生，痰湿交阻，气血运行受阻，瘀血内生，痰瘀互结，阻滞关节经络气血，气血运行不畅，则发为痛风。外因方面：外感湿邪，饮食不节（过嗜肥甘厚味），情志不畅等，又可导致脾胃失和，进而影响肺肾功能，水湿内聚。内外因交织，错综复杂，影响疾病进程及预后。李时珍《濒湖脉学》曰："痰生百病食生灾。"《类证治裁·痹证论治》云久痹不愈"必有湿痰败血瘀滞经络"。王清任在《医林改错·卷下》中提出了"痹有瘀血"学术论点，提示用活血化瘀法治疗痹证。

三、诊断要点

（一）诊断标准

1. **中医诊断标准** 参照中华人民共和国中医药行业标准《中医病证诊断疗效标准》（ZY/T001.1~001.9—94）。

（1）多个跖指关节猝然红肿疼痛，逐渐疼痛剧如虎咬，昼轻夜甚，反复发作。可伴发热、头痛等症。

（2）多见于中老年男子，可有痛风家族史。常因劳累、暴饮暴食、吃高嘌呤食物、饮酒及外感风寒等诱发。

（3）初起可单关节发病，以第一跖趾关节多见。继则足踝、足跟、手指和其他小关节出现红肿热痛，甚则关节腔可有渗液。反复发作后，可伴有关节周围及耳廓、耳轮及趾、指骨间出现"块瘰"（痛风石）。

（4）血尿酸、尿尿酸增高。发作期白细胞总数可增高。

（5）X线摄片检查可示软骨缘邻近关节的骨质有不整齐的穿凿样圆形缺损。

2. **西医诊断标准** 参照 1977 年美国风湿病学会（ACR）的分类标准。

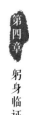

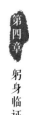第四章 躬身临证

（1）关节液中有特异性的尿酸盐结晶体。

（2）有痛风石，用化学方法（Murexide 试验）或偏振光显微镜观察证实其中含有尿酸盐结晶。

（3）具备下列临床、实验室和 X 线征象等 12 条中 6 条：①1 次以上的急性关节炎发作。②炎症表现在 1 日内达到高峰。③单关节炎发作。④观察到关节发红。⑤第一跖趾关节疼痛或肿胀。⑥单侧发作累及第一跖趾关节。⑦单侧发作累及跗骨关节。⑧可疑痛风石。⑨高尿酸血症。⑩关节内非对称性肿胀（X 线片）。⑪不伴骨质侵蚀的骨皮质下囊肿（X 线片）。⑫关节炎症发作期间关节液微生物培养阴性。

上述（1）（2）（3）项中，具备任何一项即可诊断。

（二）证候诊断

1.**湿热蕴结证** 局部关节红肿热痛，发病急骤，累及一个或多个关节，多兼有发热、恶风、口渴、烦闷不安或头痛汗出，小便短黄，舌质红，苔黄或黄腻，脉弦滑数。

2.**脾虚湿阻证** 无症状或仅有轻微的关节症状，或高尿酸血症，或见身困倦怠，头昏头晕，腰膝酸痛，纳食减少，脘腹胀闷，舌质淡胖或舌尖红，苔白或黄厚腻，脉细或弦滑等。

3.**寒湿痹阻证** 关节疼痛，肿胀不甚，局部不热，痛有定处，屈伸不利，或见皮下结节或痛风石，肌肤麻木不仁，舌苔薄白或白腻，脉弦或濡缓。

4.**痰瘀痹阻证** 关节疼痛反复发作，日久不愈，时轻时重，或呈刺痛，固定不移，关节肿大，甚至强直畸形、屈伸不利，皮下结节，或皮色紫暗，脉弦或沉涩。

四、辨证施治

1. 基础治疗

（1）急性发作期要卧床休息，抬高患肢，注意保护受累关节。

（2）低嘌呤饮食，禁酒限烟。

（3）饮足够的水，每日 2000mL 以上。

2. 中药治疗

邓素玲老师认为本病急性期以湿浊、郁热为主，当治其标，故用清热祛湿、活血通络之法，则痛、肿可消。本病病久或迁延不愈多影响肝、脾、肾功能。久病多虚、久病多瘀，故慢性期治当用补肾健脾、活血通络之法。

（1）内治法：

1）急性期：

临床表现：局部关节红肿，昼轻夜重，犹如虎啮。关节活动受限，在足者，站立、行走困难。烦躁气急，口渴喜冷饮或喜热饮，但饮水不多。脘闷纳少，肢体困重，无力，便溏尿黄。或有头痛发热，恶寒。舌质红或尖边红，苔黄腻或厚腻，脉濡数。

治法：清热利湿，疏风通络，消肿止痛。

方药：四妙汤加减。

加减：湿重者可选加土茯苓、蚕沙、车前子、萆薢等；脾滞者可选加芳香化湿之品苍术、藿香、佩兰、白豆蔻；红肿灼热者可加忍冬藤、海风藤等；瘀血重者可加丹参、地龙、红花、赤芍活血化瘀。

2）慢性期：

临床表现：局部关节酸胀、疼痛或剧痛，逢阴雨、刮风时重。关节不红不肿，喜暖恶寒，或僵硬、变形、屈伸不利，活动受限。或在指尖、跖趾、耳廓等处有痛风结节。神疲纳少，腰痛乏力。舌质淡苔白或白滑，脉沉弦或沉滑或兼涩。

治法：健脾益气，补肾通络，疏风定痛。

方药：五苓散合桃红四物汤。

加减：气虚明显者加太子参；肝肾不足明显者加菟丝子、山茱萸、杜仲、续断等。

（2）外治法：

1）急性期：

选方：栀黄止痛散（邓素玲老师经验方，河南省中医院院内制剂）。

组成：栀子、大黄、乳香、没药、姜黄、黄柏、木香、赤小豆、赤芍、白芷、麝香、冰片等。

用法：用蜂蜜调和外敷患处（根据肿胀面积确定敷药面积），用绷带加压固定，每24小时换药1次。

2）慢性期：

选方：熏洗一号方（邓素玲老师经验方，河南省中医院协定方）。

组成：伸筋草30g，透骨草30g，海桐皮30g，威灵仙30g，红花10g，细辛10g，苏木10g，白芷10g，制乳香、制没药各20g，制川乌、制草乌各20g。

用法：上方打碎后，装入布袋内加足量水煎煮，后置入容器内熏洗患处，每日1次。

3. 中成药辨证使用

（1）湿热蕴结证：

治法：清热利湿，通络止痛。

中成药：新癀片、湿热痹颗粒（片、胶囊）、痛风定胶囊、四妙丸等。

（2）脾虚湿阻证：

治法：健脾利湿，益气通络。

中成药：补中益气丸、参苓白术丸、益肾蠲痹丸等。

（3）寒湿痹阻证：

治法：温经散寒，除湿通络。

中成药：寒湿痹颗粒（片、胶囊）、益肾蠲痹丸等。

（4）痰瘀痹阻证：

治法：活血化瘀，化痰散结。

中成药：瘀血痹颗粒（片、胶囊）、益肾蠲痹丸等。

也可辨证选择静脉滴注中药注射液，如灯盏花注射液、丹参注射液、脉络宁注射液等。

4. 针灸治疗

（1）针刺：

1）取穴：

主穴：第1组取足三里、阳陵泉、三阴交；第2组取曲池。

配穴：第1组内踝侧取太溪、太白、大敦，外踝侧取昆仑、丘墟、足临泣；第2组取合谷。

2）操作方法：病变在下肢，主穴与配穴取第1组；病变在上肢则取第2组。以主穴为主，根据部位酌加配穴，以1~1.5寸30号毫针刺入，得气后采用提插捻转补泻手法，急性发作期用泻法，缓解期用平补平泻，均留针30分钟，每隔10分钟行针一次，每日或隔日一次，10次一疗程，疗程间隔3~5天。

（2）三棱针刺络放血：本法有活血祛瘀、通络止痛的功效，多在痛风急性发作时采用。取阿是穴，放血1~2mL，每周2~3次。

（3）其他：还可选用火针疗法、雷火灸、梅花针叩刺结合拔罐法等方法治疗。

5. 其他疗法

（1）拔罐：疼痛部位用3~5个火罐，每次留罐5分钟。热证者不宜。

（2）中频脉冲电治疗：中药离子导入，每日1次。热证者不宜。

6. 康复治疗

（1）饮食方面：保持理想体重，适当限制脂肪，限制食盐摄入，禁酒限烟，低嘌呤饮食，通过健康教育使患者了解常见食物的酸碱性及嘌呤含量，使其能够合理地安排日常饮食。

（2）饮水方面：要求患者多饮水，以增加尿量，促进尿酸排泄。适

当饮水还可降低血液黏稠度。

1）饮水习惯：坚持每日饮一定量的水，不可平时不饮，临时暴饮。

2）饮水时间：不宜饭前半小时内和饱餐后立即饮大量的水，饮水最佳时间是两餐之间及晚间和清晨。

3）饮水与口渴：痛风患者应采取主动饮水的积极态度，不能等有口渴感时才饮水，因为口渴明显时体内已处于缺水状态，这时才饮水对促进尿酸排泄效果较差。

4）饮茶：痛风患者可用饮茶代替饮白开水，但茶含有鞣酸，易和食物中的铁相结合，形成不溶性沉淀物，影响铁的吸收；另外，茶中鞣酸尚可与某些蛋白质相结合，形成难以吸收的鞣酸蛋白。所以餐后立即饮茶会影响营养物质的吸收，易造成缺铁性贫血等，较好的方法是餐后1小时开始饮茶，且以淡茶为宜。

（3）中医辨证施护：对湿热蕴结型痛风患者，应力戒烟酒，避免进食辛辣刺激食物，局部配合如意金黄散、芙黄膏等外敷；对寒湿痹阻型痛风患者，在季节变化时注意调节饮食起居，避免风寒湿邪外侵，发作时可局部热敷或中药熏蒸。急性发作期，须严格卧床休息，并适当抬高患肢，以利于血液回流，避免受累关节负重，直至疼痛缓解72小时后开始适当轻微活动，促进新陈代谢和改善血液循环；间歇期，患者应注意鞋子的选择，尽量穿柔软舒适的鞋子，避免足部磨损造成感染。冬天避免受凉，室温保持在20~22℃，年老体弱者应注意保暖。

（4）心理方面：反复关节炎发作，常导致患者情绪焦虑不安，护理人员要及时对患者进行心理安慰，解释病情，帮助其了解痛风的病因及防治对策，增强其配合治疗的信心。

（5）健康教育：

1）节制饮食，控制高嘌呤食物，不食或少食。多饮水，但应避免暴饮暴食。节制烟酒，不宜喝大量浓茶或咖啡。

2）积极减肥，减轻体重。避免饥饿疗法，坚持适当的运动量。

3）生活有规律，按时起居。注意劳逸结合，避免过度劳累、紧张与激动，保持心情舒畅，情绪平和。注意保暖和避寒，鞋袜宽松。

4）在医生指导下坚持服药，以控制痛风急性及反复发作，维持血尿酸在正常范围。不宜使用抑制尿酸排出的药物，如氢氯噻嗪、呋塞米。

5）定期检测血尿酸值，1~3个月检测1次，以便调整用药和防治心、肾尿酸性结石。

6）继发性痛风的预防主要是积极治疗多发性骨髓瘤、慢性肾病等原发病。

五、病案介绍

张某，男，61岁，2019年9月13日初诊。

主诉：右足第一跖趾关节疼痛3年，加重5天。

现病史：患者3年前饮酒后出现右足第一跖趾关节疼痛，活动受限，行走不能，在当地诊所给予"消炎止痛"药物治疗（具体不详）后症状稍好转，其间反复发作。5天前患者过食海鲜后跖趾关节疼痛加重。现症见：右足第一跖趾关节肿胀、疼痛剧烈，皮温高，活动受限，行走不能，伴口干，小便短赤，纳、眠可，二便正常。

既往史：既往体健。

体格检查：右足第一跖趾关节肿胀、压痛，局部皮温高。

辅助检查：血压140/90mmHg，血尿酸563U/L。

中医诊断：浊瘀痹。

西医诊断：痛风性关节炎。

辨证分析：湿热内蕴。

治疗原则：清热利湿，化瘀通络。

处理：

（1）方药：广藿香15g，佩兰30g，薏苡仁40g，炒冬瓜子30g，芦根30g，麸炒白术9g，土茯苓30g，盐车前子30g（包煎），栀子g，夏枯草30g，炒鸡内金30g，炒山楂20g，炒麦芽20g，焦神曲30g，醋郁金

第四章 躬身临证

15g，玉米须 30g。7 剂，每日 1 剂，水煎，温服，每日 2 次。

（2）挑治：选取 1 寸毫针，拇指、食指持针尖处，使针尖露出 3～5mm，斜刺进入皮肤 2～3mm，进针后迅速抖动手腕将针尖挑出皮肤，沿患者诸阳经循行部位进行挑治。先由前发际挑治至后项，以督脉为中心向两侧放射，后挑治腹背、四肢、手足，自上而下，自内而外，双侧对称，针刺密度以患者耐受程度而定，对局部气血瘀滞处可着重治疗，以利于气血运行。操作时应主动避开肢体内侧动脉血管，以无出血或气血瘀滞部位稍稍渗血为度。

二诊（2019 年 9 月 21 日）：右足第一跖趾关节肿胀、疼痛较前减轻，皮温稍高，口干较前缓解，小便短赤，纳可，大便正常。舌质红，苔黄厚腻，脉弦滑。

处理：

（1）方药：效不更方，剂量及用法同初诊。

（2）挑治：同上。

按语： 痛风属中医痹证范畴，多因代谢紊乱所致。《素问·生气通天论》"膏粱之变，足生大丁"指出了此类疾病的成因。也见于《金匮要略》之"历节"病。现代医学认为与摄入过多的高嘌呤食物有关。中医学认为："邪之所凑，其气必虚。"机体对膏粱厚味的运化不足，造成了痰浊瘀滞等内生之邪的生成和留滞，饮食不节，肥甘厚味而致脾胃功能降低，湿热瘀结内聚，是谓"贵族病"。治疗除急性期利湿清热泻浊之外，应嘱患者清淡饮食，注意锻炼，改善生活习惯，后期以药物配合锻炼达到健脾的效果。

第十二节　骨质疏松症

一、概述

骨质疏松症是由 Pommer 于 1885 年首先提出的。现在人们对此病的认识不断深入，1990 年在丹麦举行的第三届国际骨质疏松研讨会及 1993 年在香港举行的第四届国际骨质疏松研讨会认为：原发性骨质疏松症是以骨量减少、骨的微观结构退化为特征的，致使骨的脆性增加以及易于发生骨折的全身性骨骼疾病。根据其临床表现，该病属中医"痿证"范畴，病变在骨，其本在肾。《素问·痿论》云："肾主身之骨髓……肾气热，则腰脊不举，骨枯而髓减，发为骨痿。"

二、病因病机

骨质疏松症是由多种原因引起的系统性、代谢性骨病之一，其病因和发病机制比较复杂，可概括为激素调控、营养因素、物理因素、遗传因素的异常，以及与某些药物因素的影响有关。这些因素导致骨质疏松症的机制可能为：肠对钙的吸收减少；肾脏对钙的排泄增多、重吸收减少；或引起破骨细胞数量增多且其活性增强，溶骨过程占优势，或引起成骨细胞的活性减弱，骨基质形成减少。这样，骨代谢处于负平衡，骨基质和骨钙含量均减少。骨质疏松症的主要病理变化是骨基质和骨矿物质含量减少，由于骨量减少，钙化过程基本正常，骨变脆而易发生骨折。

第四章　躬身临证

骨质疏松症可分为三类：一为原发性骨质疏松症，是随着年龄增长而发生的一种生理性退行性病变；二为继发性骨质疏松症，是由其他疾病或药物等因素诱发的骨质疏松症；三为特发性骨质疏松症，多见于8~14岁的青少年，多数有家族遗传史，女性多于男性。

原发性骨质疏松症可分为两型：Ⅰ型为绝经后骨质疏松症，系高转换型骨质疏松症；Ⅱ型为老年骨质疏松症，属低转换型，一般发生在65岁以上的老年人。

中医学认为本病的发生、发展与"肾气"密切相关。《素问·逆调论》曰："肾不生，则髓不能满。"《素问·六节脏象论》曰："肾者，主蛰，封藏之本，精之处也，其华在发，其充在骨。"因此，骨质疏松的病因病机可归纳为以下几个方面。

1.肾虚精亏　肾阳虚衰，不能充骨生髓，致使骨松不健；肾阴亏损，精失所藏，不能养髓。

2.正虚邪侵　正虚而卫外不固，外邪乘虚而入，气血痹阻，骨失所养，髓虚骨疏。

3.先天不足　肾为先天之本，由于先天禀赋不足，致使肾脏素虚，骨失所养，不能充骨生髓。

三、诊断要点

疼痛是骨质疏松症最常见、最主要的症状。其原因主要是骨转换过快，骨吸收增加。在骨吸收过程中，由于骨小梁的破坏、消失，骨膜下的皮质骨破坏引起全身骨痛，以腰背痛最多见。另外，受外力压迫或非外伤性原因所致脊椎椎体压缩性骨折，椎骨楔形变、鱼椎样变形也可引起腰背痛。骨质疏松症患者躯干活动时腰背肌经常处于紧张状态，导致肌肉疲劳、痉挛，从而产生肌肉及肌膜性腰背痛。

身长缩短、驼背也是骨质疏松症的重要临床体征之一。由于松质骨容易发生骨质疏松改变，而构成脊柱的椎体几乎全部由松质骨组成，脊柱是身体的支柱，负重量大，因此容易产生以上体征。除驼背外，有的患者还出现脊柱后侧凸、鸡胸等胸廓畸形。

骨质疏松症患者受轻微的外力就易发生骨折。其骨折发生的特点是在扭转身体、持重物、跌坐等日常活动中，没有较大外力作用的情况下即发生骨折。骨折发生的部位比较固定，好发部位为胸腰段椎体、桡骨远端、股骨上段、踝关节等。

骨质疏松症发生胸、腰椎椎体压缩性骨折导致的脊柱后凸、胸廓畸形，可引起呼吸系统功能障碍，肺活量和最大换气量减少，小叶型肺气肿发病率增加。胸廓严重畸形的病例，上叶前区域小叶型肺气肿的发病率可达到 40%。

骨质疏松症以骨量减少为主要特征，所以骨密度的测定成为诊断的主要手段，其他如病史调查、生化检验等也可为诊断及鉴别诊断提供依据。

骨密度测定时由于所使用的仪器及方法不同，检测部位也有所区别，如单光子骨密度仪检测桡骨骨密度；超声骨密度仪一般检测胫骨和跟骨骨密度；双能 X 线骨密度仪可测量全身骨密度，目前常用于检测腰椎、股骨近端、前臂、跟骨等部位。

中国老年学学会骨质疏松委员会骨质疏松诊断标准学科组 2000 年制定的《中国人骨质疏松症建议诊断标准（第二稿）》指出：必须具备全身疼痛，多以腰背疼痛为明显，轻微外伤可致骨折；或脊柱后凸畸形；或骨密度减少两个标准差（2SD）以上者。骨密度的测定数据：在 1995 年以前，西方及日本以骨密度测量中的标准差作为骨质疏松诊断标准。世界卫生组织曾规定，骨密度小于 2.5SD 以上者为骨质疏松。由于仪器及精度不同，操作技术不同，对标准差大小有所影响。所以，1996 年日本在修订骨质疏松标准时抛弃用标准差表示方法，而采用百分率表示方法。

诊断国人原发性骨质疏松症，其骨密度值应与当地同性别者的峰值骨密度相比：减少 1%~12% 为基本正常；减少 13%~24% 为骨量减少；减少 25% 以上为骨质疏松症；减少 37% 以上为严重骨质疏松症。

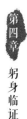

X 线平片：主要表现为骨密度减低，骨小梁减少、变细、分支消失，脊椎骨小梁以水平方向的吸收较快，进而纵行骨小梁也被吸收，残留的骨小梁稀疏排列，呈栅状。

实验室检查：骨质疏松症伴有骨折的患者，血清钙低于无骨折者，而血清磷高于无骨折者。如伴有软骨病，血磷、血钙偏低，碱性磷酸酶增高。尿磷、尿钙检查一般无异常发现。尿羟脯氨酸增高，其排出量与骨吸收率呈正相关。

四、辨证施治

（一）辨证分型

1. **肾虚精亏** 肾阳虚者可出现腰背疼痛、腿膝酸软，受轻微外力或未觉明显的外力可出现胸、腰椎压缩骨折。驼背弯腰，身高变矮。畏寒喜暖，小便频多且夜尿多。肾阴虚者除有腰背疼痛、腿膝酸软、易发生骨折等症外，常有手足心热、咽干舌燥。

2. **正虚邪侵** 骨痛，腰背疼痛，腿膝酸软，易发生骨折。多由其他疾病继发或药物因素诱发，兼有原发疾病症状和诱发本病药物所治疗的疾病的症状。

3. **先天不足** 青少年期以背部下端、髋部和足部的隐痛开始，逐渐出现行走困难。常见膝关节和踝关节痛及下肢骨折。胸腰段脊柱后凸、后侧凸，鸡胸。头到耻骨与耻骨到足跟之比小于1.0，身高变矮，长骨畸形，跛行。最终胸廓变形可影响心脏和呼吸。成人期以腰背疼痛为主，脊椎压缩性骨折，楔形椎、鱼椎样变形，轻者累及1~2个椎体，重者累及整个脊椎椎体。日久则脊柱缩短。除脊椎外，肋骨、耻骨、坐骨骨折也可发生。

（二）药物疗法

1. 中药　骨质疏松为脾肾两虚，应调补脾肾为本，临床分三型，分型论治。

（1）肾精亏虚型：

辨证依据：颈腰背酸痛无力，甚则畸形，举动艰难。头晕耳鸣，健忘。男子阳痿，夜尿频。舌淡或变红，苔少，脉沉迟。

治则：益肾填精，强筋壮骨。

方药：左归丸加减。若阴虚火旺症状明显，可与知柏地黄丸合用；若肾阳虚症状明显，加杜仲、淫羊藿，或合河车大造丸。

（2）脾肾气虚型：

辨证依据：全身倦怠嗜卧，颈腰背酸痛、痿软、伸举无力，甚或肌肉萎缩，骨骼畸形。纳谷不香，面色萎黄不华，便溏。唇、舌淡，苔薄白，脉弱。

治则：健脾益肾。

方药：参苓白术散合右归丸加减。若食欲不佳、胃脘不适，加焦三仙等。

（3）瘀血阻络型：

辨证依据：颈腰背骨节疼痛，呈刺痛，痛点固定不移，或合并骨折。舌紫暗或有瘀斑，苔白，脉弦涩或弦细。

治则：活血化瘀。

方药：身痛逐瘀汤或活络效灵汤加减。

近年来，关于中药治疗骨质疏松的实验研究很多，大部分以补肾壮骨（熟地、山药、山萸肉、杜仲、当归、首乌、肉苁蓉、龙骨、牡蛎、狗脊、川续断、龟板胶、桑寄生、紫河车、骨碎外、巴戟天、五味子等）或补肾活血为组方原则，观察到中药能有效地提高动物的骨矿含量，增加骨皮质厚度和单位体积矿化骨内骨细胞数量，减少骨陷窝。进一步的观察还表明，中药能有效地提高成骨细胞数量和活性，抑制破骨细胞数

第四章　躬身临证

量和活性，展示了中药治疗骨质疏松的前景。

2. 中成药 可选用龙牡壮骨冲剂、骨疏康、健步虎潜丸等。

3. 西药

（1）钙剂：钙元素不足是骨质疏松的主要原因。为了维持必需的钙蓄积，必须补充较平衡维持量更多的钙。通常补钙量为 1000~1500mg/d。常用制剂有：葡萄糖酸钙口服液 0.5~2g/ 次，3 次 / 日；或 1~2g/ 次，加等量葡萄糖缓慢静脉滴注。氯化钙 0.5~1g/ 次，加等量葡萄糖缓慢静脉滴注。乳酸钙片 1~4g/ 次，3 次 / 日，口服。

（2）维生素 D：主要来自食物中麦角固醇和皮下的 7- 脱氢胆固醇经紫外线激活而成，可促进肠道钙的吸收，促进正钙平衡。常用制剂：维生素 AD 胶丸，6 粒 / 日；维生素 D_3 30 万 ~60 万 U/ 次，肌内注射，必要时 2~4 周后重复注射。骨化三醇［1,25-（OH）$_2D_3$］，0.25μg/ 次，2 次 / 日。

（3）性激素：雌激素对成骨细胞有剂量依赖性地促进 TGF-β mRNA 和蛋白质的合成的作用。对骨转换的影响是降低骨吸收、促进骨形成，增加肠钙吸收、减少尿钙排出，对于妇女绝经后骨质疏松有防治作用。雌激素制剂有：雌三醇，1mg/d，14~21 天为一疗程；雌二醇，0.5~1.5g/ 次，每周 2~3 次；尼尔雌醇，5mg/ 次，每月 1 次，症状改善后维持量 1~2mg/ 次，每月 1~2 次。雄激素制剂有：甲睾酮，10g/d，舌下含服；丙酸睾酮，25mg/ 次，每周 2~3 次，肌内注射；苯丙酸诺龙，25~50mg/ 次，每周 1 次，肌内注射。

（4）氟化钠：氟对骨有特殊的亲和力，以氟磷灰石的化学方式贮存在骨中，对破骨细胞的溶骨作用有较强的抵抗能力，从而抑制骨吸收；还能刺激成骨细胞，促进骨质形成。用法：50~75mg/d，1 年为一疗程。

（5）降钙素（CT）：可抑制骨吸收，抑制骨自溶作用，使骨骼释放钙减少；还可抑制骨盐的溶解与转移，抑制骨基质分解，提高骨的更新率；可对抗甲状旁腺激素对骨骼的作用。常用制剂：鲑鱼降钙素，又名密盖息，50mg/ 次，每周 3 次，肌内注射，连用 3 周。

（6）二膦酸盐：可抑制骨吸收。羟乙二膦酸 400mg/d，每 3 个月服两周，连服 10 个周期，可防止骨量丢失，同时补充钙元素。

（三）手术治疗

对并发股骨颈骨折、转子间骨折、桡骨远端骨折者，应及时给予恰当的手术内固定治疗，脊柱骨折者可用垫枕练功法治疗。

（四）其他方法

1. **营养与体育疗法**　适当补充蛋白质、钙盐、各种维生素，适当运动，多晒太阳，避免外伤或跌倒。

2. **病因治疗**　对继发性骨质疏松，要针对原发病进行治疗。如甲状腺功能亢进，应先切除结节或肿瘤组织，再按上述治疗方法进行治疗。由于骨质疏松时骨骼蛋白质和钙盐均有损失，故应适量补充饮食中的蛋白质、钙盐及维生素 D。鼓励患者进行适当的体力活动，以刺激成骨细胞活动，有利于骨质形成。如为继发性或特发性骨质疏松症，在治疗时还需针对原发疾病进行治疗。

3. **康复疗法**　预防骨质疏松症，要注意饮食营养，加强体育锻炼，增强体质，以减少发生骨质疏松症的机会。重视绝经后和随年龄增大而发生的骨量丢失。对已患骨质疏松症的老年人还应加强陪护，预防发生骨折。绝经后女性和老年人应注意饮食调养，以保证足量的钙、蛋白质和维生素的摄入。体育锻炼对于骨量的积累及减少发病极其有益，并有利于提高身体素质。

五、临证经验

目前骨质疏松症中医病因病机的研究已较成熟。本病是一种以肾虚为本的肾、肝、脾多脏腑风寒湿瘀多病因共同导致的疾病。骨质疏松的发生与肝血肾精的贮藏有更为直接的关系。

肾为先天之本，肾藏精，主骨生髓，其充在骨，骨髓为生骨养骨之

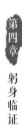

物，肾虚是骨质疏松症的主要原因，骨的生长和重建与肾密切相关。随着年龄增长，肾中精气由盛而衰，天癸由至而竭所引起的机体生长、发育、衰老，筋骨萌发、强健、懈堕的过程，恰恰与现代研究中人体骨量随年龄增长的变化规律相吻合，其中天癸的作用就类似于性激素的作用。现代研究证明，肾虚时下丘脑－垂体－性腺轴功能减退，性激素水平下降，引起成骨功能下降，单位体积内骨组织含量减少，因而发生骨质疏松症。

中医有"精血同源""肝肾同源"之说，精生髓，髓养骨，肾中的精气充盛有赖于血液的濡养。肝藏血，有调节血量之能，若肝血不足，脉络空虚，则筋膜失于濡养，筋病及骨，可发生本病；肝又有疏泄之功，其疏泄功能对气机和情志的调畅作用，有助于后天脾胃化生精微和气血的运行。肝主筋，"筋主束骨而利机关"，筋与骨的关系十分密切，骨的强壮离不开筋的保护，骨关节的协调运动离不开筋的约束和带动。临床上骨质疏松症患者所表现的腰脊不举，酸痛乏力，甚则畸形，易发骨折等，均显示了筋骨失于强壮，缺乏弹性、韧性和耐力的衰退特征。

邓素玲教授在长期的临床观察与实践中形成了自己诊疗中老年骨质疏松症的思路。根据其中医病因病机，认为中老年骨质疏松症的发生发展与肝血肾精的贮藏有密切关系，骨髓的充足与其填充骨的功能的良好状态对筋骨劲强有着至关重要的作用。邓素玲教授认为中医所说的"养骨之髓"，除了填充在髓腔内的骨髓，还应包括弥散在骨细胞之间的呈凝胶状的基质；"束骨之筋"，除了骨关节运动连接结构外，还应包括骨组织中的胶原纤维，与全身各部位筋的结构相同。骨中的基质与胶原均属骨细胞间质的有机质，在健康骨中，与无机质紧密结合，形成坚硬的板状结构。这一解剖学结论不仅揭示了《内经》"髓养骨""筋束骨"理论的物质基础，也证实了"筋骨劲强"和"筋骨解堕"的生理病理关系。也就是说，筋骨劲强的基本保障是这种深入骨纤维间的物质的润养固护作用，体现了肝肾藏精血的内涵。《内经》云："善言天者，必有验于人；善言古者，必有合于今；善言人者，必有厌于己。"治疗中老年骨质疏松症，防止其骨质的流失，单纯的补骨养骨犹如自然界防止水土流失单纯的补充水土一般，不能够把补充的营养留下来，只重其补而不防其失，不能很好地纠正骨质丢失的状态。骨中的基质及胶原纤维是防止骨质流失的重要部分，其性状黏稠，使补充的营养成分得以留存、积聚，肝血肾精留存骨内，便可填骨以壮，养筋以强。筋骨劲强的状态又可以促进机体脏腑功能更好地发挥，从而更好地治疗中老年骨质疏松症。

从骨伤科筋骨关系的方面考虑，人体筋骨关系的大环境要达到平衡的状态才能实现"骨正筋柔，气血以流……谨道如法，长有天命"，同样，骨内在的小环境也要达到平衡状态才能骨气以精、筋骨劲强。中老年患者随着年龄增长，机体脏腑不可避免地会有一定程度的虚损，肾作为人体先天之本，随着年龄增长会日益折损，导致人体精气不足；肝作为藏血、主疏泄的重要脏腑，其虚损会导致机体血液贮藏减少，全身气机失于调畅。因此，在对骨质疏松的治疗中，邓素玲坚持滋补肝肾、强筋荣骨的治疗原则，促进骨中基质及胶原纤维的生长转化，调整骨的内环境平衡状态，使机体骨的内环境的"筋骨关系"同机体筋骨大环境的"筋骨关系"一样达到骨正筋柔的状态，从而达到筋强骨荣的目的，改善中老年患者骨质疏松症症状，更好地治疗中老年骨质疏松症。

根据以上诊疗思路，邓素玲教授在遣方用药上采用自拟强筋荣骨方，即四物汤合左归丸加减。四物汤的药物组成最早记载于我国现存最早的一部骨伤科专著《仙授理伤续断秘方》，后被载于《太平惠民和剂局方》，为中医补血、养血的经典方剂；左归丸出自《景岳全书》，有壮水之主、培左肾之元阴的功效，同时在其配伍上以补阴为主、补阳为运。在以上合方的基础上加陈皮以行气导滞，健脾和中，以防补药滋腻碍胃；干姜的加入除有温中以防脾胃不适的作用之外，亦有助阳之功，取少火生气之意，与左归丸育阴以涵阳之意相协，从而填阴精、运肾阳。肝血得养，肾精得补，则肝肾得荣、得运、得和，骨组织的胶原纤维得以补充，基质得以荣养，补充骨质的营养的流失减少，肝血肾精得以充盈于骨内，从而维持骨的内环境的平衡，使骨的生长有充足的保障。

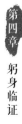

六、病案介绍

章某，女，69 岁，2018 年 5 月 4 日初诊。

主诉：腰背酸困、疼痛，活动受限 1 年。

现病史：患者 1 年前因劳累及受凉后出现腰背酸困、疼痛，活动受限，休息后有所缓解，未予治疗，其间病情反复，症状时轻时重。现症见：患者神志清，精神一般，腰背部酸痛无力、活动受限，背部明显后凸畸形，腰背部广泛压痛，神疲乏力，纳一般，眠差，夜尿 4~5 次，大便正常，舌质淡，苔薄白，脉沉细。

既往史：平素体质一般。

生化检查示：钙 2.11mmol/L，磷 0.92mmol/L，血清碱性磷酸酶 92U/L。

骨密度检查：L1~L4 椎体 T 值 =−2.5SD，BMD=749mg/cm^2；股骨颈 T 值 =−1.9SD，BMD=602mg/cm^2。

辅助检查：腰椎 MRI 示腰椎退行性变；L3/L4 椎间盘突出（右侧后型）；L5/S1 椎间盘突出（中央型）。

中医诊断：骨痿（肝肾亏虚）。

西医诊断：骨质疏松症。

辨证分析：肝肾亏虚。

治疗原则：补益肝肾。

处方：熟地 24g，生白芍 12g，川芎 10g，黄芪 20g，当归 12g，怀山药 12g，山茱萸 12g，鹿角胶 12g，龟板胶 12g，桑寄生 12g，枸杞子 12g，菟丝子 12g，川牛膝 9g，陈皮 6g，干姜 6g，黑顺片 6g（先煎），麸炒白术 15g。14 剂，每日 1 剂，水煎服。

嘱患者日常增加富钙饮食，如牛奶、乳酪等，减少咖啡、浓茶及富磷食物的摄入；进行适当户外运动，充分接受日光浴，防止跌倒与意外损伤。

二诊（2018 年 5 月 18 日）：患者诉腰背酸痛症状较前缓解，乏力稍改善，夜尿 2~3 次，纳可，眠一般，舌质淡，苔薄白，脉沉细。原方加杜仲 12g，黄芪加至 30g，当归加至 15g，14 剂，每日 1 剂，水煎服。

三诊（2018 年 6 月 1 日）：患者诉腰背部酸疼明显减轻，腰背部活动范围较前改善，纳可，眠一般，夜尿 2~3 次，舌质淡，苔白稍红，脉沉。效不更方，原方 14 剂，每日 1 剂，水煎服。

四诊（2018 年 6 月 15 日）：诸症状较前明显好转，继续沿用上方，5 剂，制水丸，每日 3 次，每次 6g，口服。

五诊（2018 年 8 月 8 日）：患者诉近日食欲稍差，上方加焦山楂 15g、焦神曲 15g、焦麦芽 15g。5 剂，制水丸，每日 3 次，每次 6g，口服。两个月后对患者进行电话随访，患者自诉未有不适，腰背痛症状基本消失，嘱其注意饮食，坚持锻炼，不适随诊。

按语：骨质疏松以腰背部疼痛明显为主，属祖国医学"骨痿"范畴。患者为老年女性，肝肾渐亏虚，气血衰少，精血不充，骨髓化生不继，筋骨不能得到濡养，则骨痿筋挛。患者舌质淡，苔薄白，脉沉细，可辨证为肝肾亏虚。在治疗骨质疏松的理念上，现代医学多数主张纠正骨量减少，而从《内经》理论看，"蛰"与"封藏"是保精生髓的关键，精髓的作用在于充骨，骨充则强健轻劲。《灵枢·决气》认为"液脱者，骨属屈伸不利，色夭，脑髓消，胫酸，耳数鸣"，所以，从肝肾论治，保精益髓才是骨质疏松的治本之策。肝血不足，筋挛不伸，关节拘挛，阳气不伸，温煦荣阳之力减弱，血主濡之，气主煦之，气血不能荣养其节。故筋骨俱病，治当阴阳双补，配合外治，疏通经络，是因久病入络，不可不虑。

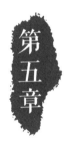

第五章

启发后学

第一节 邓素玲发表论文

一、葛根汤加减治疗颈椎病 36 例

（邓素玲）

葛根汤原方出自张仲景的《伤寒杂病论》，为治疗太阳经气不利，颈项强急的刚痉而设。笔者自 1989 年以来运用此方加减治疗颈椎病 36 例，疗效满意，现总结如下：

1 一般资料

36 例中，男 21 例，女 15 例；年龄 40 岁以下者 6 例，40~50 岁 19 例，50 岁以上者 11 例；病程最长 8 年，最短 7 天。

2 诊断标准

2.1 症状 颈、肩、背、臂疼痛，颈部活动受限，双侧或单侧手指麻木等 27 例；眩晕、头痛、耳鸣、重听、视物不清伴颈肩背疼痛 8 例；颈肩背疼伴下肢麻木、行走不稳 1 例。

2.2 体征 颈部僵硬、活动受限，颈椎棘突或棘突旁、肩胛内侧压痛，肢体感觉及肌力减退，臂丛神经牵拉试验、压头试验阳性，肱二、三头肌反射及膝跟腱反射减弱或增强。

2.3 辅助检查 X 线检查示：颈椎生理曲度消失或后凸畸形，椎间隙变窄，椎体或钩椎关节增生，椎间孔变形，项韧带钙化等。CT 检查可见：椎间盘膨出，椎体后缘有增生、钙化之赘生物，黄韧带肥厚或神经根管狭窄。

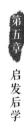

第五章 启发后学

3 治疗方法

内服葛根汤加减：葛根 12g，麻黄 9g，桂枝 6g，芍药 9g，甘草 6g，生姜 6g，大枣 5 枚。头痛者加白芷、细辛；颈肩或颈枕部疼重者加大芍药、甘草用量；颈项强急者加大葛根用量；神疲乏力，眩晕，视物昏花者加首乌、山萸肉、当归、黄芪；呕恶不食，头困身重者加佩兰、菖蒲、半夏、薏苡仁、羌活；失眠多梦者加炒枣仁、远志；咽干口燥，便秘者加生首乌、麦冬、火麻仁；年老体弱者改用炙麻黄；臂痛者加片姜黄。重症患者配合颈椎牵引。

4 疗效标准与结果

临床治愈：症状、体征消失，能参加正常工作和劳动，20 例。显效：症状、体征基本消失，能胜任较轻工作，7 例。好转：症状明显减轻，体征部分消失，5 例。未愈：服药 1 周以上症状、体征无改善，4 例。

5 典型病例

李某，男，46 岁，厨师，因颈背部疼痛，伴左手麻木 10 余天，于 1992 年 6 月 4 日来诊。自诉因高温下低头工作过久，又吹电风扇，致颈背部疼痛，连及左侧肩臂，伴左手拇指麻木，时感头晕，转头时加重，颈部活动受限，偶感恶心，不欲食。曾行按摩治疗，效果欠佳。近 1 周症状加重，不能平卧，卧则疼剧。查其颈部左侧软组织广泛压痛，连及左肩臂疼，以颈 4、5、6 左侧为重，向左上肢放射。臂丛神经牵拉试验（＋），压头试验（＋），左侧肩胛内侧压痛广泛。X 线片示：颈椎生理曲度变直，颈 4、5、6 椎体后缘增生，颈 5、6 间隙稍变窄。舌质淡红，苔薄白，脉沉紧。证属风寒客于太阳经脉，营卫不和，经络痹阻。治以散寒通络、柔筋解痉。方以葛根汤加味：葛根 30g，麻黄 6g，桂枝 9g，白芍 20g，炙甘草 9g，羌活 12g，威灵仙 12g，木瓜 20g，当归 15g，片姜黄 9g，生姜 6g，大枣 7 枚。服 76 剂，颈部疼痛明显减轻，颈部可做轻微活动，食欲增加。可平卧，身有微汗。麻黄改用炙麻黄 6g，白芍增至 30g，配合床头牵引，治疗半月而愈。

6 讨论

颈椎病是骨科常见病之一，属颈椎退行性变，一般认为与颈椎的慢性劳损关系密切。颈椎的活动范围较大，容易受到慢性损伤，40岁以后很容易发生劳损，产生退行性变，使椎间隙变窄，周围韧带松弛，颈椎的稳定性降低，周围软组织的应力平衡紊乱，其生理结构和曲度发生不同程度的改变，导致颈椎椎管或椎间孔变形，神经根或椎动脉甚至颈髓直接受压或扭曲，周围组织的营养和供血障碍，从而产生项背部肌肉痉挛、疼痛，颈部活动受限，或伴有头晕、耳鸣、肢体麻木、肩背疼痛等症状。中医认为"正气存内，邪不可干""邪之所凑，其气必虚""至虚之处，便是容邪之所"。颈椎病多发于40岁以上的中年人，人过中年，肝肾渐虚，气血不足，加之长期不注意保护颈椎，造成颈椎的慢性劳损，为风寒湿邪侵袭经络引发本病提供了基础。《金匮要略方论本义·痉病总论》指出："脉者，人之正气正血所行之道路也，杂错乎邪风、邪湿、邪寒，则脉行之道路必阻塞壅滞，而拘急蜷挛之证见矣。"指出了痉病的发生是外界风寒湿邪侵袭人体，壅滞经脉，使气血受阻，不能荣养筋脉，筋脉挛急的结果。

葛根汤方出自《伤寒杂病论》，主要用于太阳病经气不利，筋脉失养而致的项背强急之症。方中葛根升阳生津、濡润筋脉；桂枝汤加麻黄具有调和营卫、解表祛邪之力。全方具有温经散寒、疏通经络的作用，使风寒湿邪由表而解，气血调和，脉络通畅。故用其治疗颈椎病引起的项背强痛，可起到缓急解痉之效，从而改善颈部软组织的应力平衡，配合牵引，使患椎的结构逐步恢复正常，以解除或减轻对血管、神经、脊髓的刺激和压迫，使症状得以消除。

（本文发表于《河南中医药学刊》1996年第2期）

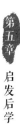

第五章 启发后学

二、非手术疗法治疗腰椎间盘脱出症

（邓素玲）

腰椎间盘脱出症是临床常见病。其治法不外手术与非手术两种。非手术疗法易为患者所接受，临床运用较普遍。本文仅就非手术疗法治疗本症谈点个人浅见。

1 辨病、辨证，合理施法

1.1 正确适度应用牵引 牵引疗法是改善脊柱畸形，改变椎间盘受压状态，促进髓核还纳的常用有效方法。但有些患者牵后常感腰部酸困，甚至疼痛加重不能下床。此类情况多因牵引方法不当所致，针对不同的腰椎间盘脱出症患者，应采用不同的牵引方法。急性期症状较重者，腰部软组织痉挛、神经根水肿，腰椎的小关节也常有不同程度的异常，因其发病的时间短，髓核易于还纳，适时地给予人力牵拉整复，再配合静卧休息，可使组织损伤后的瘀血、肿胀得以尽快消除，从而很快度过急性期。若反复地大重量牵引，组织损伤得不到恢复，徒增肌肉、韧带的损伤，腰部的平衡和支撑作用无法维持，常使症状加重。对于中央型椎间盘脱出患者，牵引可以从小重量开始，以免加大椎间盘与神经根之间的刺激，造成神经根水肿。年轻体壮者，小重量牵引效果往往不够显著；年老体弱者，大重量牵引常会使病情加重。急性期过后，牵引重量可逐渐增加，但也应加强腰部肌肉的功能锻炼。

1.2 随证灵活使用手法 推拿手法具有疏通经络、正骨理筋、消肿解痉、行气化瘀等作用，临床运用应根据病程长短、病情轻重、体质强弱而有所区别。急性期症状严重者可在封闭后使用复位手法。但此类手法较重，不宜反复使用，以免加重局部充血水肿，造成新的损伤。缓解期体质盛实以痛为主者，应泻其实，以点、揉、按、弹拨配合牵抖、斜扳等手法为主，以理筋通络、解痉止痛。恢复期或年老体弱，或以麻木为主者，宜补其虚，以擦、擦、搓、摩等轻手法为主，取其作用缓和而持久的特点，以舒筋活络，强健腰脊。若盲目使用重手法，则常会加重病情。

1.3　辨证配合封闭疗法　早期病程短、症状重的患者以硬膜外封闭效果较好。中后期软组织痉挛虽未解除，但神经根刺激症状基本缓解，疼痛减轻而局限时可选择痛点封闭。以肢体麻木为主的患者，可采用神经根管封闭，以减轻神经根水肿。有人认为封闭疗法不必辨证，常专以此法而舍弃他法，甚至为急于取效，用药庞杂量大，使药物难以吸收，日久造成组织粘连，导致病情加重。封闭疗法虽简单易行，但也不是万全之法，故不可滥用，临床应根据辨证配合其他方法使用。

2　分型、分期、辨证用药

从中医学的整体观念来看，腰椎间盘脱出虽然局限在椎管之内，但其形成多因全身病变和劳损长期积累所造成。临床宜分期、分型相结合，辨证用药。急性发作者，疼痛较剧，多有气血瘀滞，应行气活血化瘀，方用大成汤、复元活血汤之类加减；慢性发作或病程较久者，多伴有肢体麻木，遇寒湿或劳累加重等，为病久风寒湿邪侵袭所致，属正虚邪侵或虚瘀相兼，应选用独活寄生汤、补阳还五汤加减。恢复期治疗以补肝肾、养气血、强腰脊为主，阴虚者以六味地黄汤加减，阳虚者以肾气丸加减，气血虚者以八珍汤、归脾汤加减。中后期可配合中药热敷以舒筋活络，加速治疗的进程。

3　保护、锻炼、恢复功能

腰椎及其周围组织的平衡与协调程度、脊柱形态的恢复程度，决定了腰椎功能恢复的好坏。因此，中后期的锻炼和保护十分重要，一般采用腰背肌和腹肌锻炼及退步行走锻炼，通过加强脊柱周围组织的力量，改变劳损受力部位，改善脊柱的形态，使腰椎功能真正得到恢复，有效地防止病情复发。

（本文发表于《河南中医》1996 年第 4 期）

第五章　启发后学

三、王宏坤手法治疗颈肩综合征 49 例

（邓素玲）

王宏坤主任医师，全国第二批中医高级学徒导师，从事中医骨伤临床、教学数十年，对颈肩腰腿痛及软组织病的治疗有独到见解，临床上非常注重手法整复，往往手到病除。笔者有幸跟师学习数年，深感老师对各种手法的运用，不仅熟练，且有其独到之处。现将跟师治疗的 49 例颈肩综合征总结如下。

1 临床资料

本组病例共计 49 例，其中男 26 例，女 23 例；年龄最大 76 岁，最小 37 岁；病程最长 3 年，最短半个月。

本组病例均有不同程度的颈肩部疼痛，肩关节活动受限，颈后棘突旁压痛，可向患肢肩、臂部放射，压痛处棘突有轻度偏移。臂丛神经牵拉试验、压顶试验阳性。X 线检查可见颈椎曲度消失，C4/C5 间隙变窄，或椎体缘增生，椎间孔变小。

2 治疗方法

体位：患者取坐位，医者立于患者背后。

准备手法：医者一手扶其前额，另一手以轻手法反复揉捏颈后风池穴至肩井穴；棘突旁有硬结或条索者，在局部用稍重手法做深部揉拨，直至颈部肌肉放松、硬节或条索散开变软为止。

治疗手法：医者一手托患者下颌，另一手以拇指推患处偏移的棘突，嘱患者头略向前倾，放松精神，医者双手配合，稍用力向前上方拔伸，并使患者头颈慢慢向患侧旋转，当旋转至最大限度时，稍用力加大旋转，可闻及一弹响声。

整理手法：点揉风池、肩井、天宗、肩贞、肩内俞、曲池、合谷、外劳宫等穴。嘱患者抬举上肢、转颈，寻找阻碍运动的痛点，做轻手法揉按，直至肩臂运动正常。

3 治疗结果

治愈：临床症状消失，肌力恢复正常，颈、肢体功能恢复正常。好转：临床症状减轻，颈、肢体疼痛减轻，功能改善。未愈：症状无改善。本组 49 例，治愈 27 例，好转 21 例，无效 1 例。

4 典型病例

高某，女，72 岁，退休干部，半个月前不明原因左肩关节疼痛，伴左上臂前外侧及前臂中上段桡侧疼痛，夜间尤甚，肩关节活动受限，按肩周炎治疗效果不显著。来诊后，检查其颈部左侧压痛，C4/C5 椎间隙处尤甚，并向肩臂部放射，臂丛神经牵拉试验（+），压顶试验（+），无肌肉萎缩，肌力及腱反射无异常。诊断为颈肩综合征，给予手法按摩、复位等治疗，治疗 7 次后临床症状基本消失，左手上举、外展活动自如。

5 讨论

本病属神经根型颈椎病，与肩周炎不同，应诊断为"颈椎病"更贴切。此种颈椎病的发生主要是因为 C4/C5 椎间盘突出或小关节退变等原因引起，当椎间孔变小，压迫 C5 神经根时，出现经肩顶至上臂外侧、前臂桡侧的放射性疼痛，同时会影响肩关节的外展、后伸、上举等运动。临床检查时除可发现经肩顶及上臂外侧沿线压痛外，常可在其颈部找到压痛点，但肩周炎疼痛的好发部位却常无疼痛。由此，再结合颈部 X 线检查则容易明确诊断。

王宏坤老师认为，本病多因长期伏案工作或外伤劳损，致颈肩经络痹阻，肌肉痉挛，导致颈部脊柱的平衡失调、失稳，颈椎生理曲度改变，神经根受压，表现出一系列颈及肩臂部疼痛、麻木、活动受限等症。因此，治疗上应首先采用轻手法，在颈部做软组织松解按摩，舒筋活血，使局部肌肉痉挛得到缓解，韧带的弹性恢复正常，椎间隙加宽，椎间孔扩大，在此基础上再给予颈部小关节的旋转复位，解除绞锁，恢复颈椎的正常生理结构，改善颈椎的平衡与稳定，使神经的受压症状得以缓解，利用手法中"以动求解"的作用达到治疗本病的目的。

（本文发表于《河南中医》2000 年第 3 期）

四、王宏坤骨伤手法精要

（邓素玲）

王宏坤主任医师，自幼习医，从事骨伤科临床工作40年，治验颇丰。擅长骨伤杂病的辨证论治，非常注重手法整复，往往手到病除。笔者有幸跟师学习数年，深感老师对各种手法的运用，不仅熟练，且有其独到之处。现根据笔者的学习体会介绍如下，以飨同道。

1 手摸心会，掌握病情

王老师对《医宗金鉴》"手摸心会"的理论推崇备至。他认为，骨伤科疾病病种繁杂，损伤程度、性质、部位有别。在治疗前除一般的望、闻、问、切之外，必须对损伤部位做细致的摸诊，以便于全面掌握病情。老师临证时，总是反复触摸病变部位，用手来感知损伤的细微差别，以分清损伤的性质、程度、移位情况，以及有无肿块、条索、结节等，并仔细观察患者对触摸按压的反应，询问检查时患者的特殊感觉，由此来确定病源所在，分清主次关系，制订手法治疗方案。正如《四诊抉微·问诊》所云："使其受病本末，胸中洞然，而后或攻或补，何愁不中乎？"

2 辨证施治，稳巧灵活

《医宗金鉴·正骨心法要旨》云"一推一拿，视其虚实酌而用之，则有宣通补泻之法，所以患者无不愈也""必素知其体相，识其部位，一旦临证，机触于外，巧生于内，手随心转，法从手出"。王老师运用手法，讲究辨证施法，往往因病而异，因人而异，针对不同的病情、体质，选择的手法也不尽相同，且多以简单轻灵的手法达到矫偏纠错的目的。如在治疗软组织损伤、痉挛等证时，王老师常强调用沉稳持久、缓和有力的按摩、弹拨手法，来达到解除痉挛、缓解疼痛之目的。对骨伤脱位，则强调手法要稳巧灵活而不生硬。根据病损的变异情况，选择复位的途径和方法，以"四两拨千斤"的巧力、严谨准确的动作，达到复位目的。治疗颈肩腰腿疼等痹证，则手法宜由轻渐重，由浅入深，随病情深浅、部位的不同，随时变换不同的手法，法随手出，简捷自然，灵活有序。

王老师认为，手法治疗一忌盲目施法，无的放矢；二忌蛮力粗暴，强拉硬扳，造成新的损伤。

3 随证取穴，通经补泻

《灵枢·本脏》云："经脉者，所以行血气而营阴阳，濡筋骨利关节者也。"骨伤诸症多与经络受阻、气血运行不畅有关。王老师认为，人体气血、阴阳的平衡失调，可以通过经络反映于体表的某些部位；外界的风寒湿邪侵袭人体，可以在某些局部形成病变，同时也可通过经络影响内在的脏腑功能。而按摩点穴疗法既可通过通经活络，调整阴阳气血以达到对整体的治疗作用；又可通过局部的治疗，使患处的痉挛、粘连得以松解。因此，临床上非常重视疏通经络，把点穴作为按摩推拿的一个重要环节，将循经取穴、患部周围取穴和以痛为腧的取穴方法相互结合，要求取穴要精，选穴要准，点穴要透，补泻要明。认为顺经为补，逆经为泻；顺转为补，逆转为泻；点穴方向向心为补，离心为泻；刺激强度缓摩轻揉为补，急摩重按为泻。如对颈椎病急性期颈部活动受限者，可重点天宗，逆推夹脊，反揉风池，急拿肩井；病久体弱之人，则应缓揉颈后及夹脊，轻点风池与天宗，缓拿肩井，并选配合谷、手三里等强壮穴，以鼓舞正气，驱邪外出。

4 筋骨并重，矫偏纠错

王老师认为，筋主束骨而利关节，骨之功能离不开筋之运动，无论是骨折、脱位等急性损伤，还是退变、劳损等慢性损伤，多先伤其筋，后伤其骨。而手法所施，不外筋骨皮肉，施治目的除舒筋活络之外，还应使筋骨复常，就是对骨错缝、筋出槽、组织粘连等解剖位置异常而影响功能者，施以特殊手法，使之复位，恢复功能。如胸椎小关节错位，采用俯卧位，双手逆向推按的复位手法；颈椎扭伤，采用颈部旋转法；腰椎关节错位，采用侧卧斜扳法；腰骶关节错位，采用坐位转腰法；骶髂关节错位，采用过伸扳法；肱二头肌长头肌腱滑脱，采用旋臂推按法。这些复位手法配合理筋、弹筋等手法，常能使患者的痛苦迅速得到解除。

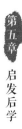

第五章 启发后学

5 放松精神，医患配合

手法治疗时医生与患者的精神状态是王老师临床上强调的又一重要方面。他要求医生首先要放松自己，调匀呼吸，仪态端庄，和谐自然；切不可闭气屏息，急于求成，最忌不顾患者痛苦，强力施治。患者治疗前每因紧张、疼痛刺激或对施治方法缺乏了解而产生恐惧，以致肌肉痉挛，姿势僵硬，在此状态下进行治疗，不仅不易成功，而且易造成损伤。因此，消除患者的紧张心理，避免其不自觉地对抗治疗就显得十分重要。对于因痛甚不能配合者，适当给予点穴止痛，以改变其被动或强迫体位，为治疗创造条件。对于紧张、恐惧的患者，可采用转移注意力的方法，如问答法、呼吸法，在分散患者注意力的同时，轻灵施法，临床上每用每效，很受患者好评。

6 结语

王老师对手法治疗十分认真，具有自己的一整套治疗方法和独到见解，治疗作风简捷、利落，又恰到好处，这与其观察细致、诊断明确、技法娴熟分不开。更重要的是王老师将中医辨证施治的思想和现代解剖学理论相结合，将手法施治的技巧性和目的性紧密结合，理论上更加充实、严谨，使手法按摩这一古老技术焕发了青春，保持了勃勃的生机。

（本文发表于《河南中医药学刊》2000年第4期）

五、蒸敷疗法在痹证治疗中的应用

（邓素玲）

痹证属中医病名，临床所指范围较广，就骨伤科而言，颈椎病、腰椎病、退行性疾病、风湿及类风湿性关节炎、强直性脊柱炎等，均属于痹证范畴。痹证的发生多由风寒湿邪侵袭，经络气血运行受阻所致，常见局部疼痛、酸困、麻木、关节功能障碍等。笔者临床上运用中药蒸敷疗法治疗痹证130例，取得了较满意的疗效，现报告如下。

1 临床资料

130 例患者中，男性 84 例，女性 46 例；年龄 14~83 岁；病程 1 周~10 年不等。其中颈椎病 25 例，腰椎间盘突出症 23 例，腰肌劳损 27 例，退行性骨关节病 28 例，风湿寒性关节痛 9 例，类风湿性关节炎 12 例，强直性脊柱炎 6 例。

2 治疗方法

中药处方：伸筋草 30g，透骨草 30g，艾叶 30g，威灵仙 60g，苏木 30g，细辛 10g，徐长卿 30g，乳香 15g，没药 15g，生川、草乌各 10g，白芷 20g，土元 20g，红花 30g。用法：根据患病部位大小缝一布袋，将上述中药加少量水浸透，拌匀装入袋中，上笼蒸 15~20 分钟，取出后在药袋上洒少量食醋，置患处热敷至凉，每日 1~2 次，每剂药用 5~7 天。2 周为一疗程，疗程之间休息 1~2 天。

3 疗效标准

治愈：疼痛肿胀消失，关节运动自如。有效：疼痛肿胀减轻，关节运动明显改善。无效：疼痛不减或肿胀减轻不明显，关节运动仍受限。

4 治疗结果

治愈 88 例，有效 41 例，无效 1 例。仅表现疼痛者，一般 1~2 个疗程即可治愈；伴关节肿胀、活动受限者，多需 3~6 个疗程；关节畸形者，功能可在很大程度上改善，但不能完全纠正。

5 讨论

5.1 痹证由于风、寒、湿三气相合侵袭人体，阻痹经络，引起气血运行不畅而发病。病变多位于关节韧带和肌肉的附着处，内服药物不能直接到达病变部位，因此见效缓慢，尤其是强直性脊柱炎、类风湿性关节炎、退行性骨关节病的重症患者，往往服药虽久，疗效不著，每致信心不足，精神压抑，或四处求医，杂药乱投，胃气受伤，体力消耗。蒸敷疗法通过药物和热疗相合，既能使药物直达病所，同时也增强了药物的渗透力，使药物能更有效地发挥作用，往往能在短期内迅速收效，既缓解了患者的痛苦，也增强了患者对治疗的信心。因此，不失为治疗痹

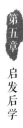

证的简洁、安全、迅速的有效方法。

5.2　所用热敷药方采用温经通络、祛风除湿药物，方中伸筋草、透骨草、威灵仙、徐长卿祛风除湿，舒筋通络；艾叶、细辛、川乌、草乌、白芷温经散寒，疏风止痛；苏木、乳香、没药、土元、红花活血通经，祛瘀止痛。诸药借助熏蒸的热力和食醋的渗透作用，使药物的性能得到充分发挥，经络无阻，气血畅通，则肿胀减、痹痛消，关节功能渐复。

5.3　运用本法治疗腰椎间盘突出症时，应选用非手术适应证的患者；对于类风湿性关节炎的末梢小关节、多关节可改用熏洗，以方便操作。同时，热敷时应注意药物不宜过湿，以不流水为宜，防止烫伤皮肤。此法简单方便，价廉效优，且容易掌握，不失为治痹之良法。

5.4　从本法治痹的临床效果看，病程短、症状轻者见效快，疗效好，可单用外敷；病程长、病情重、关节运动明显受限者应配合内服药物，以增强疗效。痹证应早期治疗，才能有效地防止关节畸形、僵硬的发生。

（本文发表于《中国中医药信息杂志》2000年第7卷第9期）

六、综合治疗退行性膝关节炎68例疗效观察

（邓素玲）

退行性膝关节炎属中医骨痹范畴。自1997年以来，作者采用自拟益肾健步汤配合手法及中药外敷综合治疗退行性膝关节炎68例，疗效较满意，现总结报告如下。

1　临床资料

1.1　一般资料　本组68例，男22例，女46例；年龄最大78岁，最小45岁；病程最长20年，最短2周；其中单膝关节发病15例，双膝关节发病53例。

1.2　诊断标准　①有膝关节疼痛，行走或上下楼疼痛病史；②膝关节静止休息后，再运动时疼痛加重，部分患者关节畸形，屈伸受限；③

膝关节压痛、肿胀，关节活动时可闻及关节内摩擦音；④X线片示：骨质疏松，关节面不规则，关节间隙变窄或内外侧不等宽，髁间嵴或边缘增生改变。

2 治疗方法

2.1 中药内服 益肾健步汤为自拟方，药用当归15g、川芎10g、黄芪30g、独活12g、寄生30g、牛膝15g、白芍30g、熟地12g、杜仲12g、全蝎5g、乳香5g、茯苓20g、甘草6g。肾阴虚者，加生地、丹皮、地骨皮、鳖甲；肾阳虚者，加狗脊、巴戟天、附子、肉桂。每日1剂，水煎，分3次服。

2.2 中药热敷 以艾叶30g、伸筋草30g、透骨草30g、红花15g、苏木20g、乳香10g、没药10g、川乌和草乌各10g等，用醋适量拌湿，装布袋中上笼蒸20分钟。以毛巾绕膝，用蒸热的药袋环绕膝关节，外覆被褥保暖，热敷至凉。每日1次，每剂药重复使用5~6天。

2.3 手法治疗 ①仰卧位：以揉、拿、推、摩等手法由大腿上段沿股四头肌向下放松3~5遍。拇指或食、中、环三指揉按髌骨周围、髌韧带、内外侧副韧带等约15分钟，再点按三里，内、外膝眼，阳陵泉等穴。②俯卧位：揉拿后侧腘绳肌、小腿三头肌约15分钟，点按委中、合阳、承山、太溪、昆仑、悬钟穴。③拔伸、屈曲、旋转膝关节，再逆推拍打小腿后侧肌肉。外治手法6天为一疗程，疗程间隔1天。

2.4 牵引治疗 以小腿海绵套牵引，重量从2~3kg开始，逐步增加，最大不超过5kg。牵引时间从半小时起，逐步延长。

3. 治疗结果

3.1 疗效评定标准 治愈：关节疼痛、肿胀消失，功能活动恢复正常。显效：关节疼痛、肿胀减轻，功能活动改善。好转：关节疼痛、肿胀有所减轻，功能活动改善不显著。未愈：关节肿痛及功能活动无改变。

3.2 疗效评定结果 本组68例，治疗时间最长2个月，最短15天，平均24天。均于治疗2个月后按上述标准评定，结果治愈35例，显效22例，好转9例，未愈2例。总有效率97.1%。

4 讨论

膝关节是人体较大的负重关节之一，由于其结构复杂，兼运动及负重的双重作用，其稳定性和平衡状态的维持始终受到运动和劳伤的威胁。因此，也是人体退行性改变的易发部位。人到中年以后，肝肾亏虚，筋骨失养，膝关节长期受到一些慢性积累性劳损因素的影响，其平衡、稳定和灵活性降低，关节周围的软组织出现痉挛、拘急，气血运行受阻，于是产生疼痛、活动受限，出现退行性改变。

退行性膝关节炎常被称为膝关节骨质增生症，其骨质的增生改变只是膝关节退变的病理产物之一，由于通过 X 线片可以明确看到，因此受到人们的重视，被视为引起疼痛和功能障碍的根源，消除骨质增生，似乎成了临床治疗的唯一目的，而关节软骨的剥蚀、滑膜的肿胀充血、韧带和肌肉的痉挛，骨质的疏松等常被忽视。中国传统医学认为"膝为筋之府""筋主束骨而利机关"，说明关节无论是从解剖结构还是从功能活动都离不开筋骨之间的关联与配合。由于筋在关节运动中起着十分重要的作用，关节的退变常因筋骨失养所致，因此，笔者认为治疗退行性膝关节炎不在于"化骨刺"，而在于通过内服中药，补益肝肾、除痹通络，使筋强骨壮；通过按摩、热敷、牵引解除关节局部软组织痉挛拘急状态，使气血流通，经络通畅。内外结合，综合治疗，使血脉畅和，筋骨共荣，失衡的膝关节恢复稳定，从而达到治疗的目的。值得重视的问题是，关节退变到相当严重的地步时，其功能因关节畸形、粘连、骨性强直而不可逆转，此时疗效多不尽如人意，因此应注重早期治疗。

（本文发表于《中医正骨》2002 年第 14 卷第 7 期）

七、孙树椿老师手法治疗脊柱病变的疗效基础

（邓素玲）

脊柱是人体支撑、平衡的中轴，其生理结构的精细决定了其病理变化的复杂。中国中医科学院首席专家孙树椿老师潜心研究脊柱病手法治

疗 30 余年，形成了理论与实践结合的临床体系，笔者跟师学习有年，稍有心得，试对其取得疗效的基础因素做一浅论。

1 脊柱生理为诊断的基础

孙老师强调脊柱在整体功能和结构上的完整性。脊柱作为一个相对完整的小整体，与人体及自然界有着不可分割的联系。脊柱的生理概念，不仅包括脊柱的局部结构，还包括在中医整体观念指导下，合理运用解剖学知识和现代诊疗技术，对脊柱结构与功能之间关系的再认识。如气候、环境、居所、交通方式、劳动、运动、工作、学习的姿势等均会对人体产生不同的影响，人体对各种外来邪气和伤害因素也会采取本能的保护措施。致病的因素有性质和程度的不同，人体趋利避害的能力也因体质的不同、防范意识的强弱而有差别，当致病因素持续作用的时间和强度超越了脊柱的代偿限度时，便会导致脊柱的各种病变。脊柱的解剖结构按照功能分为动力与静力结构。脊柱的动力结构主要包括脊柱周围的肌肉和筋膜，静力结构以骨与关节为主。当持久或突发的致伤因素作用于人体时，脊柱的动力结构会首先做出保护性防御反应，造成一定范围内的组织痉挛及经络、气血、津液的异常变化。久之会影响到静力结构的稳定，产生椎骨、关节、椎间盘、韧带的损伤和变化，从而影响脊柱的稳定和功能。因此，将脊柱生理作为诊断的基础，才能对脊柱病理做出动态的、立体的、宏观的和微观的全方位认识。

2 脊柱平衡为辨证的基础

孙老师将阴阳的平衡观引入对脊柱组织结构的认识，认为脊柱方位的上下、左右、前后，椎管内、外，动、静力结构之间的平衡决定着脊柱的生理和病理。脊柱的生理平衡，建立在结构稳定与功能协调的基础上。失去运动功能的"稳定"，不符合生理的需要，只能是病理性的。因此，脊柱的平衡是功能与稳定的统一，也是临床辨证所应把握的基点。如临床检查所见的条索状筋结，多是由于患者长时间固定姿势造成部分肌肉劳损、局部气滞血瘀，渐而影响韧带及骨性关节的稳定。当静力结构的失稳累积到一定程度时，又会造成肌肉、筋膜等动力结构的代偿加

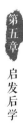

第五章 启发后学

剧。X 线片常可于筋结的对应部位见到椎间隙变窄、骨质增生、韧带钙化或椎体排列顺序的异常等不同变化。这些病理改变是脊柱平衡失代偿的明证，其形成虽然为脊柱的平衡找回了支点，同时又会因此而影响神经、血管的生理功能，以致引起更深层次的失衡。椎管内、外，动、静力结构的平衡互为影响，使病变逐渐加重。从临床的各种病理反应中找出脊柱失衡的应力点，是脊柱病变辨证的基础，也是《内经》"治病求本"思想在骨科临床的具体应用。

3 "手摸心会"是手法治疗的基础

孙老师临证时非常重视摸诊的应用。通过手摸心会，分析影响脊柱正常运动的原因，了解脊柱的曲线、排列，每一个棘突的位置与整体的相对关系，筋结的部位、大小、硬度、组织解剖与临床症状的对应关系。这种深入、系统的辨证分析不仅为手法治疗提供依据，也为鉴别诊断、发现和排除其他系统的疾病找出证据，是手法治疗效果的基本保证，增强了诊断的准确性，避免了治疗的盲目性，也为手法辨证论治的规范提供了依据，使手法治疗更具有目的性。如神经根型颈椎病，椎间孔变窄是造成神经根病变的病理因素，当一处组织受到挤压、刺激而肿胀、瘀滞时，其本身的充血、水肿、缺血，不仅造成神经根本身的疼痛、麻木症状，颈部的肌肉、筋膜组织也会因此出现保护性痉挛，经络的运行阻滞、气血瘀滞，进而影响到颈椎的稳定与平衡，代偿性地出现结构改变。通过对颈部肌肉、筋结的放松手法和对颈椎序列、关节的调整手法，使神经根的受压和刺激得到缓解，肿胀消除、循环恢复，从而获得满意的临床疗效，便是局部与整体辨证指导下调整脊柱平衡的结果。手摸心会可以了解气血津液因某种伤力在局部凝聚所形成的筋结、拘挛，是气血辨证在骨科临床的应用。如颈性眩晕患者多在高位颈椎横突旁找到筋结；神经根型颈椎病患者可在胸廓出口找到筋结；胸椎小关节紊乱和脊柱侧凸的患者均可在患处找到条索或大范围痉挛；对腰突症患者，比较其两侧的椎间隙，可以发现患侧的饱满感；腰骶扭伤、骨盆出口综合征患者常可在腰骶部找到脂肪疝的结节。这些都为手法治疗提供了依据。要手到病除，必须有"手摸心会"的基本功。

4　放松手法是运动手法的基础

放松与运动手法是孙氏手法的主要方面。放松手法以揉、按、捻、推、抹、㨰手法为主，讲究用力柔和、沉稳、深透，点、面、线结合。"点"指痛点、腧穴、筋结的松解，是放松手法的重点；"线"是沿经络、肌肉的走向做疏理通顺的治疗手法；"面"是指对病变周围受刺激而紧张的筋膜肌肉等组织做大面积的按摩。放松手法所针对的是肌肉、筋膜等动力结构的失衡、痉挛、气血瘀滞等，具有缓解痉挛、松解粘连、舒筋活络、宣通气血的作用，是恢复脊柱平衡的基础手法。运动手法是针对脊柱的曲度异常、序列和小关节的紊乱而设，主要包括颈椎的不定点旋转扳法或定点旋转扳法，胸椎的后伸提拉法或推压法，腰椎的后伸扳法、屈曲按压法、侧扳法、旋转复位法以及关节部位的戳法等。孙老师善用运动类手法，更重视放松手法的治疗效果。强调放松手法的柔缓和深透，在轻柔手法的基础上，动力结构更容易恢复其弹性及功能，从而解除痉挛。只有在动力结构完全放松，不产生抵抗、拘急的情况下，运动手法的实施才能达到安全、有效。针对动、静力结构失衡所采取相应的治疗措施，是中医学反治法在手法治疗中的体现。

5　医患合作是确保疗效的基础

孙老师认为脊柱病变从辨证、诊断到治疗的过程，始终贯穿着医患之间的交流与合作，这是取得最佳疗效的关键。只有在患者身心放松的情况下，手法的实施才快捷、深透、安全、有效。临床上许多疗效不佳的病例，其问题并非都是出在诊断或治疗的方法上，而多是因检查、治疗中的细节把握不足，医患配合不当所致。医患合作的另一方面，是对患者趋利避害能力的培养。脊柱病的发病率逐年提高，且有年轻化趋向。因此，防病、治病和预防复发，对于医生来说同等重要。在治疗过程中要求教会患者脊柱保健、锻炼以及避免劳损的方法。如颈、腰部以屈伸为主的锻炼方式，避免环转、摇摆、振荡等不稳定锻炼；读书、看电视、伏案工作的注意事项及睡具的调整等。突出治疗、预防的针对性、合理

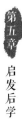

性、个性化，避免盲目性，是孙老师的为医之道，是"预防为主"思想在脊柱病防治的体现。

跟师学习体会到，医之大小，在于德艺之高下；病之大小，取决于患者痛苦的深浅。不因病之轻重、久暂而有丝毫懈怠、轻慢者，每能收到满意的疗效。故医之为艺，必须与德相合，以救苦拯疾为务，才是成就大医的基础。

（本文发表于《中医正骨》2006年第18卷第11期）

八、强直性脊柱炎的中医治疗

（邓素玲）

强直性脊柱炎属中医肾痹范畴，是疑难病症之一，由于病因尚不明确，临床上尚无特殊的疗法。我在临床上对本病采取中医辨病、辨证治疗的思路方法，疗效显著，现总结如下。

1 诊断应辨病、辨证相结合

本病在诊断上应病证合参，正确诊断是治疗的基础，辨病与辨证对本病的治疗均能起到不可替代的指导作用。

强直性脊柱炎属中医痹证范畴，本病在发展变化上有一定的规律性，一般侵犯骶髂关节，重点累及脊柱和近躯干的大关节，病情的发展可使脊柱的活动受限，最终因椎间盘、韧带、关节突、关节囊骨化而强直，因其致残率高，所以无论是从病变的范围、进展，还是病变的程度，其独特的变化规律均为临床治疗和防护提出了不容忽视的要求，而本病的早期诊断则是防止病变范围扩大、防止骨性强直的关键。因此，辨病在本病的早期有着不可低估的重要作用。虽然本病的病理变化局限于脊柱和四肢大关节，但是它是一种全身性疾病，现代医学对本病的病因尚未有确切的认识，祖国医学将其归于肾痹，从而为本病的性质做出了明确的界定，《内经》中对本病即有所描述，"骨痹不已，复感于邪，内舍于肾""肾痹者，善胀，尻以代踵，脊以代头"。既指出了本病的病因是正气不足，复感于邪，也从症状上指明了本病发展的严重性。掌握本病的病因、病性是指导临床治则确定的基础，而辨证则是指导全身处方用药的关键。只有辨病与辨证结合，才能对本病的治疗做出全面的考虑，周详地把握病变的全过程，做到有的放矢，达到早期诊断、防变防畸的目的。

2 治疗应整体与局部相结合，内治与外治相结合

本病的病理变化是全身性疾病在脊柱和四肢大关节的反映，病变的发生和进展均与机体正气不足有关，而病邪阻滞的严重程度必须通过关节部位的变化才能得到印证。

祖国医学认为"肾藏精，精生髓"，机体正气虚弱，精血不足，则脊髓失充；肾气衰弱，则督阳不运，脉虚髓空，外邪乘袭，以致脉络受阻，发为肾痹。因此，本病多以素体阳气虚弱、肝肾精血不足为内因，风寒湿热之邪为外因。经络空虚导致外邪侵袭，邪气内阻，致使经络不畅，气血不行，造成脊柱和关节疼痛、僵硬，严重时病变局部骨化、强直、畸形、功能丧失。因此，本病的治疗应整体与局部俱重，整体治疗以扶正祛邪、补肾通络为宜，重在调整机体的虚弱状态，使正气强、精血旺，以形成自强驱邪之势。方用自拟的肾痹汤，基本方药如下：当归、黄芪、地黄、川续断、葛根、桑寄生、杜仲、白芍、全蝎、蜈蚣、川芎、山萸肉、炙甘草。加减：肾阴虚，加丹皮、地骨皮、鳖甲、生地；内热重，加知母、黄柏；肾阳虚，加狗脊、菟丝子、淫羊藿、巴戟天等；畏寒痛甚，加制川乌；酸困，加白术、木瓜、云苓；气虚乏力，加党参、山药；血虚，加阿胶、熟地。病症偏于下部，加牛膝、独活；病症偏于上部，加羌活、威灵仙。

强直性脊柱炎属正虚邪实证，机体正气虚弱，使病邪留滞，侵于筋脉关节，通过内治方药调整正气、扶正祛邪的同时，还应通过外治法，对病变局部进行有效的综合治疗，以防止脊柱、关节为病邪侵袭，形成僵直、骨化等不可逆转的病理改变。针对局部病情的严重程度，选择应用牵引、按摩推拿、热敷、熏蒸等外治法，对改善关节病变和延缓病变

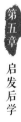

进程可起到非常明显的作用，应给予足够的重视。

2.1 牵引　包括脊柱牵引和髋关节牵引，是改善关节挛缩、脊柱畸形的有效方法，应用宜早不宜晚、宜轻不宜重。可根据患者体质及病变关节的耐受程度灵活选择，调整牵引的重量和时间，以不使病变局部症状加重为度。

2.2 按摩推拿　具有舒筋活络、解痉镇痛的功效，可有效地改善关节、脊柱部筋脉的挛急、僵硬、萎缩状态，对患部的功能改善起到积极的促进作用。早期配合推拿可有效地控制病变对关节的损害，以防止出现骨性改变。

2.3 熏蒸热敷　中药加热后对病变局部的渗透，使患部气血运行加速，具有活血解凝、除痹通络的作用，可缓解患处僵硬、疼痛，对维持或改善关节、脊柱的功能活动有较强的作用。外用基本方药：艾叶、苏木、红花、川花椒、细辛、川乌、草乌、乳香、没药、伸筋草、透骨草等。用法宜温不宜热，时间宜长不宜短，坚持外治与服药相互配合可相得益彰，事半而功倍。

3　功能改善应主动与被动相结合

脊柱、关节功能的维持是检验本病治疗效果的关键，可以认为无功能则无疗效。强直性脊柱炎虽是全身性疾病，其病变的重点却反映在脊柱和肢体大关节部位，因其致畸、致残率极高，功能的丧失最终成为患者的悲哀、医者的无奈，有人用"不死的癌症"来形容其致病的残酷性，从侧面反映出了本病的严重性。"冰冻三尺，非一日之寒"，邪入机体，欲侵害关节，夺其功能，亦非朝夕可得。医患双方均不可取无为观望、坐以待毙的态度，功能的维持和改善须通过努力方可争取，与病邪争夺功能，要丝毫不让，长期坚持，效果自佳。临床上强直性脊柱炎患者后期出现关节脊柱强直者的确不在少数，痛苦之状颇令人不忍一睹，询其病史、治疗和锻炼过程，多不尽如人意。本病固属顽疾，却并非不治之症，临床上要维持和改善关节、脊柱的功能，应通过医生的治疗和患者的锻炼，即被动与主动相结合。被动主要是指牵引、熏蒸、推拿按摩等由医生对患部组织的病理状态所做出的改善，可为关节运动锻炼创造条件。主动是指患者自身的功能锻炼，医生根据患者体质、关节病变的程度和范围，为患者设计制定具体的锻炼方法和运动量，做到病变未至处锻炼维持功能，防病之所至，病变已至处争取改善功能，防关节僵直、骨化。主动与被动可相互促进，要持之以恒，循序渐进。

4 维持疗效应医患合作

强直性脊柱炎是一种慢性进行性炎症，由于病因不明，所以治无特效。中医学认为本病系人体正气虚弱，外邪乘虚侵袭而致，所以正邪的强弱对比，不仅在发病的过程中起作用，也贯穿于治疗的全过程，任何影响机体正气及引导邪气的因素都有可能导致疾病的反复或加重。所以，医者在让患者树立信心的同时，也应使其了解本病的特殊性，尤其是经治疗病情已趋于稳定的患者，更应从以下几方面配合，才能维持疗效，避免病变复发。①生活要有规律，避免过度疲劳、长期熬夜、起居失常、寒暖失宜、房劳过度、饮食不节。②保持平和、恬静、愉悦的心境，避免焦虑、郁闷、烦躁、大怒、大悲等不良情绪。③运动锻炼均应根据体力所能，循序渐进，持之以恒，避免过量运动使体力过度消耗。④避免寒热骤变，汗后冷浴，忌卧潮湿寒凉之地。

5 讨论

强直性脊柱炎属疑难症，由于其病程长，见效慢，许多患者对治疗本病的信心不足。笔者认为，本病的病理改变既有一般痹证的普遍性，如疼痛、沉困、僵硬；又有其特殊性，即病变侵蚀部位相对固定。因此，掌握其发生、发展变化的特殊规律，就可以做到未病先防、既病防变，从而把握治疗的主动权。

中医对本病的治疗强调辨证论治、扶正祛邪、内外结合，从临床疗效看具有显著的优势。整体与局部同治，可使各种疗法的作用得以互相促进和加强。中药内治，有助于正气的恢复，扶正可以增强机体驱邪外出的能力。由于病邪侵蚀部位在脊柱和大关节，致残率高，因此，单纯内治，效力略显单薄，必须抓住关节骨化强直前的最佳时机积极配合局部

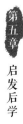

外治，使关节功能得到及时的保护和改善，才能使疗效彰显、疗程缩短。

本病治疗和恢复期的维持均需要患者密切合作，因此，医生应与患者做思想上的沟通，让患者或其家属充分认识到本病对人体的危害程度、病变发展的过程，并了解各种治疗措施对预防畸形和改善功能所起的作用，以及各种有害因素对本病发生、发展和愈后防复所产生的不良影响。最大限度地调动患者的主观能动性，以取得患者的理解和配合。

为患者设计最恰当的锻炼方式，既保证脊柱和关节功能的最佳运动状态，又不致因不正确的锻炼伤阴耗气，损伤正气，加重病情。

本病病程较长，长期服药要注意保护胃气，病变进入恢复期后，可将汤剂改为丸散或胶囊。

（本文发表于《中华中医药学会骨伤分会第四届第二次学术大会论文汇编》第 710-712 页，2007 年）

九、孙氏手法在脊柱病治疗中的平衡观

（邓素玲）

孙树椿老师系国内著名骨伤科专家，早年曾师承于宫廷派大师刘寿山，现为中国中医科学院首席研究员。孙老师博采众长，精通典籍，师古不泥，潜心研究脊柱病手法四十余年，在脊柱病的治疗中形成了自己独特的临床治疗体系，兹将我学习孙老师脊柱病手法的体会总结如下。

1 认清局部紊乱对脊柱整体平衡的影响

平衡观源于《内经》治病求本的理念，对中医临床具有宏观与微观、功能与形体等多方面的指导作用。孙老师将平衡观引入对脊柱整体结构的认识，认为脊柱的平衡决定了脊柱的生理、病理，反映了结构与功能的统一。任何局部的病理不仅受整体的功能影响，也在不同程度上对整体产生作用；同时脊柱内部的动态平衡还会根据外界各种变化的影响做出相应的调整。

脊柱的功能通过稳定的组织结构与协调的运动能力加以体现。临床上，人们过多地关注静力结构的稳定，而忽略了动力结构所需要的协调运动能力，这是近年来脊柱劳损性病变多发，而治疗并不尽如人意的原因。脊柱平衡的概念，不仅限于局部解剖结构的稳定，还有在整体观念指导下，对脊柱结构与功能之间关系的再认识，即以《内经》"形与神俱"的标准，作为衡量脊柱结构之"形"与功能之"神"协调统一的生理尺度。如：颈胸腰椎的劳损性病变，临床检查常见条索状筋结。孙老师认为筋结是脊柱病理的表现，其发生提示了动力结构的失衡状态和程度。X线片所见到的椎间隙变窄、骨质增生、韧带钙化或椎体序列的异常等不同变化，每能与软组织上的筋结相印证。但在脊柱病变的早期，能从影像学检查见到生理曲度的变化时，临床检查到的条索状筋结即提示了局部筋膜痉挛对气血津液运行的影响，可为恢复脊柱平衡，防止继发骨关节静力结构的畸形改变，提供治疗的依据。

2　把握局部调理对整体平衡的作用

长期固定或不协调姿势可造成肌肉的痉挛，导致局部特异性炎症，对韧带及骨关节的稳定产生影响，形成局部的失稳状态和功能障碍，引起脊柱整体的失衡。因此，将脊柱的平衡作为辨证中心，从脊柱的各种病理反应中找出脊柱失衡的应力点，可为脊柱病变的辨证论治提供参考。临床上，孙老师强调既要重视影像学的检查结果，更要重视"手摸心会"对临床的指导作用。他认为，任何局部的失衡都会对整体的平衡产生影响；而对每一局部细节的重视，将会起到维持脊柱平衡、防止病变发生和变化的积极作用。通过摸诊了解及分析曲线、序列与脊柱的整体对应关系；筋结的部位、大小、软硬程度与病程的对应关系；组织结构的病理变化与临床症状、功能障碍的对应关系等，将摸诊与体征检查、影像学检查等结果相互参考对照，作为诊断、鉴别诊断、辨证分析、手法治疗的依据，增强了手法治疗的针对性和实效性，为手法辨证论治的规范化提供了依据。如：神经根型颈椎病，椎间孔变窄是造成神经根病变的病理基础，多属不可变因素；然而颈部肌肉的保护性痉挛，肌肉的肿胀、瘀滞，不仅对神经根产生挤压、刺激，造成充血、水肿、缺血，引发疼

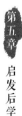

第五章　启发后学

痛、麻木等症状，还可影响颈椎的稳定与平衡，造成结构代偿性改变，这些都是可变性因素。椎间孔狭窄不易通过手法操作而改变，但通过对颈部肌肉和筋结的松解手法和对颈椎序列紊乱、关节绞锁的调整手法，可使神经根的受压和刺激得到缓解，消除肿胀，促进局部血运，从而获得满意的临床疗效。因而，恢复脊柱平衡必须重视改善局部的功能。关注结构改变或功能改变，显示了认识问题的角度不同会对治疗产生不同影响，临床疗效也会有显著的差别。

临床大量的有效案例说明，手法的作用虽不能改变固定结构的异常，但可以对组织结构之间的平衡做出调整，这是中医辨证论治的切入点，也是疗效的基础。因此，孙老师非常强调把握中医手法治疗的辨证定位，既不夸大手法治疗的效果，也不因组织结构的病理改变而禁锢思想、束缚手脚。通过长期的临床实践，孙老师对脊柱的难治性病变提出了许多独到的见解，具有非常实际的临床指导作用，为手法治疗找到了提高疗效的依据。如：将脊髓型颈椎病分为痹证型和痿证型，并指出痹证型的手法治疗意义，从而使此类患者得以免受手术之苦。再如：颈性眩晕的患者多在高位颈椎横突旁找到筋结；神经根型颈椎病，可在胸廓出口处找到筋结；胸椎小关节紊乱，可在患处找到条索状筋结；腰骶扭伤，可在腰骶关节附近找到筋结；腰椎间盘突出症，可触到患侧椎间隙的饱满感；等等。这些不为影像学发现的病理变化，既是摸诊的依据，也可作为手法治疗效果自我评价的尺度。

3 分部调整完善整体平衡

孙氏手法主要分为基本手法和分部手法。孙老师提倡手法的系统性、连贯性和实效性，把放松手法作为调整脊柱平衡的基础，称为基本手法，包括揉、按、捻、推、点、抹、振、搓、戳、摇、散、归挤等，讲究用力的柔、稳、深、透，根据痛点、筋结、腧穴、经络、肌肉、筋膜、关节的痉挛程度、深浅层次的不同，用心揣摩，加深认识，全神贯注，有的放矢。严格掌握操作技巧和力度，达到解痉、解粘、宣通、疏导的作用。

孙老师把运动类手法作为恢复脊柱平衡的关键。按照各部结构的不同特点，将各种手法有机串联，称为分部手法。针对脊柱的曲度、序列异常和小关节紊乱等病理改变，在继承前人经验的基础上，系统地提出了恢复脊柱平衡的运动类手法。如：根据颈椎运动灵活及病后僵硬、易多节段受累的特点，运用牵引揉捻法、拔伸推按法、卧位旋转法、坐位定点旋转法和坐位不定点旋转法等；根据胸椎结构相对固定，易引起小关节紊乱、气机失调的特点，运用推压法、提端法、拍打法、旋转法、非定点后伸提拉法、定点顶压提拉法、水平推扳棘突法等；根据腰椎对扭转、屈伸功能较高要求及病后易见腰部僵硬、侧弯的病理特点，运用推拍弯腰法、三扳法、拔伸屈按法、抖腰法、过伸推按法、坐位摇晃法、腰部旋转法、屈膝戳按法、摇腿戳按法等；根据骶尾部损伤不易整复的特点，运用后伸戳按、前屈牵拉顶按的手法等。将脊柱的系列运动手法，作为恢复脊柱平衡的关键步骤，不仅是临床经验的结晶，更体现了孙老师对《内经》平衡观的理解和对"治病求本"原则的具体应用。

中医学的平衡观体现于骨伤科临床，强调如何防止不平衡因素对局部筋骨关节的影响。在平衡的理论指导下，制定出调整筋骨的整体治法和具体措施；在符合功能要求的前提下，使结构的稳定达到新的平衡；在具体的治法上，将现代科技的诊疗手段和方法引入中医学的"平衡"理论轨道，用于解释功能与形体之间的相互关系，使平衡理论发挥出更为具体的指导作用，这是孙老师研究脊柱病的核心学术思想，也是临床治疗的原则。

通过学习我认识到只有深入掌握中医的理论精髓，才能使中医学在骨伤科的治疗优势得以更充分的应用和发挥。在这方面，孙老师做了较为深入的探索，使我们看到了骨伤科临床在"能中不西，突出中医特色"道路上的光明前景。

（本文发表于《中国中医骨伤科杂志》2007年第15卷第11期）

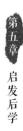
第五章 启发后学

十、浅论孙氏对颈椎病的防治思想

（邓素玲　李沛）

颈椎病虽属常见病，但由于其发病部位重要、影响广泛、症状复杂、治疗难度大、临床误诊率高、治疗方法多有争议而成为疑难重症。孙树椿老师依据中医辨证，结合解剖学、影像学检查，对颈椎的生理结构、病理改变进行了深入细致的研究，并在此基础上提出了手法治疗的理论依据与方法，为颈椎病的防治展示了较为光明的前景。

1　动、静力失衡的发病说

孙老师根据人体解剖结构的运动力学原理，提出颈椎的失衡状态是颈椎病的发病基础，失衡的原因是动力系统与静力系统之间代偿与失代偿的不平衡，并随着程度加深而在不同的部位产生相应的症状。任何一种持久的固定姿态或反复过多的不对称运动形式，均可造成两大系统之间的应力失调而出现失稳。动力失衡可造成颈部肌群痉挛，成为颈椎病发生的主导因素。当动力系统由代偿进入失代偿时，静力系统就由失稳渐至结构的畸变。

人是一个有机的整体，筋骨关节之间在运动功能上相互协作，其平衡也互相影响，人体的协调与不协调运动，均由各种结构相互配合完成，并在运动的幅度上加以限制。在结构失衡状态下的不协调运动，使颈椎局部不断产生炎性渗出、组织水肿，日久则粘连、钙化。人体筋骨都存在退行性的变化，影像上显示的韧带钙化、椎间隙变窄、钩突增生变尖等，属骨性退变，产生在筋退变的基础上，是病理过程反复深化的积累，并与相对应的椎体失衡有关。孙老师强调，影像上可见的要正确认识、深入分析；不可见的要通过临床检查，仔细了解，延展思辨。不仅要知其然，还要知其所以然。

动、静力系统的失衡是相互影响的。人体为平衡提供代偿，主要与筋膜肌肉的柔韧度有关，动力系统每因长时间不良姿势而受到慢性损伤，也可因急性损伤失治、误治而受到伤害，反复或持久存在的伤力必然造成静力系统的继发损伤。如：颈型颈椎病患者以年轻人为主，症状较重时，颈部 X 线片显示较轻，多数只表现为颈椎的生理曲度变直、反弓。而中年以后，多数人在体检时 X 线片也能看到增生退变。因为椎间不稳造成的椎体边缘及钩椎关节增生，以及韧带的钙化均需要一个长期而漫长的过程。只有失衡状态长期存在时，这些退行性改变才能在影像上有所显示。代偿使很多人没有症状或症状轻微，而当症状因某种急慢性伤力诱发或加重时，所观察到的 X 线表现多数存在已久。

静力系统失衡导致筋膜肌肉痉挛，形成筋结。病情的轻重与痉挛的范围，筋结的大小、分布、数量有明显的对应关系。筋结久碍气血，局部渗出与粘连、失衡与失养，终成骨性退变。无论是退变轻、症状重，还是退变重、症状轻，都说明失衡是颈椎病产生的基础，退变不能完全决定症状的产生和存在。因此，孙老师认为"失衡"是发病的基础，恢复平衡为治疗提供了依据，也是治疗的目的。

2 从筋入手的"解结"治疗说

根据失衡的发病理论，孙老师用摸诊法检查颈部筋骨结构的关系，把寻找筋结作为诊断的佐证，将理筋散结作为治疗的切入点。对局部紊乱的病理状况进行分析，通过松解理顺肌肉筋膜，疏通经络气血，调整关节结构，可使多数患者病情缓解，达到临床治愈。孙老师把握"筋主束骨而利机关"的深刻内涵，突出强调颈椎病治疗"从筋入手"的临床意义，并将这一过程归纳为"解结"的治疗学说。

颈椎病的症候多表现为因椎旁筋膜、肌肉、血管、神经受到刺激、压迫而产生的炎性渗出、粘连，而这些病理改变往往先于骨赘而存在。孙老师强调颈部动力系统失衡所产生的反应，重视筋病对骨关节的影响，遵循《内经》"劳者温之""结者散之"的治疗原则，把解除筋结作为临床治疗的捷径。因为有症状者未必有影像学的改变，年轻患者的生理曲度变化，通过松解筋结，不仅可以解除病痛，也可预防骨性结构的退变。有影像学的改变者，未必都有临床症状：中老年人，一生有诸多内外劳伤的累积，增生退变多有显现，并不一定发病；当受某种诱发因素影响

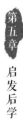

而就诊时，在影像显示的退变部位多可找到筋结，松解理顺，解除粘连，恢复或建立新的平衡，仍可收到满意的临床效果。

孙老师通过长期的临床观察，延展切诊内容，对筋结的发生部位与临床症状的相关性做了系统的总结，对于各型颈椎病均有自己独到的认识、检查和治疗方法。检查上突出"手摸心会"，治疗手法以轻、巧、柔、和为特点，推崇《医宗金鉴》"法之所施，使患者不知其苦，方称为手法也"之安全、高效的治疗境界。

孙老师认为当颈椎因劳损、受寒或外伤而影响了动、静力结构的稳定时，整个颈部都会因肌筋膜的保护性痉挛而出现颈椎曲度的异常，椎间关节的失稳失衡，局部的气血瘀滞、经络不畅，临床即可触到筋结。如：颈性眩晕患者筋结多在高位颈椎棘突旁或横突旁；由于交感神经或椎动脉的传导阻碍使椎－基底动脉系统供血不足而出现多种紊乱症状。椎动脉型多在 C3 横突处，交感型多在胸锁乳突肌的下段。神经根型痛性筋结多在胸锁乳突肌后缘的颈肩交界处；髓型颈椎病多发生广泛的痉挛。通过对颈部肌群的放松手法，对颈椎曲度、关节的调整手法，松解病变局部的筋结，可使筋骨关节恢复平衡，临床收效颇速。

对于髓型颈椎病的治疗，孙老师认为椎管内的刺激压迫，也同样导致颈部筋膜肌肉的保护性痉挛，形成椎管内紧外松的平衡失调，因此，通过改善颈部循环和调整椎体的序列，可以使椎管内受到的刺激得到调整，使内紧逐步缓解、改善，或控制症状的发展。孙老师创造性地提出"髓型痹证型"颈椎病的非手术治疗方案，拓宽了颈椎病保守治疗的范围。

3 动静结合的未病"防结"说

孙老师通过临床观察发现，颈椎筋结的存在部位多与影像学显现的韧带钙化、骨赘形成的部位相对应。然而，筋结可散，骨赘难消。因此，他认识到：筋结导致气血失调，继之形成退变。防筋结是防骨赘的前奏，也是预防颈椎病的有效措施。他从治未病的角度提出：筋的形态异常作为结构失调的信号，不仅为临床治疗提供了依据，也为防止骨性退变提出了警示。因此，孙老师不仅重视筋结对病变治疗的影响，同时也强调在未病之初杜绝筋结，可以预防颈椎病的发生；在病变早期消除筋结是保持组织结构生理平衡、防止增生退变的有效措施。即使在病变的中后期，软化消散筋结，仍然可以起到缓解临床症状的治疗作用。

孙老师在颈部练功的具体方法上深研细琢，针对颈背部筋膜肌肉的运动提出了"与项争力""哪吒探海""回头望月""以头书鳳"等多项有效、独到的练功方法。孙氏练功法主张的是动静结合，循序渐进。通过缓慢柔和的动态锻炼，逐步增强肌肉筋膜的张力，在力的增长过程中，加大筋的柔韧性和伸展度，从而促进局部的气血循环，改善颈部筋骨关节之间的平衡与协调，起到预防颈椎病的作用。

（本文发表于《中国中医骨伤科杂志》2013 年第 21 卷第 6 期）

十一、骨痹消对佐剂性关节炎兔关节软骨 TNF-α、IL-1 水平的影响

（邓素玲　穆晓红　王启阳）

【摘要】目的：观察骨痹消对佐剂性关节炎兔软骨中肿瘤坏死因子（tumor necrosis factor-α,TNF-α）、白细胞介素 1（interleukin-1, IL-1）水平的影响，探寻骨痹消治疗骨关节炎的作用机制。方法：取新西兰兔 40 只，雌雄各半，体重 450g 左右，其中 10 只为空白对照组，其余 30 只采用弗氏佐剂诱导兔关节炎模型。模型制作成功后，随机分为模型组、西药组、中药组，连续给药 9d。中药组和西药组分别灌胃给予中药骨痹消水煎剂 0.01mL/g、罗非西布 0.01mL/g（0.2mg），对照组和模型组灌胃给自来水 0.01mL/g，每天灌胃 1 次，常规饲养，给药 9d 后取材，采用酶联免疫吸附测定法（ELISA 法）测定兔关节软骨中 TNF-α、IL-1 含量。结果：中药组干预后兔关节软骨中 TNF-α 质量浓度为（19.52±1.84）μg/L，IL-1 质量浓度为（54.95±7.24）ng/L；与对照组相比较，其余各组兔软骨中 TNF-α、IL-1 水平均显著升高（$P<0.05$）；

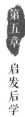

第五章　启发后学

模型组兔软骨中 TNF-α、IL-1 水平显著高于中药组和西药组（P <
0.05）；但中药组兔软骨中 TNF-α、IL-1 水平显著低于西药组（P <
0.05）。结论：骨痹消可抑制骨关节炎兔软骨细胞产生 IL-1 和 TNF-α，
这可能是骨痹消治疗佐剂性关节炎的作用机制之一。

强直性脊柱炎（ankylosing spondylitis，AS）多发于青壮年男性（男
女比例约为 3∶1），以中轴关节慢性炎症为主，随着病变的进展，脊柱
韧带、纤维环、椎间盘、髋关节囊有较显著的骨化倾向，最终导致关节
骨性强直。其发病率高，易致残，严重影响患者的健康和生活质量。目
前，其病因及发病机制尚未完全阐明，缺乏特异性的治疗手段。

目前，尚未发现中医药针对 AS 进行免疫调节的报道。本研究拟通
过观察骨痹消对关节炎兔软骨中肿瘤坏死因子（tumor necrosis factor－α，
TNF-α）、白细胞介素 1（interleukin-1，IL-1）水平的影响，为中医药
治疗 AS 寻找新思路，并进一步探讨骨痹消治疗 AS 的机制。

1 材料与方法

1.1 实验材料

1.1.1 实验动物 新西兰白兔，体重 450g 左右，雌雄各半，由维通
利华实验动物中心提供，检疫合格。

1.1.2 药物和试剂 青链霉素由华北制药股份有限公司提供。质量
分数 0.25% 胰蛋白酶由四季青生物公司提供。质量分数 0.2% Ⅱ型胶原酶
由北京中山生物公司提供。PBS 液由中杉金桥公司提供。IL-1β 放免试
剂盒由北京中山生物公司提供。中药水煎剂由河南省中医院制剂室提供。
冻干卡介苗制剂由卫生部兰州生物制品研究所提供。

1.1.3 主要仪器 200 目滤网、离心管 50mL、培养板及培养皿、试
管、吸管、培养板均由 Corning 公司（美国）提供。低速离心机由北京雷
勃尔离心机有限公司提供。超净工作台 YJ-875 型由北京昌平净化设备厂
提供。

1.2 实验方法

1.2.1 动物模型的制作及分组 选择 4 周龄新西兰白兔 40 只，10

只为空白对照组，其余 30 只制作佐剂性关节炎模型 [将卡介苗 100℃灭活 40min，用高压灭菌的液状石蜡配成质量浓度 10g/L 的弗氏佐剂，振荡混匀后注射于兔左后足掌皮下（每只 0.1mL）]，模型制作成功后，随机分为模型组、西药组、中药组，连续给药 9d。

1.2.2　分组给药　中药组灌胃给中药骨痹消水煎剂 0.01mL/g、西药组给罗非西布 0.01mL/g（0.2mg），对照组和模型组灌胃给自来水 0.01mL/g，每天灌胃 1 次，常规饲养，给药 9d 后取材，分离培养兔关节软骨，采用酶联免疫吸附测定法测定 TNF-α、IL-1 含量。

1.3　统计学方法　采用 SPSS 17.0 统计学软件包进行分析，计量指标均采用均值 ± 标准差表示，各组间比较采用 t 检验。$P < 0.05$ 为差异有统计学意义。

2　结果

见表 1。

表 1　各组兔软骨中 TNF-α、IL-1 含量比较

组别	样本数（只）	IL-1（ng/L）	TNF-α（mg/L）
对照组	10	22.27±2.47	5.68±0.97
模型组	10	157.14±14.49[a]	38.59±3.76[a]
中药组	10	54.95±7.24[ab]	19.52±1.84[ab]
西药组	10	65.78±7.62[abc]	27.32±2.67[abc]

注：与对照组比较，[a]$P < 0.01$；与模型组比较，[b]$P < 0.01$；与中药组比较，[c]$P < 0.01$。

3　讨论

AS 是一种自身免疫功能紊乱的风湿类疾病，其病因及发病机制尚未完全阐明。目前研究认为细胞因子网络调节异常是 AS 发病的重要特征，其发病机制可能与促炎性细胞因子的产生有关。国内外许多研究显示，AS 患者病变活动期血清 IL-1、TNF 等细胞因子与健康者相比都有所变化，表明细胞因子与 AS 病情活动密切相关。

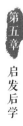
第五章　启发后学

IL-1 是 AS 关节病变中发挥主要作用的细胞因子。通过免疫组织化学观察，成年健康人群滑膜及软骨中很少出现 IL-1，而 AS 患者滑膜及软骨中均有 IL-1 存在。AS 患者由于滑膜单个核细胞、软骨细胞受到一定刺激而产生 IL-1，IL-1 可促使软骨细胞合成一氧化氮合酶产生 NO，增加基质降解。IL-1 亦可诱导 IL-6 合成而参与免疫过程，刺激滑膜成纤维细胞和软骨细胞产生包括基质金属蛋白酶在内的炎症介质，从而降解关节软骨、蛋白多糖和胶原。

研究发现，AS 患者滑膜及软骨中 TNF-α、IL-1 水平升高，则滑膜炎症反应范围扩大，软骨破坏增加；若 AS 患者滑膜及软骨中 TNF-α、IL-1 水平降低，则可减轻滑膜炎症反应，软骨破坏中止。因此，TNF-α、IL-1 水平的高低，影响着 AS 患者的预后和转归，调节 TNF-α、IL-1 的活性及水平，成为控制 AS 病情的重要目标。

AS 属中医"骨痹""肾痹""腰痛"等病的范畴，常见腰骶疼痛、屈伸不利等症，后期可见"尻以代踵，脊以代头"的病废之状。中医学认为 AS 以肾虚为本、外邪侵袭为标，而瘀血阻络、筋骨失养则为其病变过程中的重要病机。肾虚、外邪、瘀血三个病理因素互为因果，终致机体虚瘀夹杂、尪羸并见。

骨痹消是笔者根据 AS 本虚标实的临床特征，结合多年临床经验总结的一个治疗 AS 的有效组方，方药以化瘀祛湿、温肾通督为治则。该方具有显著的抗炎镇痛、阻遏 AS 病情发展、保护关节结构和功能的作用，其可能是通过调节 TNF-α、IL-1 炎性介质，抑制炎症反应以及改善血液流变学来促进循环等机制发挥治疗作用的。通过长期临床应用观察，该方在缓解患者症状、改善病变关节功能、控制病情发展方面有较好的效果。本研究说明，骨痹消可抑制 AS 模型兔细胞产生 IL-1、TNF-α，这有助于进一步明确骨痹消治疗 AS 的机制。

（本文发表于《中医学报》2015 年第 30 卷第 1 期）

十二、王宏坤运用芍药甘草汤的经验

（邓素玲　杜旭召　孟婉婷）

摘要：芍药甘草汤出自《伤寒论》，为误汗伤阴、筋脉挛急而设。王宏坤老师从肝血不足、筋失所养，久行伤筋、筋挛不伸，外伤瘀滞、血阻筋绌，肝肾不足、骨痿筋弱等方面辨证治疗，以芍药甘草汤作为主方加减治疗腓肠肌痉挛症、胫骨结节骨骺炎、骨质疏松症。对于肝脾不和者，王老师多借柴胡辛寒，加强疏肝作用；以干姜辛热，温脾土助生化；对外伤瘀滞者，根据伤情轻重，损伤久暂，早期配核桃仁、红花破瘀，中、后期配当归养血活血；劳则加重，可加黄芪；腰膝酸软，每加牛膝。

王宏坤老师早年毕业于洛阳平乐正骨学院，得郭氏正骨真传，系国家级名老中医。笔者随王老师工作、学习多年，临床上每遇疑难杂症，王老师喜欢求助《伤寒论》。尤其对于一些急慢性筋伤，王老师善用芍药甘草汤加味治疗，效如桴鼓。

1　腓肠肌痉挛症

李某，女，29 岁，职员，妊娠 7 个月。夜间突发右小腿疼痛，行走困难 2d，右小腿后侧压痛，肌力、反射、皮肤感觉均正常。舌质淡，苔薄白，脉弦细。证属肝血不足，筋脉失养。处方：生白芍 30g，炙甘草 15g，宣木瓜 15g，杜仲 6g。1 剂，急煎，分 3 次饮下，疼痛逐渐缓解。拒按消除后，予以轻轻点揉承山穴 3min，患者疼痛全消，行走自如。

按：患者年轻，肝血不足，平时尚不显著，妊娠期间，血气养胎，则血不养筋之状便易出现。然而，人在孕期，多不愿服药，医者也常因此缩手。此例患者发作较重，故难自行恢复。以芍药甘草汤养血柔筋，加木瓜舒筋活络、杜仲强筋安胎，故药到病除。

2　胫骨结节骨骺炎

马某，女，12 岁，学生，田径运动员，因每天大运动量跑步训练，左下肢疼痛、跛行半月余。发病后停止训练，曾做推拿、理疗、膏药贴

敷，效果不著。查其左侧胫骨结节有压痛，局部稍肿、微红、微热。舌质淡红，苔薄白，脉弦细。证属筋挛不伸，气滞血瘀。处方：生白芍30g，炙甘草15g，川牛膝9g，独活9g，桃仁6g，红花6g，伸筋草9g。7剂，日1剂，每日2次温服后以药渣温敷膝下胫前部。

二诊：肿消痛减，皮色正常，行走自如，已恢复小运动量训练，但跑步时仍有不适。予以局部理筋，点揉阳陵泉，阴陵泉及内、外膝眼。处方：生白芍20g，黄芪15g，炙甘草9g，川牛膝6g，独活6g，当归6g。7剂，日1剂，内服外敷，方法同前。

本例患者因运动过量，造成髌韧带对胫骨结节骨骺过度牵拉，形成局部损伤。此类病变属筋骨并损，局部瘀血与缺血兼在。《内经》云"筋主束骨而利机关"，因此，治疗当以解痉为先，以芍药甘草汤为主柔筋缓急，筋舒则骨骺所受牵拉性损伤可得缓解；骨骺缺血，久则坏死，以牛膝、桃仁、红花等化瘀消肿，解痉通络，可使血脉通畅，不留坏死遗患。

3　骨质疏松症

刘某，女，70岁，农民。患者十余年间每于夜间小腿抽筋疼痛，不敢伸腿睡觉，平时畏寒，多郁，纳少，乏力，寐差，大便少，夜尿频，3个月前经骨密度检查，诊为骨质疏松症，服钙剂、鱼肝油之类未见明显效果。查腰背、膝关节多处轻度压痛，功能正常。舌质淡，苔薄白，脉沉细微弦。证属肝肾不足，筋脉失养。处方：生白芍30g，炙甘草15g，川牛膝15g，益智仁15g，夜交藤15g，独活10g，郁金10g，桂枝9g，干姜9g，白术10g。7剂，日1剂，每日2次温服后以药渣泡脚。

二诊：服药后，睡眠、夜尿改善，畏寒减轻，抽筋次数逐渐减少，大便正常。舌质淡，苔薄白，脉沉细。处方：当归10g，黄芪30g，生白芍20g，炙甘草9g，川牛膝15g，益智仁15g，夜交藤15g，独活10g，山茱萸10g，桂枝9g，干姜9g。14剂，用法同前。嘱其坚持泡脚，以金匮肾气丸善后调养。

该患者年老且性格内向，肝胆疏泄不利，脾胃纳化不强，气血生化不足，则肝血少藏，筋失所养。肝肾同源，精血互化，后天不继，损及先天肾精，以致骨枯髓空，筋挛不伸。治疗以补益肝肾为主，配合疏肝健脾。内治同时配合中药泡脚，以促进脾胃升降、肝胆疏泄，并温通经络，升发阳气，内外兼施，常使虚劳久损患者收事半功倍之效。

4　讨论

芍药甘草汤出自《伤寒论》，为误汗伤阴、筋脉挛急而设。肝主筋，喜疏散而恶敛，故以辛为补、以酸为泻。白芍甘苦酸，性微寒，入厥阴肝经，酸能敛阴柔肝，甘能补血养阴，酸寒之性抑肝扶土、和血调营。甘草甘缓，通行十二经脉，性平和，能和逆气而补脾土。二药合用，酸甘化阴，具有缓肝和脾、益血养阴、缓急止痛之功。对因肝血不足，筋脉失养，或拘挛抽搐、筋骨疼痛等症，用芍药甘草汤可起到解痉镇痛的功效。临床上，筋伤的原因较为复杂，王老师从肝血不足、筋失所养，久行伤筋、筋挛不伸，外伤瘀滞、血阻筋绌，肝肾不足、骨痿筋弱等方面辨证治疗，以芍药甘草汤作为主方加减治疗；对于肝脾不和者，王老师多借柴胡辛寒，加强疏肝作用；以干姜辛热，温脾土助生化。对外伤瘀滞者，根据伤情轻重、损伤久暂，早期配核桃仁、红花破瘀；中后期配当归养血活血；劳则加重，可加黄芪；腰膝酸软，每加牛膝。组方精专，药微力宏，效如桴鼓。

（本文发表于《河南中医》2016 年第 36 卷第 9 期）

第二节　邓素玲指导学生发表论文

一、温肾通督法治疗肾虚督寒型强直性脊柱炎的临床疗效观察

（杜旭召　邓素玲）

【摘要】目的：探讨温肾通督法治疗肾虚督寒型强直性脊柱炎的临床疗效及安全性。方法：选取河南中医学院第二附属医院风湿骨病科的年龄在16~45岁强直性脊柱炎患者138例，随机分为治疗组和对照组各69例。治疗组采用温肾通督法（服用温肾通督汤配合督灸）治疗；对照组采用西医联合用药方案；观察期12周；随访期24周。结果：经过治疗，两组患者的症状均有不同程度的缓解，温肾通督法组总有效率为92.8%，西药组总有效率为72.5%，组间差异有统计学意义（$P < 0.05$）。结论：温肾通督法治疗肾虚督寒型强直性脊柱炎疗效确切，不良反应少，值得临床推广。

强直性脊柱炎（ankylosing spondylitis，AS）是一原因未明的、以脊柱和骶髂关节为主要病变部位的慢性进展性炎症，是血清阴性脊柱关节疾病最为常见的一种类型，发病率为0.1%~0.8%，男女比例约为3∶1；在我国罹患者近500万人，致残率30%，可致韧带骨化、脊柱强直，可继发骨质疏松，造成脊柱或髋关节骨折，将近1/3的患者会因此中断工作，每年因AS的治疗和患者劳动能力丧失等而导致的经济损失非常巨大。

现代医学治疗 AS，虽然取得较为明显的疗效，但多为单一机制或单一靶点，不同的药只适用于特定的人群，且毒副反应也相对明显，具有一定的局限性且存在争议，因此对于 AS 的安全有效的个体化治疗方案亟待研究；高效低毒、起效迅速、长期疗效稳定、既能够控制临床症状又能够延缓病情发展的 AS 临床治疗方案研究是医学发展的需求。

笔者根据多年的临床经验及中医理论，自拟温肾通督汤并联合中医特色治疗督灸疗法，治疗肾虚督寒型 AS，效果显著，现论述如下。

1 资料与方法

1.1 一般资料

收集河南省中医院风湿骨病科年龄在 16~45 岁强直性脊柱炎患者138 例。其中，温肾通督法组 69 例，男 61 例，女 8 例；年龄 16~45 岁，平均（21±2）岁；病程 5 个月 ~20 年，平均（5.5±0.7）年。西药组 69例，男 58 例，女 11 例；年龄 16~45 岁，平均（22±3）岁；病程 3 个月 ~19 年，平均（5.3±0.8）年。以上两组患者一般资料差异无统计学意义（$P > 0.05$），具有可比性。

1.2 治疗方法

1.2.1 治疗组（温肾通督法组）：口服温肾通督汤配合督灸治疗。

口服温肾通督汤（由河南省中医院制备）。具体药物：附子 9g，当归 10g，黄芪 40g，穿山龙 40g，川续断 30g，桑寄生 30g，牛膝 30g，白芍 15g，炙土元 20g，干姜 20g，桂枝 12g，川芎 30g，淫羊藿 15g，炙甘草 6g。药物水煎服，日 1 剂，200mL，早、晚两次口服。12 周为一疗程。

配合督灸治疗：备鲜姜打碎成姜泥挤出适量姜汁，取泥备用。让患者俯卧于治疗床上，毛巾蘸温水擦净督脉的大椎至腰俞穴处局部皮肤，沿督脉均匀涂撒一层沉香粉末，铺一张长 40cm、宽 10cm 的桑皮纸在药粉上面，把姜泥均匀地铺在桑皮纸中央，要求姜泥铺成底宽 5cm、厚2.5cm、顶宽 3cm、长为大椎至腰俞穴的梯形。姜泥中央轻轻压出 1 条凹槽，然后将团好的艾团（状如梭形）呈叠瓦状放置在凹槽中，点燃艾炷头、身、尾，任其自然燃完。燃完 1 壮再换第 2 壮，两壮结束以后，移

第五章 启发后学

除姜泥，并用毛巾沾温水轻轻擦掉沉香粉。施灸后嘱患者勿洗冷水澡，避风寒，1周1次，12周为一疗程。

1.2.2　对照组（西药组）：西药联合运用。

柳氮磺吡啶（SASP），口服，1.0g，2次/日；双氯芬酸钠，口服，25mg，3次/日（由上海三维制药有限公司生产）。治疗时间：观察期12周；随访期24周。

1.3　相关标准

1.3.1　AS诊断标准

依据美国风湿病学会1984年修订的纽约标准：①下腰背痛的病程至少持续3个月，疼痛随活动改善，但休息后不减轻；②脊柱前后和侧屈方向活动受限；③胸廓扩展范围小于同年龄和性别的正常值；④双侧骶髂关节炎Ⅱ～Ⅳ级，或单侧骶髂关节炎Ⅲ～Ⅳ级。患者具备④并分别附加①～③条中的任何1条，即可确诊为AS。

1.3.2　肾虚督寒证候诊断标准

以中华人民共和国国家标准《中医临床诊疗术语·第2部分：证候》为证候诊断标准：腰背疼痛，夜甚晨僵，腰部不能转摇，俯仰受限，遇寒加重，得热则舒，或兼男子阴囊湿冷，女子白带清稀，舌苔薄白或白厚，脉象多见沉弦，或尺脉沉弦略细或弱小。

1.3.3　纳入标准

①符合西医AS疾病诊断的AS活动期患者［疾病活动指数（BASDI）≥4cm（10cmVAS），脊柱痛评分≥4cm（10cmVAS）］；②符合肾虚督寒证候类型的患者；③年龄16~45岁；④由受试者或其家属（监护人）签署的同意参加本试验的书面知情同意书。

1.3.4　排除标准

①合并有心血管、肺部、肝脏、肾脏、造血系统等严重疾病，以及严重关节外表现如高热不退、间质性肺炎、肾脏淀粉样变、缩窄性心包炎、中枢神经系统血管炎等需要使用糖皮质激素的患者；②孕妇或哺乳期患者；③精神病患者或因其他原因不能配合的患者。

1.4 疗效判定标准

依据"强直性脊柱炎国际评估委员会的工作小组（ASAS工作组）"制定的ASAS20、ASAS40、ASAS50、ASAS70、ASAS5/6及BASDAI50疗效评价标准及中医证候评价表、生存质量量表进行评价。

1.5 统计分析

统计软件为SAS9.1.3（No.195557）软件，定量资料用（$\overline{X} \pm S$）、M表示，组间比较计量资料采用方差分析，非正态分布或方差不齐时采用秩和检验；计数资料用构成比率表示，组间比较采用χ^2检验或确切概率法；显著性水平取 α=0.05。采用单维和多维统计方法相结合的方式对数据进行多角度分析。根据具体情况和分析目标选用以下方法中的一种或几种进行分析。使用的软件主要有：SPSS（SPSS，Chicago，IL）、Excel（Microsoft，USA）、R（GNU）软件包等。

2 结果

2.1 疗效比较，见表1。

2.2 临床观察指标，见表2。

表1 两组疗效比较

	显效	好转	无效	总有效率
对照组	23	27	19	72.5%
治疗组	43	21	5	92.8%

表2 临床观察指标

	对照组		治疗组	
	治疗前	治疗后	治疗前	治疗后
ESR（mm/h）	51.95 ± 19.23	$39.19 \pm 29.03^{\triangle}$	53.17 ± 19.65	$13.06 \pm 6.47^{\triangle \#}$
CRP（mg/L）	38.03 ± 24.38	$26.32 \pm 13.69^{\triangle}$	37.21 ± 23.86	$5.62 \pm 4.81^{\triangle \#}$
胸廓扩展度（cm）	3.71 ± 1.08	$4.05 \pm 0.97^{\triangle}$	3.74 ± 1.22	$4.95 \pm 1.57^{\triangle \#}$
脊柱侧弯（cm）	9.39 ± 5.24	$12.53 \pm 4.36^{\triangle}$	10.03 ± 5.76	$14.48 \pm 4.69^{\triangle \#}$

注：$\triangle$治疗前后比较，$P < 0.05$；$\#$治疗后组间比较，$P < 0.05$。

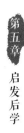第五章 启发后学

3 讨论

强直性脊柱炎属中医学"大偻""痹证""脊强""龟背"等范畴，病理变化虽局限于脊柱和中轴关节，却是一种全身性疾病，在发展变化上有一定的规律性，一般首先侵犯骶髂关节，重点累及脊柱和近躯干的中轴关节，病情的发展可使脊柱的活动受限，最终因椎间盘、韧带、关节突关节骨化而强直。从病理层次看：病变早期主要是筋的拘挛，随着病情发展，渐致骨性强直——提示由浅入深的变化过程。从病变趋势看：初在下腰及骶髂部位，病势进展多沿脊柱上行，最终波及整个脊柱——提示其沿经络发展趋势。

在对 AS 的病因病机的认识上，大多数医家都以素禀不足，肾督亏虚，风寒湿邪乘虚入侵，内外合邪而发病为共识。《素问·骨空论》曰："督脉为病，脊强反折。"《难经·二十九难》曰："督之为病，脊强而厥。"督脉总督人体一身之阳气，寒气内侵的途径在于经络，督脉受阻，则阳之气化不利，不能荣养筋脉。一般说来，AS 早期以实证或虚实夹杂证多见，中后期则转为虚证。肾虚督寒证是 AS 在临床上较常见、多发的证型。

辨病与辨证论治结合为目前中医药诊疗 AS 的主要手段。本研究中的温肾通督汤中当归、黄芪补气血，为主。川续断、桑寄生、牛膝、淫羊藿补肾壮骨；土元活血通络；白芍、甘草养血柔筋；附子、干姜、桂枝温肾通督，为辅。穿山龙、川芎通督引经，为使。全方共奏补气活血、养血柔筋、温肾通督之效。

督灸治疗又称长蛇灸，是一种在督脉上施以隔药或隔姜或隔蒜灸的疗法。本研究采用生姜加艾炷燃烧，沿脊柱督脉经进行大剂量灸疗，该疗法融合艾灸经络和腧穴的综合治疗作用，针对该病"肾虚督寒"的病机，直接作用于发病部位，通阳散寒、调和气血、补肝肾、强筋骨。督灸是治疗本病的一种安全可靠的方法。

以上两法配合，有标本兼治的优良效果，共奏补肝肾、温督脉、祛寒湿、通经络、除痹痛之效。

目前现代医学尚无治愈 AS 的方法，只能缓解病情，包括药物治疗、物理治疗以及手术治疗等。目前研究多主张非甾体抗炎药（NSAIDs）与慢作用药物联合应用。对照组运用双氯芬酸钠联合柳氮磺吡啶，对缓解强直性脊柱炎患者疼痛和活动度有积极的作用。两种治疗方法均能有效缓解疼痛和改善关节活动度，且治疗组疗效优于对照组，表明中医温肾通督法在治疗肾虚督寒型强直性脊柱炎上优势更为突出，中医内外结合治疗强直性脊柱炎毒副作用小，更为安全，展示了中医药通过多途径多通道治疗疑难病的可行性优势。

（本文发表于《中医临床研究》2014 年第 6 卷第 33 期）

二、王宏坤教授从督脉论治强直性脊柱炎的学术经验举隅

（杜旭召　邓素玲　史栋梁　郭会卿）

【摘要】王宏坤教授认为强直性脊柱炎在发病部位为督脉受病，本病的发病原因以肾督亏虚为本、邪实为标，肝肾亏虚、气血虚弱、筋脉失养是其基本病机。在治疗上也提倡从督脉论治入手，通过补本以强督、除标以通督。其治疗大法为固肾通督、祛风除湿、温经散寒、化瘀通络，对强直性脊柱炎的治疗有指导意义。

强直性脊柱炎（ankylosing spondylitis，AS）是一种慢性炎症性疾病，主要侵犯骶髂关节、脊柱骨突、脊柱旁软组织及外周关节，主要表现为腰背、臀区疼痛及僵硬，活动后可缓解，或伴双下肢非对称性大关节炎；晚期可发生脊柱强直、畸形以致严重的功能障碍。我院国家级名老中医王宏坤教授，在 53 年临床工作中，通过不断总结，发现强直性脊柱炎无论是在发病部位上，还是在病因、病机上，均与督脉有密切关系，在治疗上也提倡从督脉论治入手，多获疗效。现介绍如下。

1　病位在督

焦树德提出将强直性脊柱炎称为"大偻"。"偻"指脊柱弯曲，"大

偻"指病情沉默、脊柱弯曲、背俯的疾病。强直性脊柱炎主要病位在脊柱、腰尻（腰以下为"尻"，泛指骶髂关节部位）。其病变多侵蚀脊柱、骶髂关节和四肢大关节，并以椎间盘纤维环及其附近结缔组织纤维化和骨化为病变特点的慢性、进行性炎症为主，终至脊柱强直、畸形，功能严重受损。

滑伯仁《难经本义》指出"督之为言都也，为阳脉之海，所以都纲乎阳脉也"。当督脉脉气失调，多出现"实则脊强，虚则头重"的病证。《难经·二十九难》云："督脉为病，脊强而厥。"《素问·骨空论》曰："督脉为病，脊强反折。"这些都不同程度地表述了督脉病则脊柱强直、角弓反张、脊背疼痛等症状。《灵枢·经脉》中"项如拔，脊痛，腰似折，髀不可以曲，腘如结，踹如裂，是为踝厥"，就形象地描述了强直性脊柱炎初期阶段的痛苦。《素问·痹论》指出"骨痹不已，复感于邪，内舍于肾……肾痹者，善胀，尻以代踵，脊以代头"，形象地描述了强直性脊柱炎的晚期症状。

由此王宏坤老师认为，督脉主要循行之处——脊柱，即是强直性脊柱炎发病主要受侵犯的部位，督脉受病的表现也与强直性脊柱炎发病的主要表现如脊柱腰骶部疼痛、僵硬、活动不利等临床表现相吻合。

2　病因、病机涉督

强直性脊柱炎的病性属本虚标实。王宏坤教授从"肾督虚亏，邪痹络滞"立论，认为本病以肾督亏虚为本、邪实为标，肝肾亏虚、气血虚弱、筋脉失养是其基本病机。患者多由禀赋不足或后天失养，素体虚弱，肝肾精血不足，不能濡养督脉，肾督亏虚，风寒湿之邪乘虚深侵肾督，筋脉失调，邪痹郁久生痰化热致瘀，经脉痹阻而成本病。正所谓"正气存内，邪不可干""至虚之处，便是容邪之所"。《证治准绳·杂病·腰痛》中说："有风，有湿，有寒，有热，有挫闪，有瘀血，有滞气，有痰积，皆标也。肾虚，其本也。"同时督脉与足太阳经在风门交会，辅助太阳经起卫外的作用。督脉通，卫阳振，腠理致密，邪不能犯。肾气不足，则风寒湿邪乘虚而入，郁而不化，影响督脉，致气血凝滞，经脉痹阻。

无论是本虚之督亏，还是标实之督滞，都表明督脉与强直性脊柱炎有着密切的关系。

3 治疗贯督

王宏坤老师认为强直性脊柱炎的治疗通过补本以强督、除标以通督。其治疗大法为固肾通督、祛风除湿、温经散寒、化瘀通络。

王宏坤老师对焦树德之观点非常认同，认为本病的病因病机主要是肾督两虚，阳气开阖失常，寒邪乘虚深侵，肾督相连，肾主骨，寒邪与肾同气相感，致督肾同命。且藉督脉分支络于肾，肾为元阳，内寓命门之火。督脉循行于后背正中，背为阳，督脉与全身阳经均交会于大椎，又藉肾与元阳密切关联，故强督脉之要在于温督，治疗上以制附子、肉桂等温补肾阳；续断、寄生、狗脊、淫羊藿等补肝肾、强筋骨，温而不燥，益火之源，以消阴翳。

督脉空虚，为"本"虚。以滋阴药补益肾阴，阴阳互根，以"阴中求阳"之意，使阳气化生有源。同时肾主骨，肝主筋，肝肾旺则筋骨强，以熟地、白芍、鹿角胶以补肝肾。

肾主骨生髓，肾精不足则髓无以化生，而骨的生长发育又赖骨髓的滋润、濡养。肾精充足，则骨髓充盈；骨髓充盈，则骨骼坚硬有力，发育正常。脊柱为一身之骨主，若肾虚髓空，则脊柱病矣。故以杜仲、狗脊、补骨脂等补肾强脊。

脊柱两侧为足太阳经。督脉通，卫阳振，腠理致密，邪不能犯。当肾阳不足，卫阳亦难固护于外，就不能温煦督脉和足太阳经；经络气血空虚，血不得温，则气血运行迟滞，肌腠卫阳空虚，难以抵抗风寒湿邪的侵袭。而人体关节之处筋肉薄弱，气血灌注少，最易被风寒湿邪伤害，寒湿或可郁而化热，深入骨骼、脊柱，故在温阳肾督同时，用制川乌、制草乌之大辛大热之性，以祛顽痹之寒，同时加以独活、羌活、寄生等祛风寒湿邪之药。

王宏坤老师在本病治疗上倡导补肝肾，调奇经，使用虫蚁搜剔之剂，使"血无凝著，气可宣通"。因此，对于顽痹之督滞，虫类搜剔之品应为

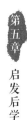

第五章 启发后学

首选，可酌加白花蛇、乌梢蛇、地龙等虫类通药以达事半功倍之效。

强直性脊柱炎的病程长，病变反复，患者气血耗伤严重，脏腑功能失调，特别是肝肾功能损伤严重。督脉属肾，为阳脉之海，肾主骨，肾虚则精少、髓空，骨失荣养，肾督亏虚，阳损及阴，气血凝滞而骨痹难除。肝肾同源，肾虚肝亦虚，肝肾不足，阴虚火旺，久致痰瘀胶结则尪羸不化，正虚邪恋，当以扶正为主，兼以祛邪。

4 典型病案

患者，男，21岁，学生，2013年3月4日就诊，以"腰骶部僵痛2年余，加重伴活动受限1个月"为主诉。患者2年前无明显诱因出现腰骶部僵硬、疼痛，休息及受凉后加重，活动后减轻，经当地医院给予口服"消炎止痛"等药物（具体药物不详）治疗后症状未见明显缓解；2个月前上述症状再次加重，并伴全身乏力，直腰翻身困难，活动受限，下蹲困难，跛行，恶寒怕冷等症状。现症见：腰骶部僵硬、疼痛，恶寒怕冷，活动受限，直腰翻身困难，晨起腰臀部僵硬、疼痛明显，伴全身乏力，下蹲困难，跛行，纳差，眠差，大小便尚可。舌质淡，苔薄白，脉沉弦。查体：腰骶部压痛、叩击痛，屈颈试验（+），仰卧挺腹试验（+），双侧"4"字试验（+），双髋关节过屈、过伸试验（+）。HLA-B27（+）。ESR：55mm/h。CRP：35mg/L。骶髂关节MRI平扫（河南省中医院2014年3月9日）示：①双侧骶髂关节符合强直性脊柱炎改变；②双髋关节少量积液并关节间隙变窄。中医诊断：大偻；辨证为阳虚督寒。西医诊断：强直性脊柱炎。治以独活寄生汤加减补肾强督、温经散寒。处方：独活15g、桑寄生30g、盐杜仲30g、怀牛膝30g、白芍24g、狗脊20g、熟地9g、白花蛇1条、桂枝10g、川白芍10g、党参30g、当归20g、淫羊藿15g、制附片10g、黄芪40g、白术15g、制川乌6g、制草乌6g、甘草9g。15剂，日1剂，水煎400mL，早、晚各200mL温服。

合并应用推拿：以督脉及膀胱经为主。取穴：肾俞、命门、膀胱俞、次髎、委中等。常用手法：按法、揉法、弹拨法等。治疗步骤：①按揉法施于以上诸穴；②揉法施于两侧脏腑经（腰骶部为主）；③擦法施于两侧骶棘肌，以热为度；④肘推法，擦法完毕后以肘推法施于两侧骶棘肌处，重复 2~3 遍。主要帮助患者活动关节，助其锻炼，恢复功能。同时嘱患者避风寒，勿劳累，适当进行功能锻炼。

二诊（2013 年 4 月 3 日）：患者自诉服药后，腰骶部僵硬、疼痛、乏力等症状均有所缓解，但仍有髋关节活动受限、下蹲困难等症状，根据舌脉象辨证加减后，继续以上治疗，嘱患者适当加强功能锻炼。

三诊（2013 年 5 月 4 日）：患者诉腰骶部僵硬、疼痛、乏力、遇寒痛甚等症状均好转，尚有髋关节活动受限、下蹲困难等症状，效不更方，根据舌脉象辨证加减后应用，嘱患者继续适当加强功能锻炼，继续以上治疗。

四诊（2013 年 7 月 2 日）：症状明显缓解。

按：根据王宏坤老师诊疗方案，患者属祖国医学"大偻"范畴，证属肾虚督寒。患者为青年男性，先天禀赋不足，肝肾亏虚，肾主骨生髓，肾气不足，易受寒湿之邪乘虚内侵，内外合邪，使气血运行不畅，不通则痛；肾中精气不足，骨髓空虚，则筋骨失荣；督脉"循背而行于后身，为阳脉之总督，督之为病，脊强而厥"，督脉"贯脊属肾"，其为病"脊强反折"，肾虚寒湿深侵，肾气不足，督脉失养，脊骨受损而致大偻。故本案以独活寄生汤加减治疗，附子温肾助阳，制川乌散寒通痹止痛，四物汤和四君子汤补气养血，杜仲、牛膝、狗脊补肾强督。诸药合用，肝肾以固，督脊以强，元阳以复，督脉以通，风寒湿痹得以祛除，病情缓解。

（本文发表于《中国中药杂志 2015 专集》，2016 年）

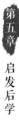

第五章 启发后学

三、邓素玲教授运用温肾通督法治疗强直性脊柱炎经验

（韩小飞　邓素玲）

摘要：强直性脊柱炎的病因病机为肾阳虚弱、督阳不运，故应在温肾通督法的基础上，注意整体与局部在病变发展中的对应关系，采取内外兼治的综合疗法。内治方药可调整正气，扶正祛邪；外治法对病变局部起效快速；内外兼治可防止脊柱、关节为病邪侵袭，形成僵直、骨化等不可逆转的病理改变。

强直性脊柱炎属中医学"肾痹""大偻""尪痹"等范畴，是疑难病症之一。河南省中医院邓素玲教授师从中国中医科学院孙树椿教授、全国名老中医王宏坤主任医师，在长期临床实践中积累了丰富的经验。笔者有幸跟师学习，受益良多，现将邓老师温肾通督法治疗强直性脊柱炎的经验总结如下。

1 温肾通督法的理论基础

1.1 强直性脊柱炎的病理特点　强直性脊柱炎是一种全身性疾病，但其病理变化的重点在脊柱和中轴关节，在发展变化上有一定的规律性，一般首先侵犯骶髂关节，重点累及脊柱和近躯干的中轴关节，病情的发展可使脊柱的活动受限，最终因椎间盘、韧带、关节突关节骨化而强直。

从病理层次看，病变早期主要是筋的拘挛，随着病情发展，渐致骨性强直，提示了由浅入深的变化过程。中医学认为肝藏血，主筋，筋主束骨而利机关。肾为先天之本，主骨、生髓，主人体的生长、发育、生殖、遗传等诸多方面的功能。强直性脊柱炎多发生在生长旺盛的青春期，有明显的遗传倾向，筋挛骨化的病理过程提示了肝血肾精不足在本病发生、发展过程中的重要作用。

从病变趋势看，初在下腰及骶髂关节，病势进展多沿脊柱上行，最终波及整个脊柱。提示其侵犯肾府，沿督脉经发展的趋势。中医学认为，肾藏精，肾中精气是人体生命活动的本原，又称元阴、元阳，担负着滋

养、濡润、温煦、推动人体脏腑组织的作用。督脉总督人体一身之阳气。肾阳不足，寒气内侵，内外合邪，督脉受阻，则阳之气化不利，筋脉失于荣润，骨髓疏于充养。

邓老师重视整体与局部在病变发展中的对应关系，善于分析强直性脊柱炎的病理层次和病变趋势，把握其独特的变化规律，为临床诊断、治疗和防护提供了思路。

1.2　温肾通督法的理论依据　邓老师溯本求源，挖掘中医学理论基础，引经据典，阐明"温肾通督法"立论依据。《素问·阴阳应象大论》曰："阳化气，阴成形。"本病的终极发展方向是筋骨的硬化、钙化、骨化，说明"阳化气"功能受阻。《素问·生气通天论》曰："阳气者，精则养神，柔则养筋。开阖不得，寒气从之，乃生大偻。"本病拘急挛缩的病态提示了寒性收引的病理性质。《素问·阴阳应象大论》曰："北方生寒，寒生水，水生咸，咸生肾，肾生骨髓……其在天为寒，在地为水，在体为骨，在脏为肾。"《素问·六节藏象论》曰："肾者，主蛰，封藏之本，精之处也，其华在发，其充在骨，为阴中之少阴，通于冬气。"从天人相应的理论看，肾应冬，为寒水之脏，寒易伤肾。《素问·脉要精微论》曰："腰者，肾之府，转摇不能，肾将惫矣。"外腑在保护内脏的同时，与内在脏腑的生理、病理可以相互影响。《素问·痹论》曰："病久而不去者，内舍于其合也。故骨痹不已，复感于邪，内舍于肾……肾痹者，善胀，尻以代踵，脊以代头。"指明了本病内因为正气不足，外因为复感邪气；病程较长，终至硬化，肢体和脊柱的功能受限。《素问·骨空论》曰："督脉为病，脊强反折。"《难经·二十九难》曰："督之为病，脊强而厥。"督脉受阻，督阳不运，会导致脊柱的僵硬，曲度改变，运动失灵。

2　温肾通督法治疗强直性脊柱炎的临床经验

《素问·异法方宜论》曰："圣人杂合以治，各得其所宜，故治所以异而病皆愈者，得病之情，知治之大体也。"邓老师强调要注意整体与局部在病变发展中的对应关系，在温肾通督法的原则指导下，采取"病证

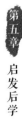

第五章　启发后学

结合、内外兼治、动静结合、身心同治"的综合治疗思路方法，杂合以治。

2.1 病证结合，遵循治病求本 强直性脊柱炎的病因病机、病情变化颇为复杂，临床中邓老师辨病和辨证相结合，既识病，又辨证，以期对强直性脊柱炎患者做出早期诊断和系统治疗。强直性脊柱炎首先侵犯骶髂关节，沿脊柱上行，病变重点是脊柱和中轴关节，最终因椎间盘、韧带、关节突关节骨化而强直。辨病是通过分析强直性脊柱炎病理特点、病理层次、病变趋势，把握其独特的变化规律，有利于临床做出早期诊断。治疗重点是脊柱、关节功能的维持，并将此作为判断治疗效果的依据，采取多种治疗措施的目的是防止病变进展、防止晚期骨性强直。邓老师将强直性脊柱炎的病因病机归结为：肾阳虚弱、督阳不运、素体阳气虚弱、肝肾精血不足为内因，风、寒、湿三邪侵袭为外因，督脉受阻，督阳不运，筋脉失于荣润，骨髓疏于充养，经络不畅，气血不行。症状表现为脊柱和关节的疼痛、僵硬，最终筋挛骨化，形成"尻以代踵，脊以代头"的局面。因此以温肾通督法为治疗大法。只有辨病和辨证相结合，才能对本病做出全面考虑，才能达到早期诊断、防变防畸的治疗目的，这遵循了中医治病求本的原则。

2.2 内外兼治，体现整体观念 邓老师在中医学整体观念指导下，注意整体与局部在病变发展中的对应关系，采取内外兼治的综合疗法。内治方药可调整正气，扶正祛邪；外治法对病变局部效果快速；内外兼治可防止脊柱、关节为病邪侵袭，形成僵直、骨化等不可逆转的病理改变，帮助患者树立战胜疾病的信心，最大限度消除患者消极等待的错误理念。

邓老师在临床中自拟温肾通督汤，基本方药：当归、黄芪、穿山甲、川续断、桑寄生、牛膝、白芍、土鳖虫、附子、干姜、桂枝、川芎、淫羊藿、炙甘草。当归、黄芪补气养血，为主。桑寄生、牛膝、川续断、淫羊藿既可补益肝肾、强筋健骨以扶正固本，又可祛风除湿以祛除外邪；土鳖虫破血逐瘀、续筋接骨；白芍、甘草养血柔肝、缓急止痛；附子、干姜、桂枝温通经脉、散寒止痛，为辅。穿山甲、川芎通督引经并祛风湿，为使。全方共奏温肾通督、通络止痛之效。随症加减：肾阴虚，加牡丹皮、地骨皮、生地退虚热，疗骨蒸；酸困、晨僵明显，加白术、木瓜、云苓健脾除湿，舒筋活络；气虚乏力，加党参益气养血、扶正祛邪；血虚，加熟地养血通脉、填精益髓；气郁，加郁金、香附疏肝解郁，行气活血。辨部位用药：髋痛，加独活、威灵仙祛风湿，通络止痛；肩背痛，加羌活、葛根引经上行，祛邪止痛。笔者在临床中观察到邓老师治疗慢性病特别重视保护胃气。强直性脊柱炎患者长期服药，中药过用苦寒伤胃，非甾体抗炎药和激素等西药损伤胃肠道，临床出现纳呆、胃痛、胃胀、泛酸、呃逆等症状，加入神曲、麦芽、山楂、陈皮等调理脾胃、行气消滞药物以利于药物吸收。

筋主束骨而利机关，骨之功能离不开筋之运动，强直性脊柱炎发展到关节病变，必定先伤其筋，再伤其骨。邓老师非常重视筋骨关系在强直性脊柱炎发病机制和治疗中的作用，要求舒筋活络、筋骨复常。按摩推拿具有舒筋活络、解痉镇痛的功效，可有效改善关节、脊柱筋脉的挛急、僵硬、萎缩状态，对患部的功能改善起到积极的促进作用。熏蒸热敷是利用中药加热后对病变局部的温热渗透作用，使患部气血运行加速，达到活血解凝、除痹通络的作用，以缓解患处僵硬、疼痛，对维持或改善关节、脊柱的功能活动有较强的作用。常用的药物有艾叶、苏木、红花、川花椒、细辛、川乌、草乌、乳香、没药、伸筋草、透骨草等。邓老师特别强调，熏蒸热敷的温度一定要适宜，引导患者走出温度越高越好的误区，避免皮肤烫伤，不利于关节修复。针灸挑治，沿督脉和夹脊穴针刺、挑治或督灸，可直接起到通经活络的作用。牵引主要是脊柱牵引和髋关节牵引，是改善关节挛缩、脊柱畸形的有效方法，可根据患者体质及病变关节的耐受程度适度选择、调整牵引的重量和时间，以不使病变局部症状加重为度。针对局部病情的严重程度，选择应用牵引、针灸、推拿、热敷、熏蒸等外治法，对关节病变的改善和延缓病变的进程可起到非常明显的作用。

2.3 动静结合，强调功能锻炼　强直性脊柱炎以脊柱和中轴关节强直为病变，以发展快、致残率高、一旦病发难以补救为特点。邓老师指出，本病重点强调脊柱和髋关节功能的锻炼，使之始终保持正常的运动量，这是治疗成功、避免复发的关键。运动疗法是强直性脊柱炎治疗的重要组成部分，功能锻炼能使关节保持功能位置，防止失用性肌萎缩，增加其他关节的代偿功能。临床上要维持和改善关节脊柱的功能，应通过医生的治疗和患者的锻炼，需要做到动静结合。"动"就是要调动患者主观能动性，积极地进行功能锻炼。"静"就是医生的治疗，包括牵引、针灸、推拿、热敷、熏蒸等治疗措施。病变未至之处以锻炼维持功能，"先安未受邪之地"，防病之所至；病变已至之处争取改善功能，防关节僵直、骨化，动静结合，相互促进。

急性发作期应卧床休息，以减轻疼痛，延缓关节破坏。缓解期要求进行自我功能锻炼，锻炼场所、时间不限，利用空闲时间多做扩胸运动、深呼吸、挺直躯干、压腿等动作，锻炼内容包括颈部伸展运动、侧屈运动、下肢伸展运动、髋及盆旋转运动、转颈运动、转体运动、床上伸展运动及膝胸运动、仰卧躯体伸展运动。邓老师指导患者锻炼飞燕式运动：患者俯卧于硬板床上，头向后仰，双手置于臀部上方，然后仰挺胸及双下肢直腿并拢后伸，向后上方抬高，尽量保持5~10秒。再重复上述动作，如此反复30次，每天3~5次。邓老师强调功能锻炼应根据体力所能，锻炼要循序渐进，以运动后疲劳、疼痛在2小时内恢复为度，避免操之过急造成新的组织损伤，重在坚持不懈、持之以恒，不可半途而废。医者在帮助患者树立信心的同时，也应使其了解本病的特殊性，尤其是经治疗病情已趋于稳定的患者，要从内心深处认识到坚持功能锻炼的重要性。

2.4 身心同治，注意保养正气　《素问·阴阳应象大论》指出"怒伤肝""喜伤心""忧伤肺""思伤脾""恐伤肾"。《素问·举痛论》谓："余知百病生于气也，怒则气上，喜则气缓，悲则气消，恐则气下……惊则气乱……思则气结。"情志致病可直接伤及内脏，引起气机失调，进而导致气血津液和脏腑功能失调。平时应强调精神因素对强直性脊柱炎发生、发展、治疗、转归的重要性。强直性脊柱炎病程绵延且易反复发作，晚期关节畸形导致不同程度的肢体残疾，严重影响患者的生活和工作，使其生存质量明显下降；另外患者以青少年为主，青少年多处于身体和思想发育的不成熟期，易产生焦虑、抑郁等消极情绪，生理、心理和社会活动等各方面严重受损。因此对患者进行健康教育和心理干预十分重要。邓老师重视患者心理疏导，就诊时让患者及其家属了解本病发展过程及其对人体的危害程度，详细介绍各种治疗措施对于延缓病情发展、改善功能的作用，鼓励患者坚持功能锻炼，引导患者根据自身条件做力所能及的运动和劳动，避免娇养、懒惰和任性，鼓舞患者增强战胜疾病的信心和勇气，避免因疗程长而放弃治疗。

3 结语

邓老师认为，强直性脊柱炎病因是正气不足，外邪侵袭，其治愈及复发均是人体内正气与邪气强弱对比的外现，注意保养正气，才能有效地预防疾病的复发，即"正气存内，邪不可干"。本病就医越早，疗效越显著，但是症状、体征全消失的患者，也应掌握生活宜忌，注意保养正气。强直性脊柱炎患者要做到生活规律，避免过度疲劳、长期熬夜、起居失常、寒暖失宜、房劳过度、饮食不节，保持心境平和，避免焦虑、郁闷、烦躁、大怒、大悲等不良情绪，以免影响气血的畅行。患者过分担忧常会削弱正气，造成复发。要做到避邪有方，避免寒热骤变，汗后受风寒、水湿之侵，浴后避风，忌卧潮湿寒凉之地等。功能锻炼应根据体力所能及，不宜过度，因大汗伤阴，过劳伤气，均会造成正气虚弱，不利于病体康复。

（本文发表于《中医学报》2016年第31卷第6期）

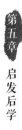

第五章 启发后学

四、清宫正骨流派手法特点浅析

（郑昊　邓素玲　杜旭召　韩小飞）

清宫正骨流派作为中医骨伤界一个重要的流派，传承有序，学术特色鲜明。孙树椿教授是清宫正骨流派第六代代表性传承人，在师承刘寿山先生学习以及 50 余年临床实践的经验上不断传承并发展清宫正骨流派的治疗手段，尤其在手法治疗上有鲜明的学术特色。邓素玲教授为孙树椿教授弟子、清宫正骨流派河南工作站负责人，在临床治疗以及临床带教时，尤其注重手法的轻巧柔和，认为轻巧柔和是手法治疗效果的关键，对于患者康复起着至关重要的作用。现将其手法特点总结如下。

1　手法的轻、柔

清宫正骨流派手法以《医宗金鉴·正骨心法要旨》为理论基础。"一旦临证，机触于外，巧生于内，手随心转，法从手出……以手扪之，自悉其情，法之所施，使患者不知其苦，方称为手法也"，也是清宫正骨对治疗手法的要求。突出表现在清宫正骨手法的轻与柔。轻则力微，不施蛮力；柔则力缓，既易于体察患者之苦痛所在，又不至过度刚猛、过度治疗。以轻柔之力克刚劲顽疾，可防旧患之上复以新伤。

手法的轻柔对于患者疾病的诊断以及治疗都有重要的作用。医者在对患者进行触诊的时候手法轻柔，可使本就因病痛而不适的患者在被触诊的过程中放松，不对医者的触诊有强烈的对抗，从而更有利于对患者进行检查诊断。用力的轻与柔也使医者的双手更加敏感，有利于准确找出患者出现问题的部位，进而对出现问题的肌肉组织进行松解，减缓患者的疼痛不适。"筋喜柔而不喜刚"，运用轻柔的手法来疏解肌肉经筋的痉挛，可使挛缩的筋肉舒展，痛感逐渐减轻。对于需要运用扳法治疗的患者，则可在减轻患者痛苦的同时提高运用扳法的成功率及安全性。从安全方面考虑，手法的轻柔还可使患者放松，减轻医者对其正骨治疗时的对抗，从而防止出现因对抗而引起牵拉伤。邓素玲教授在临床治疗以及带教时强调手法的轻柔，如在诊疗神经根型颈椎病时，根据病变在颈

5～6，在胸锁乳突肌的后缘和颈横纹的交界处寻找硬结。邓师在找到病灶后指导笔者触诊，反复强调轻柔，告诫笔者用力越大越不容易触及，且易引起患者的抗拒。在治疗时也反复强调轻柔，以使患者能够放松。根据治疗前后，手法触诊筋结的对比，筋结变软、缩小，患者的肢体疼痛麻木也随之减轻。

2 手法的巧

手法的巧首先体现在运用手法治疗患者时要用巧劲，不可一味蛮干。医者要掌握手法之巧，操作中才能达到四两拨千斤的功效。因此，在操作中，手法操作要适当变换。孙树椿教授编撰的《清宫正骨手法图谱》一书以图片形式系统介绍了清宫正骨手法，所有手法套路均由孙树椿教授亲自示范。基本手法部分将纷繁复杂的推拿手法归纳为推、拿、按、摩，点、打、揉、搓，滚、摇、捋、抖，伸、震、拨、转，戳、扳、归、散等20种。医者可以根据自己的临床经验以及患者治疗的部位的不同灵活变换手法，如在颈部运用点、按手法后可以配合拿法以及摩法使局部僵硬挛缩的肌肉逐渐放松，同时变换不同手法，使患部不同深浅的组织得到松解，更有利于患者局部的康复。

"机触于外，巧生于内，手随心转，法从手出"，即手法时刻与心法相依，灵活地变换治疗手法，用心感知双手触及的不同位置与结构，带着目的性进行双手的探寻，触及不同的组织结构，进行灵活的处置。触于外而感于内，巧生于内而统于外。如邓师在治疗肩背部，触及肩胛骨时，沿其内缘探寻治疗，这样更有利于松解肩背部劳损的筋膜。另外，在巧用手法的同时，从心理上对患者做巧妙引导，如在对颈椎病患者实施孙氏不定点旋转扳法治疗时，在嘱患者吸气的同时快速施行扳法，在患者未感知时即完成手法的施治。这样巧妙的方法不仅可以减轻患者的紧张情绪，而且可以减少患者本能的对抗而影响疗效。手法的巧着重与心法相依，心法在统率医者自己双手治疗的同时也要时刻感知患者局部病变组织的不同反应，通过对患者整体心理的把握，达到良好的治疗效果。

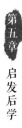

3 手法的和

手法的和存在狭义与广义的不同。首先来说轻、巧、柔的和。轻与巧和则力轻而效宏，轻与柔和则病苦而疗舒，轻柔与巧和则缓柔之中一招去痛，令患者不知其苦而病体皆愈。通过手法的和使患者的不适与正常相和，使"骨对缝，筋归槽"，运用手法之和达到机体归于"和"。重视骨正，也重视筋顺方可为和，是为"骨正筋柔，气血以和"。如以刚强手法为特点的扳法，一味强调纠正骨错缝而忽视柔筋，很难达到预期治疗效果。即使骨暂时性地恢复到原来位置，但是筋仍呈痉挛状态，经过一段时间后骨又将被拉回到不平衡的位置。如果先以轻柔的手法缓解筋的痉挛，则骨关节的稳定与对合才能真正长久。故而轻、巧、柔之和至关重要，这对维持机体组织结构稳定、平衡、灵活的生理功能有着举足轻重的作用。

手法与心法的和体现在手法的巧上，手法之巧是医者心法成熟的重要体现，但是要达到这样的境界需要不断地实践与思考。手法的运用使医者指下的感触不断提升，达到手摸心会的理想境界，即可运用手法指导诊断，规范治疗。手法与心法的和是整体的辨病与辨证，是先提出合理的治疗方案，再将其精确实施的过程。如对于急性踝关节扭伤的治疗，临床上多以石膏固定的方法，然而，孙树椿教授根据急性踝关节扭伤的病理情况特点，主张扭伤早期进行手法治疗，采用独特的摇、拔、戳手法，三种手法连贯运用达到促进局部血液循环，消肿止痛，使"错缝"的骨骼、"出槽"的筋脉归位的目的，所以临床每能收到良好的效果。临床上踝关节陈旧性损伤常因筋伤挛缩、骨缝未合、瘀滞久积、血脉难通而致习惯性损伤，邓师运用孙氏摇、拔、戳手法配合理筋手法，使很多陈伤宿疾得以救治，并收到了良好的效果。

广义上手法的和是医者与患者的和。中医的思想理论是辩证思维，阴中有阳，阳中有阴，阴阳之中复分阴阳。因此，运用中医的辩证思维来思考，手法的和中也包括了医者与患者的和，只有医者与患者相和，手法才能更好地施加，患者才能得到更好的救治。古有"六不治"，说明了临床病况的复杂和患者心理的多样，因此临证严格要求医术的同时还要求严格观察不同病情患者的复杂心理，学会沟通，引导患者。患者从治疗与锻炼的不同角度进行正确有效的配合，即使病情复杂、疑难，也可收到相对满意的效果，如邓师对强直性脊柱炎的治疗就有很好的效果。邓师说"三分治疗，七分锻炼"。门诊上许多患者只要坚持锻炼都有不错的效果，或者没有进一步的恶化，但是不坚持锻炼的人很多效果就不甚明显。因此，医生与患者的和也是手法治疗的重要的一部分。只有运用手法达到轻、巧、柔之和，手法与心法之和，医者与患者之和，才能够收到手法良好的治疗效果。

清宫正骨流派"轻、巧、柔、和"的手法特点是运用手法对患者进行诊疗的重要临床经验的高度概括与心得感悟，需要灵活运用，深刻体会。运用不同的手法对患者进行治疗，达到手法的运用相和，从而对患者的病痛做到整体把握、准确治疗。认真体会手法与心法相依，巧妙运用治疗时患者心理变化，从而提高治疗效果。深刻领会手法中"和"的思想，既是手法特点，又是高度概括的心法要求，在心法的统领之下，达到医患相和，使医者可以更好地治疗，患者更好地康复。

（本文发表于《中国中医骨伤科杂志》2019 年第 27 卷第 2 期）

五、邓素玲基于"内涤浊邪，外平筋骨"思想治疗膝关节滑膜炎经验

（郑昊　杜旭召　韩小飞　苏国磊　邓素玲）

膝关节滑膜炎是临床上骨伤科的常见病、多发病，是指膝关节损伤后引起的滑膜水肿、渗出和关节腔积液，以关节疼痛肿胀、活动受限和积血、积液为主要表现。其病势缠绵日久，且易于复发。西医治疗多以药物口服（抗生素）、局部药物注射、穿刺抽液并药物冲洗、手术等方式为主，其中多为局部治疗及有创操作。中医在膝关节滑膜炎的认识及治疗方面有自己独特的优势。在膝关节滑膜炎的治疗上，邓素玲教授以

"内涤浊邪，外平筋骨"思想为指导，运用中药内服配合手法，内外兼顾，标本同治，每获良效。

1 病因病机

1.1 邪气外犯，浊邪内聚 膝关节滑膜炎应归属于中医"痹证""鹤膝风"等范畴，病因一般包括外伤及慢性劳损两种。外伤会使膝关节局部滑膜受伤充血，破裂后形成膝关节积液；慢性劳损多由外伤转化，部分由其他因素导致，长期的刺激导致关节滑膜炎性渗出。中医认为，此病多由风、寒、湿三气杂合而致，一般夹湿者为多。《素问·生气通天论》曰："湿热不攘，大筋緛短，小筋弛长，緛软短为拘，弛长为痿。"拘则活动不利，痿则力量不足。湿邪久聚，寒热相因，则发为浊邪。外伤及慢性劳损日久导致膝关节局部循环失常，以致寒热太过而成瘀血。王冰言："积寒留舍，经血稽凝，久瘀内攻，结于肉理，故发为疡痿，肉膝相连。"《素问·阴阳应象大论》云："壮火之气衰，少火之气壮；壮火食气，气食少火；壮火散气，少火生气。"过寒则血凝而成瘀，过热则气弱不能载血行而成瘀。《血证论》曰："血在上则浊蔽而不明矣。"此浊邪便为血瘀。如今多数医家认为痰邪流注为浊邪，痰、瘀、湿互结，浊气不行，气血津液运行失常，则关节活动不利、肿胀疼痛。有学者认为血瘀、痰饮水湿等皆为浊邪，且有浊邪生毒的特点。邓素玲教授认为膝关节滑膜炎外由风寒湿邪及外部损伤侵袭，内因慢性劳损及痰瘀湿互结，非一因而致病，应归于浊邪之害。邓素玲教授在临床观察中认为痰、瘀、湿杂至，寒热相因而为浊，与单纯痰、瘀、湿不同。因此邓素玲教授在治疗膝关节滑膜炎从"浊邪"论治时，认为浊邪留存于机体，影响气血津液运行，局部关节血瘀，"不通则痛"，痰湿阻滞则病情缠绵，热毒伤阴则津液不利，共酿浊邪之害，导致局部关节周围筋失所养，使筋或失去其柔韧功能，或发而成痿，筋"主束骨而利机关"的作用不能发挥，筋骨之间不能很好地维持最初的平衡状态。部分外伤导致"筋滞骨错"，亦会导致筋骨之间的动态失衡，造成局部关节的疼痛不适。《素问·生气通天论》曰："谨和五味，骨正筋柔，气血以流，腠理以密，如是则骨气以精。谨道如法，长有天命。"因此，邓素玲教授在长期临床实践中认为，恢复"骨正筋柔"的状态对膝关节滑膜炎的恢复大有裨益。

1.2　肝、脾、肾亏虚，宿邪难祛　"正气存内，邪不可干"，脏腑功能健用，气血周流通畅，机体正气存于内，则外邪难以入侵。《灵枢·百病始生》曰："风雨、寒热，不得虚，邪不能独伤人。卒然逢疾风暴雨而不病者，盖无虚，故邪不能独伤人。"强调本虚而致疾病始生。《张氏医通》中亦有"膝痛无有不因肝肾虚者"之说。故膝关节滑膜炎的发病与机体正气亏虚，脏腑功能失调亦有重要联系。肝藏血，主筋，全身的筋膜有赖于肝血的濡养，只有肝血充足，才能"淫气于筋"，使肢体的筋膜得到濡养，才能使关节运动有力且灵活。《素问·上古天真论》曰："七八，肝气衰，筋不能动。"说明了肝血对筋的重要作用。肝又有疏泄之功，其疏泄功能对气机和情志的调畅作用，有助于后天脾胃化生精微和气血。肝主筋，筋与骨的关系十分密切，人体运动系统功能的稳定与灵活，得之于动力结构与静力结构的刚柔相济。骨的强壮离不开筋的保护，骨关节的协调运动离不开筋的约束和带动。《素问·六节藏象论》指出："肾者，主蛰，封藏之本，精之处也，……其充在骨。"《素问·宣明五气》指出："肾主骨。"肾藏精，主骨，骨的生长发育有赖于肾精充盈，同时肾为"作强之官，伎巧出焉"，主司骨与关节的运动。

《素问·阴阳应象大论》曰："肾生骨髓，髓生肝。"吴昆注曰："髓生肝，即肾生肝，水生木也。"故肾的亏虚直接影响肝的功能发挥。膝关节滑膜炎初期可能未及肾，但在分析其病因病机以及治疗时应充分考虑肾的作用。脾胃为后天之本，脾喜燥而恶湿。脾气健运与否直接影响湿浊之邪能否被祛除，以及湿浊之邪是否会成为久恋宿邪的关键。因而健运脾胃可利邪外出，防其久宿。同时，脾为气血生化之源，主肌肉四肢。《灵枢·本神》说："脾气虚则四肢不用。"因此，肝、脾、肾亏虚，气血不足，则骨节、筋膜、肌肉失养，防御外邪能力低下，外邪乘虚入侵。

第五章　启发后学

·263·

2 中医治疗方法

2.1 内涤浊邪，寒热辨治，不离气血　邓素玲教授在治疗时遣方用药参以涤浊法，并根据《素问·痹论》"其寒者，阳气少，阴气多，与病相益，故寒也。其热者，阳气多，阴气少，病气胜阳遭阴，故为痹热"的理论及其临床治疗骨伤科疾病不离气血的思想，形成了一套"从浊邪立论，以涤浊为法，辨寒热为治，参气血为机"的治疗思路。

膝关节滑膜炎从浊邪论治，以涤浊为法。邓素玲教授多用生薏苡仁、白术、茯苓、车前子等药。薏苡仁甘淡微寒，上能清肺，中能健脾，下能渗湿，《本经》谓其"主治筋急拘挛，不可屈伸，风湿痹，下气"，《名医别录》谓其"主除筋骨邪气不仁，利肠胃，消水肿"。因此，薏苡仁对关节痹阻，活动不利，浊邪留恋有疏利作用。白术健脾益气，燥湿利水，《本经》谓其"治风寒湿痹、死肌、痉疸"。白术可促进关节消肿退胀，肌柔节利。茯苓归心、肺、脾、肾经，利水渗湿，健脾宁心;《名医别录》谓其可止水肿淋结，以散关节肌肉痉挛结节;《日华子本草》谓其"暖腰膝"，以散结、利关节活动。车前子归肾、小肠经，清热利尿，渗湿通淋，祛痰;《本经》谓其"止痛，利水道小便，除湿痹"，以利关节。膝关节滑膜炎从浊邪论治，辨寒热为要。患者疾病初起，或外伤导致，或慢性劳损，初期以热邪居多，宜清热化浊，防止过热伤津耗液，发而为瘀，聚而成结，多用冬瓜子及夏枯草等药。冬瓜子甘寒，清热化痰排脓，除关节局部热灼，化除局部浊邪。夏枯草苦辛寒，《本经》谓其主"散瘿结气，脚肿湿痹"，对筋骨疼痛亦有作用，有清热化浊散结之功。后期热势渐退，疼痛日久，气血不畅，发而为寒，邪壅而成重浊之地，筋脉拘挛与浊相合而成结，肝肾日亏。《医法圆通·膝肿痛》言："膝肿痛，但其证多皮色如常，漫肿微痛，实属阳微不能化阴。"此时常用黑附子、桂枝、牛膝、盐荔枝核、盐橘核、煅瓦楞子等药。黑附子、桂枝温阳散寒，通脉除痹。《本经》谓附子温中、破癥瘕积聚，主治拘挛、膝痛。桂枝辛温，利关节。牛膝补肝肾、强筋骨，《本经》谓其"主治寒湿痿痹，四肢拘挛，膝痛不可屈伸"。盐荔枝核、盐橘核、煅瓦楞子软坚散结,《本草纲目》谓瓦楞子"走血而软坚",荔枝核"行散滞气",橘核"与青皮同功,故治腰痛、溃疝在下之病"。

膝关节滑膜炎从浊邪论治,参气血为机。调和气血思想贯穿疾病治疗始终,不可须臾离,这是邓素玲教授长期治疗骨伤科疾病的经验总结。重用黄芪,佐以当归,取东垣之意,补气以生血,气载血行,再佐以炒桃仁等活血化瘀之品,促气血以流,以动为期。同时应用炒鸡内金、炒山楂、焦神曲以顾护脾胃,培养气血生化之源。在以上三点之外,邓素玲教授会加入部分虫类药,如地龙、土鳖虫之类,以搜风通络,药入下焦作用于局部关节,促进以上药效更好地发挥。

2.2 外平筋骨,轻巧柔和,衡动为重 邓素玲教授在治疗骨伤科疾病时坚持筋骨平衡的观念,因此注重运用"轻、巧、柔、和"的手法作为治疗方法,以达到"骨正筋柔",从而恢复关节的活动。在衡动观理念指导下运用手法治疗膝关节滑膜炎,一改之前治疗上制动、禁止刺激的理念,为治疗提供了新的思路方法。膝关节滑膜炎的出现无论是外伤抑或是慢性劳损所致,均会导致局部筋骨的损伤,缺乏正确有效的治疗会发展成为严重的膝关节骨关节炎。平乐"筋滞骨错"理论认为膝关节恢复其力学平衡状态,可通过松解膝关节周围软组织,从而修正关节力学的异常,促进骨关节炎的好转。但是,"膝为筋之府","筋喜柔而不喜刚",膝关节的平衡状态应该是动态的平衡,而不是静态的平衡,恢复"筋主束骨而利机关"的作用才能真正达到膝关节滑膜炎治愈以及良好预后的目的。进行手法治疗时,以"轻、巧、柔、和"为原则,对膝关节产生轻微的刺激,适当的力学刺激可以抑制软骨细胞凋亡,促进软骨修复。在膝关节滑膜炎初期尤要注重手法的轻柔,切不可产生强烈刺激,以防炎症反应的强化。在慢性损伤期用轻巧柔和的手法可更好地松解疏散硬化挛缩的筋结,从外部配合内服中药产生合力,更好地促进局部的筋骨平衡,达到骨正筋柔的状态。同时,要达到动态的平衡,还需要患者配合进行功能锻炼,对此,邓素玲教授临床总结了"跪床蹲足法""坐床攀足法",分别拉伸膝关节前侧及后侧的筋,遵循以动为期、适度原

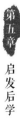

则，具有良好的治疗及保健作用。

3 总结

邓素玲教授在膝关节滑膜炎的治疗上以"内涤浊邪，外平筋骨"的思想为指导。中药内服从浊邪立论，以涤浊为法，辨寒热为治，参气血为机，准确地对疾病进行有效处置；外治上，在衡动观理念的指引下，强调骨正筋柔、筋骨平衡的思想，运用轻巧柔和的手法，同时配合功能锻炼，形成了有效且安全的治疗体系。

（本文发表于《中医药通报》2019 年第 18 卷第 3 期）

六、邓素玲教授运用针刺运动疗法联合松筋整脊手法治疗腰椎间盘突出症 40 例

（邵岩 邓素玲 史栋梁）

【摘要】目的：观察针刺运动疗法联合松筋整脊手法治疗腰椎间盘突出症的临床疗效。方法：采用针刺双侧后溪穴后配合运动疗法，联合松筋整脊手法，于 2017 年 12 月至 2018 年 12 月治疗腰椎间盘突出症患者 40 例。治疗 3 周后，采用腰椎 JOA 功能评分和国家中医药管理局医政司发布的《中医病证诊断疗效标准》中的疗效评定标准来评定患者的临床疗效。结果：治疗前 JOA 评分为（14.37±2.15）分，治疗结束后为（24.83±1.78）分，治疗后 JOA 评分较治疗前明显增加，差异有统计学意义（$P < 0.01$）。该治疗方案治愈 21 例，好转 17 例，未愈 2 例，总有效率为 95%。治疗结束后随访 38 例，3 个月内无复发，JOA 评分为（26.57±1.85）分；6 个月内复发 2 例，JOA 评分为（22.65±2.47）分，复发率为 5.3%。结论：针刺运动疗法联合松筋整脊手法治疗腰椎间盘突出症，临床疗效肯定，复发率低且安全、简便。

腰椎间盘突出症在骨科临床中十分常见，是指腰椎间盘在变性基础上，受外力作用，纤维环破裂，髓核向（侧）后方突出，刺激或压迫相邻神经根或马尾神经，引起以腰臀痛伴下肢疼痛、麻木等为主要症状

的一种综合征，常严重影响患者的正常生活和工作。临床上本病的治疗方法主要分为保守治疗和手术治疗，80%以上患者经保守治疗后症状可缓解或治愈，但是后期存在较高的复发率。手法治疗是中医保守治疗腰椎间盘突出症的特有疗法，其临床疗效确切。邓素玲教授作为第六批全国老中医药专家学术经验继承工作指导老师，是清宫正骨流派传承工作室河南站负责人，笔者有幸长期跟师学习，收获颇多。2017 年 12 月至 2018 年 12 月，邓素玲教授采用针刺运动疗法联合松筋整脊手法治疗腰椎间盘突出症患者 40 例，临床疗效满意，现报告如下。

1 临床资料

1.1 一般资料

本组患者共 40 例，男 17 例，女 23 例；年龄 23~63 岁，平均年龄（35.71 ± 7.37）岁；病程 1 天 ~30 年不等。所有患者均行 CT 检查和（或）MRI 检查，其中腰椎间盘膨出 13 例，突出 25 例，脱出 2 例。

1.2 诊断标准

参照《中医病证诊断疗效标准》诊断：①有腰部外伤、慢性劳损或受寒史，大部分患者在发病前有慢性腰痛史；②常发生于青壮年；③腰痛向臀部及下肢放射，腹压增加（如咳嗽、喷嚏）时疼痛加重；④脊柱侧弯，腰椎生理弧度消失，病变部位椎旁有压痛，并向下肢放射，腰活动受限；⑤下肢受累神经支配区有感觉过敏或迟钝，病程长者可出现肌肉萎缩，直腿抬高试验或加强试验阳性，膝、跟腱反射减弱或消失，踇趾背伸力减弱；⑥X 线摄片检查示脊柱侧弯，腰椎生理前凸消失，病变椎间盘可能变窄，相邻边缘有骨赘增生；CT 检查可显示椎间盘突出的部位及程度。

1.3 纳入标准

①符合诊断标准；② 16 岁 ≤年龄 ≤ 70 岁；③排除肿瘤转移、结核、骨折、严重骨质疏松、精神疾患不能配合、严重肝肾疾病、血液病、心脑血管疾病患者，极度衰弱者，妊娠期妇女以及腰部有较大面积皮肤破损者等手法禁忌证。

2 方法

2.1 治疗方法

第一步：针刺运动治疗。患者取坐位或站位，双手自然半握拳，取双侧后溪穴，常规消毒后，使用 Φ0.30mm×50mm（1.5 寸）的毫针平刺，刺入 40mm 左右，施以提插捻转法行针，直至患者有明显的酸麻沉胀感后留针，留针 10~15 分钟。留针期间，嘱患者挺直腰抬头阔步行走，同时双上肢屈曲 90° 左右，自然放置于腰部两侧，随着步行前后交叉摆动。针刺结束后，拔出毫针，用消毒干棉签按压穴位片刻，以防出血。

第二步：松筋整脊手法治疗。①放松手法：患者俯卧于治疗床上，医者以单手掌根或双手掌根交叠，沿着膀胱经第 1、第 2 侧线腰骶部段，从上往下反复按揉 10 余遍，力度以使患者身体轻度来回晃动为宜。②松解手法：以单手拇指或双手拇指叠加，在腰椎两旁的竖脊肌、腰骶角、髂后上棘筋膜处，紧张的梨状肌附近的条索、筋结及患肢的委中穴处做点、按、弹拨手法。③理筋手法：包括两部分，首先医者双手拇指从患者两侧腰骶角处，沿着髂后上棘向外分推，重复 10 余遍；其次是在患肢正后方或外侧施以掌根推法 5~6 遍，以发热为度。④叩腰法：在行腰椎斜扳法前后均以右手握空掌叩击腰部 3~5 次。⑤腰椎斜扳法：嘱患者颈部垫软枕，先患侧朝上侧卧位，健侧上肢屈曲放于枕头旁边，患侧上肢自然屈曲放于同侧腰部，健侧下肢在下伸直，患肢在上屈曲。医者站在患者腹部前方，一侧上肢前臂尺侧近端紧贴患侧髂骨上缘下方，另一手放于患侧肩关节前，两手缓慢相对用力，逐渐加大患者腰椎旋转角度，嘱患者放松张口呼吸，旋转至最大角度时，医者以放于患者臀部的前臂为着力点瞬间发力，增大腰椎旋转角度，听到关节弹响声即表示复位成功。先扳患侧，后扳健侧，左、右各 1 次。每周治疗 2 次，连续治疗 3 周。

2.2 观察指标与方法

分别在治疗前后对所有患者行下腰痛评分量表（JOA）评分。在治疗结束后依据《中医病证诊断疗效标准》对所有患者进行临床疗效评定，并分别于治疗结束后 3 个月、6 个月时随访复发率和 JOA 评分。

2.3 临床疗效评定标准

依据《中医病证诊断疗效标准》中的疗效评定标准。治愈：腰腿痛消失，直腿抬高 70° 以上，能恢复原工作。好转：腰腿痛减轻，腰部活动功能改善。未愈：症状及体征无改善。

2.4 统计学方法

数据均采用 SPSS 21.0 统计软件处理，治疗前后的 JOA 评分用 $\overline{X} \pm S$ 表示，组间对比采用独立样本 t 检验。

3 结果

患者治疗前 JOA 评分为（14.37±2.15）分，治疗结束后 JOA 评分为（24.83±1.78）分，平均提高 10.46 分，与治疗前相比明显增加，患者腰椎活动功能较前明显改善，差异有统计学意义（$P < 0.01$）。本组 40 例患者治愈 21 例，好转 17 例，未愈 2 例，总有效率为 95%。治疗结束后，除 2 例寻求手术治疗外，其余 38 例均获得随访，3 个月内无复发，JOA 评分为（26.57±1.85）分；6 个月内复发 2 例，JOA 评分为（22.65±2.47）分，复发率为 5.3%。

4 讨论

腰椎间盘突出症属于中医学"痹病""腰痛病"范畴，病位在腰。邓素玲教授临床中治疗本病时常从远端选取双侧后溪穴针刺，且留针过程中嘱患者配合挺胸抬头摆臂健步走的运动疗法。许多患者在行针刺运动疗法过程中腰腿疼痛、沉重感即可减轻，腰椎活动度明显改善。有研究显示针刺后溪穴可激活小脑、丘脑、尾状核、扣带回和脑岛等脑区，且能够改善神经根周围微循环，减轻水肿和炎性渗出，促进内源性镇痛物质阿片肽的释放，从而减轻疼痛及神经根受压症状。根据经络学说中十四经脉的循行路线，腰部为督脉和足太阳膀胱经所过之处，所谓"经脉所过，主治所及"。后溪穴是八脉交会穴，通督脉，又是手太阳小肠经的输穴，手太阳经与足太阳经为同名经且为流注关系，故针刺该穴，行气活血、舒筋通络之功效显著，配合挺胸抬头、摆臂健步走的主动运动疗

法，相较于常规嘱患者俯卧位静态下在腰部及患肢局部取穴针刺，可以加速腰背部及下肢的经脉气血运行而快速获得疗效。

腰椎间盘突出症常因外感风寒或坐卧湿地、长期慢性劳损，致局部气血瘀滞，筋脉、肌肉拘急挛缩，形成筋结、条索，破坏了局部的结构稳态和气机稳态。若未在充分放松背部肌肉、松解筋结、理顺筋脉的基础上，单凭刚强蛮力强行施扳法治疗，则筋骨平衡状态难以恢复，即便勉强为之，亦难长期维持，故复发率较高。邓教授临床上运用松筋整脊手法治疗本病时，以寻找和松解腰部膀胱经第1、第2侧线，以及腰骶角、髂后上棘筋膜处深层和浅层的条索、筋结为重点。"筋喜柔而不喜刚"，在腰骶部施以轻柔的放松和理筋手法，缓解局部筋膜痉挛，便于顺利行腰椎斜扳法治疗，使"骨对缝，筋归槽"。对于病程较长、症状反复发作难以治愈的中老年患者，相较于几十年一直存在的突出的椎间盘，可能积年劳损使腰部肌肉僵硬拘挛形成筋结、条索，使周围软组织应力平衡被打破，进而引起腰椎生理曲度改变、腰椎管或椎间孔变形、神经受压，才是造成腰腿疼痛、麻木的病源所在。故针对此类患者，邓教授总是特别强调要把粘连的筋结和条索松开、松透。对于巨大型椎间盘突出或脱出，神经受压明显者，除了上述部位的松解外，还应在梨状肌、腘窝等坐骨神经出口处易形成粘连卡压的部位做松解点穴。经手法治疗效果不佳者，是因椎间盘突出较大或病程较长，神经根粘连严重，为手术适应证。

有研究显示行腰椎斜扳法时可以松动上下关节突，调整神经根管容积，使突出的椎间盘与神经根之间产生相对位移，从而减轻对神经根的压迫，缓解临床症状。邓教授常强调在行腰椎斜扳法治疗时，应以施术者置于患者臀部的前臂为着力点瞬间发力，避免以肘尖为着力点两手同时相对用力，使患者因肩部被动过度向后和臀部因疼痛肌肉产生保护性痉挛，从而使小关节错位难以纠正。正如《医宗金鉴·正骨心法要旨》中所述："一旦临证，机触于外，巧生于内，手随心转，法从手出……筋之弛纵、卷挛、翻转、离合，虽在肉里，以手扪之，自悉其情，法之所施，使患者不知其苦，方称为手法也。"在行松解和扳法治疗时，应充分发挥清宫正骨流派手法"轻、巧、柔、和"的特点。

综上所述，针刺运动疗法联合松筋整脊手法治疗腰椎间盘突出症中膨出及突出型，临床疗效肯定，复发率低，且创伤痛苦极小、安全、无副作用，费用低廉，能有效减轻患者腰臀痛及下肢疼痛麻木症状，改善腰椎活动功能，提高生活质量。

（本文发表于《中国中医骨伤科杂志》2019 年第 27 卷第 12 期）

七、邓素玲教授"内外兼治"产后身痛的经验

（韩小飞　马运锋　苏国磊　邓素玲）

【摘要】邓素玲教授认为产后身痛的治疗需注意患者特殊生理特点和心理特点，对产后身痛的治疗应遵循中医骨伤科学"内外兼治"的治疗原则，临床实践中强调将辨证论治的内治法和以手法、挑针、熏蒸为主的外治法相结合。

1　产后身痛的病因病机

产后身痛是指妇女在产后或产褥期，因产后体虚，复感风寒湿邪，乘虚侵袭流注肌肉、筋脉、骨节而出现的肢体肌肉关节酸楚、疼痛、麻木、重着，恶风，怕冷等临床表现。邓老师认为本病的发生是以血虚为本，风寒湿邪瘀结为标，本虚标实，虚实夹杂。《医宗金鉴》云："产后遍身疼痛，多因去血过多，荣血不足，或因风寒外客，必有表证。"产后关节痛病因为产后多虚、外感风寒。《素问·逆调论》云："荣气虚则不仁，卫气虚则不用，荣卫俱虚则不仁且不用。"产后气血亏虚，筋脉失于濡养，不荣则痛，出现肢体疼痛、酸楚、麻木。风寒湿邪乘虚侵袭，痹阻经络，气滞血瘀，筋骨肌肉失于气血的温煦和濡养，"不通则痛"。《诸病源候论·卷四十三·产后腰痛候》曰："肾主腰脚，而妇人以肾系胞。产则劳伤，肾气损动，胞络虚，未平复，而风冷客之，冷气乘腰者，则令腰痛也。若寒冷邪气，连滞腰脊，则痛久不已。"临床上每见血虚之候

往往有肾精亏损之征，肾虚腰失所养而见腰背疼痛、胫膝酸软、足跟痛等症状。《经效产宝·产后中风方论》曰："产伤动血气，风邪乘之。"风邪善行而数变，常见关节疼痛，游走不定，属"行痹"范畴。

2　产后身痛的辨证论治

产后身痛患者属于特殊的患者群，产褥期有恶露及哺乳等生理特点，患者及其家人常因哺乳而忌药，常忍病不治，导致病程迁延不愈。患者虚而多虑多思，常着厚衣不随季节而变，致越虚越捂、越捂越汗，血汗同源，血气伴行，多汗必耗伤气血，久则气血乃虚，无力抵御风邪，风邪出入无碍，走窜不定，遂致关节疼痛。这些都为产后身痛临床治疗带来难度，选方用药还需注意患者特殊生理特点和心理特点。

邓老师遵循"勿拘于产后，亦勿忘于产后"的原则，治疗方法为扶正祛邪，即益气养血、祛风散寒、通络止痛，临床以黄芪桂枝五物汤和玉屏风散加减。基本方：黄芪 30g，白术 15g，当归 15g，桂枝 9g，白芍 12g，防风 12g，生姜 6g，大枣 5 枚。重用黄芪，益气、固表、止汗，为君药，能补三焦而实卫，为玄府御风之关键。白术、桂枝、白芍、当归共为臣药。白术补气健脾，脾旺则四脏之气皆得受荫，表自固而邪不干。桂枝解肌发表、温经通阳，桂枝得黄芪，益气而振奋卫阳；黄芪得桂枝，固表而不致留邪。白芍养血敛阴，桂、芍相合，共奏解肌发表、调和营卫之功，解表而不伤阴、敛阴而不碍邪。当归养血活血，当归、黄芪补气生血，阳生阴长、气旺血生。佐以防风，防风走表而散风邪，合黄芪、白术以益气祛邪，且黄芪得防风，固表而不致留邪；防风得黄芪，祛邪而不伤正，有补中寓疏、散中寓补之意。加生姜、大枣，温中养血、补脾和胃，以助生化之源，姜枣相配还有调和营卫之功，胃气强，则驱邪有力，无留邪致痹之患；表气固，则外邪无随意来犯之虞；血脉充盈，气血畅行，则关节疼痛自愈。

若产后失血过多，亡血伤精，肝肾虚损者，可配以桑寄生、杜仲、牛膝等以补肾填精，强腰壮骨；血虚明显者，加熟地以养血活血；胸胁胀痛者，加郁金、香附以疏肝解郁、行气活血；寒邪偏盛者，酌加附子、干姜以温阳散寒；出汗较多者，加煅牡蛎、浮小麦收敛固涩止汗；夜卧不安者，加合欢皮、夜交藤安心宁神；乳汁不足者，加王不留行、漏芦活血通经下乳；头痛明显，加川芎、藁本；肩背、上肢痛者，加羌活、葛根；下肢痛者，加独活、川牛膝；足跟痛者，加补骨脂、川断。

3 产后身痛外治疗法

产后身痛病程缠绵、日久难愈，又鉴于产后特殊生理特点和心理特点，单纯内治，效力尚显单薄，无法尽快缓解症状。邓老师遵循中医辨证论治和整体观念两大精髓，充分发挥外治法对病变局部起效快速的优势，针对病情的严重程度和患者的耐受性，通过中医辨证论治的内治法和以手法为主的外治法相结合，多措并举，使疼痛、酸楚、麻木等不适感觉迅速得到改善。

按摩推拿可对产后身痛，局部酸楚、疼痛、恶风、怕冷症状的改善起到积极的促进作用，能够舒筋活络、解痉镇痛，可有效地改善筋脉的挛急、疼痛、麻木状态。邓老师手法轻、巧、柔、和，反复触摸病变部位，询问患者对手法的反应，以此来收集病情，辨别病变部位和性质，根据患者的体质辨证施法，不同部位施行不同的理筋手法和正骨手法。手法轻柔和缓、外柔内刚，整个治疗过程不会加重疼痛，产后身痛患者极易接受。推拿治疗同时，为患者讲授产褥期饮食起居、情绪调节、哺乳等细节，缓解患者的紧张焦虑情绪。

熏蒸和热敷能够散寒止痛、活血通络。通过中药加热对病变局部温热渗透，加速患部气血运行，缓解患处疼痛、麻木，对改善肌肉、关节的功能活动有较强的作用。常用的方药有艾叶、苏木、川乌、草乌、伸筋草、透骨草、红花、川椒、细辛、乳香、没药等。熏蒸和热敷的温度一定要适宜，一是避免温度过高，患者发汗太多加重伤津；二是避免皮肤烫伤。熏蒸前后患者注意防寒保暖，避免再次受凉受风。

针灸可平衡阴阳、疏通气血，缓解产后身痛多种症状。邓老师临床应用挑针治疗产后身痛疗效显著，可明显缓解患者局部酸楚，改善患者失眠、出汗等不适。临床中创新性地以毫针为针具，局部消毒后进行快

速表浅挑治。头部以百会为中心呈辐射状挑治，向前到额部发际，向后到颈部发际，左右到耳尖。背部沿督脉由大椎到尾闾（长强穴）挑治。胸腹部以肺、心、肝、脾体表投射区为挑针部位，腹部沿带脉挑治。中线沿任脉自上而下挑治。

4 产后身痛的预防和调摄

产妇要做到畅情志、慎起居、适饮食、适锻炼。保持心境平和，切忌产后焦虑、郁闷、烦躁、大怒、大悲等不良情绪；做到避邪有方，保持居室寒温适宜，勿过冷或过热，忌卧潮湿寒凉之地，切忌过热汗后受风寒、水湿之侵，浴后避风；饮食宜清淡，富有营养且易消化，忌食生冷寒凉之品；同时适当锻炼，以增强体质，利于产后恢复。

邓素玲教授治疗产后身痛，结合患者特殊生理和心理特点，遵循中医骨伤科"内外兼治"的治疗原则，"勿拘于产后，亦勿忘于产后"，中药内服辨证论治，同时按摩推拿、熏蒸热敷、针灸挑治等多措并举，整体调理和局部施法相结合，达到了标本兼治目的。

5 结论

产后身痛又称产后痹、产后风，为临床常见病，往往来势较快而病情较重，严重影响女性的身心健康。河南省中医院邓素玲教授师从中国中医科学院孙树椿教授、全国名老中医王宏坤主任医师，在长期临床实践中积累了丰富的诊治经验，以上总结了邓老师治疗产后身痛的经验。

（本文发表于《智慧健康》2020 年第 6 卷第 27 期）

八、邓素玲教授治疗膝骨关节炎的经验

（韩小飞　马运锋　郑昊）

【摘要】膝骨关节炎（knee osteoarthritis，KOA）是骨科常见病，临床常表现为膝关节疼痛及功能障碍，可严重影响患者的生活质量。邓素玲教授从事中医骨伤临床工作 30 余年，对 KOA 的治疗有丰富的临床经验，她认为筋痹与 KOA 的发生密切相关，KOA 的治疗应以"骨正筋柔"

为理论基础、以"筋骨并重，标本兼治"为治疗原则，将分期治疗的理念贯穿于手法治疗、中药治疗及功能锻炼的全过程。本文对邓素玲教授治疗KOA的经验进行总结。

膝骨关节炎（knee osteoarthritis，KOA）是一种以膝关节软骨变性、破坏及骨质增生为特征的慢性退行性骨关节疾病，多见于中老年人，女性多于男性。KOA多表现为膝关节疼痛及功能障碍，不利于患者的正常工作及生活，病情严重时可导致关节畸形甚至残疾。KOA的发生机制较为复杂，可能与关节力学、免疫应答、代谢紊乱等因素有关，目前该病尚无特效药物。河南省中医院邓素玲教授从事中医骨伤临床工作30余年，对KOA的治疗有丰富的临床经验，现将其治疗KOA的经验报告如下。

1 以"骨正筋柔"为理论基础

"骨正筋柔"首见于《素问·生气通天论》，是筋与骨关系的高度概括。邓素玲教授认为，KOA的治疗应以"骨正筋柔"为理论基础。

1.1 筋与骨的关系 筋的生理特性是"柔软而不强硬"，骨的生理特性是"正而不曲"，筋与骨的关系是"骨正则筋柔，筋柔则骨正"。《素问·生气通天论》载："谨和五味，骨正筋柔，气血以流，腠理以密，如是则骨气以精。谨道如法，长有天命。"《素问·痿论》载："宗筋，主束骨而利机关也。"《素问·五脏生成》载："诸筋者，皆属于节。"筋即附着在骨上的肌肉和韧带，具有构成人体内外形态、连接和约束关节等功能。中医学所谓的筋，包括现代医学中骨以外的皮、肉、筋、脉等组织，是筋络、筋膜、筋腱、软骨的总称。《素问·脉要精微论》载："骨者，髓之府。"《灵枢·经脉》载："骨为干，脉为营，筋为刚，肉为墙。"筋与骨相互依存，骨是形体的支撑，也为筋所依附，筋与骨、脉、皮、肉组成"五体"，筋柔则可束骨，骨强则可张筋。筋与骨的关系还可概括为"骨错筋挪，骨正筋柔""筋骨濡则和，不濡则废"。

1.2 筋骨与五脏的关系 《素问·经脉别论》载："食气入胃，散精于肝，淫气于筋。"肝藏血，主疏泄，在体合筋，肝的疏泄和藏血功能

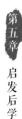

正常，才能"淫气于筋"，筋才能"束骨"，否则"肝气衰，筋不能动"。肾藏精，主骨，生髓，"肾脏衰，形体皆极"。肝藏血，肾藏精，精血同源，肝肾同源。肝血亏虚，肾精不足，骨髓生化乏源，骨骼失养，骨不张筋，则关节活动不利。《素问·痿论》载："阳明者，五脏六腑之海，主润宗筋。"脾主肌肉，脾胃为后天之本、气血生化之源、气机升降之枢，脾胃运转如常，则筋柔血和；脾虚则气血生化无力，肌肉萎缩，肌力减退。

1.3 筋骨与 KOA 的关系 KOA 属于中医学"痹证""膝痹"等范畴。《素问·痹论》载："风寒湿三气杂至，合而为痹也。"KOA 的病因病机较为复杂，肝肾亏虚、气血不足为本，外感风寒湿邪、气滞血瘀、痹阻经络为标。筋"喜柔不喜刚"，若气血失调、瘀滞不通，筋就会因为缺乏濡养而出现挛急或疼痛，日久则变硬。筋与骨共同维持着膝关节的平衡、稳定，研究表明，膝关节内外侧副韧带、前后交叉韧带及内外侧半月板共同维持着膝关节的静力平衡，膝关节周围肌肉尤其是股四头肌及腘绳肌共同维持着膝关节的动力平衡。股骨、髌骨及胫骨平台，是维持膝关节平衡、稳定的重要骨性结构。按照中医骨伤科疾病"皮—肉—筋—骨"的病机演变规律，KOA 经历了筋痹—骨痹的病机演变。股四头肌肌力不足、关节囊和（或）韧带等组织挛缩及关节软骨破坏为筋痹的表现，膝关节松动或畸形为骨痹的表现，筋痹是核心病机，骨痹是最终表现。

2 以"筋骨并重、标本兼治"为治疗原则

KOA 的治疗应以"筋骨并重、标本兼治"为治疗原则。筋骨并重，治筋为先，"治筋"是"治骨"的先导，临床可以通过矫正"伤筋"来"正骨"，最终达到筋柔骨正、标本兼治的目的，具体体现在分期论治、手法治疗、中药治疗及功能锻炼四个方面。

2.1 分期论治 根据 KOA 患者的症状、体征及 X 线表现，可以将 KOA 分为早、中、晚三期。KOA 早期：膝关节轻度疼痛、肿胀，触诊有痛点及微小筋结；膝关节活动不受限；X 线检查显示膝关节边缘有轻微骨赘。KOA 中期：膝关节疼痛、肿胀明显，触诊局部皮肤温度较高，多

处有痛点及筋结；膝关节活动轻度受限，膝关节轻微畸形；X线检查显示膝关节边缘有明显骨赘，膝关节间隙轻度变窄。KOA晚期：膝关节严重疼痛，或肿胀或无肿胀，触诊有弥漫性痛点及大而硬的筋结；膝关节活动明显受限，膝关节畸形明显；X线检查显示膝关节间隙中度变窄，软骨下骨硬化，可有骨磨损。膝关节严重畸形及骨磨损严重甚至关节融合的KOA患者，不在此分期范围内。

2.2　手法治疗　筋"喜温而恶寒"，筋得温则舒、遇寒则收。手法治疗KOA，可以起到温经通络、散寒止痛、行气活血的作用。筋"喜柔不喜刚"，因此手法治疗时应注意动作轻巧柔和，避免暴力操作造成不必要的损伤。清宫正骨手法具有轻巧柔和的特点，符合筋"喜柔"的特性。手法治疗KOA应注意筋骨并重，治筋与正骨密不可分，筋柔有利于纠正骨关节力线，骨正有利于解除筋的痉挛。临床可以采用"五部七穴舒筋法"进行治疗，五部即髌上囊、髌下脂肪垫、内侧副韧带、外侧副韧带、腘窝，七穴即鹤顶、内膝眼、外膝眼、阴陵泉、阳陵泉、委中、合阳。对于髌上囊、髌下脂肪垫及内外侧副韧带，可以采用推、拿、按、摩、揉、搓、捋、拔等手法进行松解。腘窝位于膝关节后侧，肌肉较为丰厚，可在上述手法基础上加用擦法等手法。对于穴位及痛点，可先采用点法、按法、戳法等手法重点施法，最后采用大面积揉法、摩法，促进局部气血调畅。在膝关节局部施以轻巧柔和的手法，可以舒展膝关节周围挛缩紧张的软组织，有利于缓解膝关节拘急不利的症状。临床可通过对髌上囊、髌下脂肪垫及腘窝的手法松解及相应穴位的点按改善膝关节的屈伸能力，通过对内、外侧副韧带的手法松解及相应穴位的点按改善筋结的拘紧状态，从而促进膝关节平衡恢复。

　　KOA早期手法治疗，应注意寻找痛点，因为此期筋结初成，进行局部点按及手法松解即可获得满意疗效。KOA中期关节间隙变窄，手法治疗的重点位置是膝关节内、外侧副韧带，在加强痛点治疗的同时注意大面积舒筋利节，手法的力度应在"轻巧柔和"的范围内适度加重，以散筋结。KOA晚期关节局部筋结坚硬、拘急挛缩更为严重，可先采用大面积手

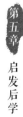

法温通局部，然后加强对筋结及痛点的手法治疗（以手法点按七穴为主，筋结坚硬者点按阿是穴），并注意松解膝关节交叉韧带及内、外侧副韧带。

2.3 中药治疗 KOA 属于本痿标痹证，中药治疗以"温通涤浊养筋"为主，基础方为四逆汤。临床可以采用具有"温通"作用的药物，促进局部及机体气血流通；采用具有"涤浊"作用的药物，祛除局部及相关脏腑之邪；采用具有"养筋"作用的药物，补益肝肾。KOA 早期正气尚足，应侧重于"温通涤浊"，药量宜轻；在促进局部气血流通的同时，还应注意顾护脾胃（即"养筋"），以养后天之本、壮生化之源；常用药物包括当归、黄芪、干姜、炒山楂、炒鸡内金、薏苡仁、麸炒苍术、麸炒白术、炒冬瓜子等。KOA 中期正邪交争、邪气正盛，应侧重于"涤浊"，驱邪外出，防止余邪留恋，辅以"养筋"，通过补益肝肾，"先安未受邪之地"；可重用薏苡仁、麸炒苍术、麸炒白术等涤除浊邪，顾护脾胃，重用当归、黄芪、附子、干姜、盐橘核等温通气血、散结、解凝，用川牛膝、续断、白芍等补益肝肾。KOA 晚期正气亏虚，治疗应以"养筋"为主、以"温通涤浊"为辅；可用川牛膝、续断、熟地等补益肝肾，重用附子、干姜等提升阳气，用薏苡仁、盐橘核、盐荔枝核、土鳖虫等化浊散结，佐以冬瓜子、夏枯草等防止伤及津液。在 KOA 分期治疗的基础上，可辨证加减用药：如失眠，可加用郁金、首乌藤等；如瘀血明显，可加用桃仁、红花等。通过祛除兼证减轻患者的痛苦，从而有利于解决主证。

2.4 功能锻炼 KOA 的治疗方法较多，功能锻炼是其中一种，同时该法也是巩固疗效的重要措施。KOA 的治疗应遵循"三分治疗，七分锻炼"的原则，临床可根据患者的年龄、病情、身体素质等情况，采用"四步屈伸拉筋法"（一个完整动作为一步）进行功能锻炼。KOA 早中期患者肢体运动较为灵活，可站立位进行锻炼：屈曲患侧膝关节，用患侧手将足部拉向臀部，拉伸膝关节前侧组织；将患侧足部置于适当高度的床头或板凳上，进行压腿运动，拉伸膝关节后侧组织。KOA 中晚期患者年龄偏大，病情相对严重，肢体活动受限，可跪姿或坐位进行功能锻炼：

患者跪于床上，双足背伸，双手扶床，将臀部靠近或远离足跟部，拉伸膝关节前侧组织；患者坐于床上，双腿伸直，弯腰，用双手攀住足部，避免屈曲膝关节，拉伸膝关节后侧组织。患者锻炼结束后，膝关节的屈伸活动度应较锻炼前适度增加，但应以患者能耐受为度。指导患者进行功能锻炼时，应注意以下几点：①适度进行功能锻炼；②以主动运动为主；③循序渐进增加锻炼强度。

3 小结

邓素玲教授认为，筋痹与 KOA 的发生密切相关，KOA 的治疗应以"骨正筋柔"为理论基础，以"筋骨并重，标本兼治"为治疗原则，将分期治疗的理念贯穿于手法治疗、中药治疗及功能锻炼的全过程。对于关节间隙未完全消失的 KOA 患者，可采用手法、中药、功能锻炼等综合治疗，减轻临床症状，延缓病情进展，从而提高患者的生活质量。

（本文发表于《中医正骨》2020 年第 32 卷第 4 期）

九、涤浊法治疗急性痛风性关节炎 40 例疗效观察

（王鹏　邓素玲　王阳明）

【摘要】目的：观察涤浊法治疗急性痛风性关节炎的临床疗效。方法：随机抽取 2014 年 10 月—2015 年 5 月在河南省中医院风湿骨病科门诊诊治的 80 例痛风性关节炎患者为研究对象，随机分为两组，治疗组服用涤浊汤治疗，对照组服用秋水仙碱治疗，对比两组的临床症状、体征、血尿酸（BUA）和 C 反应蛋白（CRP）变化。结果：两组在治疗急性痛风性关节炎方面疗效相当，差异无统计学意义（$P > 0.05$）；两组治疗前后进行对比，对照组血尿酸指标改善不明显，其余指标均有所改善，差异均有统计学意义（$P < 0.05$）；两组在改善 CRP 方面效果相当，差异无统计学意义（$P > 0.05$）；治疗组在临床症状评分和 BUA 改善方面明显优于对照组，差异具有统计学意义（$P < 0.05$）。结论：涤浊法在治疗

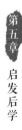

急性痛风性关节炎方面疗效确切，并能有效改善患者 BUA 和 CRP。

本文总结了河南省中医院风湿骨病科门诊对于急性痛风性关节炎患者的治疗及随访情况，现整理报告如下。

1 临床资料

本研究的对象为 2014 年 10 月至 2015 年 5 月在我科门诊诊治的 80 例急性痛风性关节炎患者。随机分为两组，治疗组 40 例中，男 31 例，女 9 例；平均年龄（49.37±10.56）岁；平均病程（2.89±2.17）a。对照组 40 例中，男 30 例，女 10 例；平均年龄（50.33±10.48）岁；平均病程（2.80±2.20）a。两组患者在性别、年龄、病程等方面比较，差异无统计学意义（$P > 0.05$），具有可比性。

2 治疗方法

两组均采用相同的基本治疗，包括卧床休息、低嘌呤饮食、禁止饮酒，保证每日尿量在 2000mL 以上。

2.1 治疗组 予涤浊汤治疗。方药：鸡内金 30g，焦三仙各 30g，茯苓 30g，生薏苡仁 30g，炒白术 15g，郁金 15g，生栀子 10g，车前子 30g（包煎），桃仁 10g，冬瓜子 30g，芦根 30g，苍术 15g，夏枯草 15g。日 1 剂，水煎，分早、晚 2 次温服，1 周为 1 个疗程。

2.2 对照组 秋水仙碱片（滇虹药业集团玉溪生物制药有限公司生产），0.5~1mg / 1~2h，参考药物说明书服药。1 周为一疗程。两组治疗 1 个疗程后对比疗效。

3 疗效观察

3.1 疗效标准 本研究采用 11 点疼痛程度数字等级量表（NRS-11）进行关节疼痛评分：0 级为无疼痛，计 0 分；1~3 级为轻度疼痛，可正常活动，计 1 分；4~6 级为中度疼痛，已影响正常工作，但生活能自理，计 2 分；7~9 级为严重疼痛，生活不能自理，计 3 分；10 级为剧烈疼痛，不能耐受，计 4 分。关节压痛评分：无压痛，计 0 分；压之诉痛，计 1 分；压之诉痛并出现痛苦表情，计 2 分；压之诉痛，拒按退缩，计 3 分。关节红肿评分：皮肤无红肿，计 0 分；局部皮肤微红为轻度，计1分；局部皮肤红热、关节肿痛为中度，计2分；局部皮肤发红觉热、关节明显肿胀为重度，计3分。关节活动受限评分：活动无受限，计0分；正常活动中轻度受限，为轻度，计1分；因关节受限而不能从事一般活动，能自理，为中度，计2分；疼痛不能活动，需卧床，不能自理，为重度，计3分。受累关节数评分标准：无受累，0分；仅仅累及第一跖趾和（或）第一趾间关节，计1分；主要累及第一趾间关节和（或）第一跖趾，共2~3个关节受累，计2分；累及3个以上关节，计3分。各部分得分相加为总积分，最高为16分，最低为0分，病情越重，计分越高。参照尼莫地平法：N值 = 治疗前症状积分 – 治疗后症状积分 / 治疗前症状积分 × 100%。按照《中药新药临床研究指导原则》分为临床痊愈、显效、有效、无效四级。临床痊愈：N ≥ 95%，BUA、CRP等指标正常；显效：95% > N ≥ 70%，BUA、CRP等指标基本正常；有效：70% > N ≥ 30%，BUA、CRP等指标有所改善；无效：N < 30%，BUA、CRP无明显变化。

3.2 统计学方法 采用SPSS 20.0统计软件分析，所有计数资料采用 χ^2 检验，组内比较使用配对 t 检验，组间比较使用独立样本 t 检验，α =0.05，以 P < 0.05 为差异具有统计学意义。

3.3 治疗结果 见表1、表2。

表 1 两组患者临床疗效比较

组别	例数	临床痊愈	显效	有效	无效	显效率	总有效率
治疗组	40	0	18	18	4	45%	90%
对照组	40	0	13	21	6	32.50%	85%

注：与对照组相比，P=0.487，> 0.05。

表 2 两组治疗前后各项指标对比

组别	时间	例数	项目		
			症状体征积分（分）	血尿酸（μmol/L）	CRP（mg/L）
治疗组	治疗前	40	12.6 ± 1.71	532.55 ± 38.23	11.25 ± 3.14
	治疗后	40	4.35 ± 2.63*#	320.10 ± 18.58*#	4.40 ± 1.58*○

续表

组别	时间	例数	项目		
			症状体征积分（分）	血尿酸（μmol/L）	CRP（mg/L）
对照组	治疗前	40	11.55±1.62	519.75±23.41	11.40±2.63
	治疗后	40	5.60±2.53*	507.00±29.17△	5.85±1.51*

注：组内治疗前后比较，*$P < 0.05$，$P > 0.05$；与对照组疗后比较，#$P < 0.05$，○$P > 0.05$。

4　讨论

急性痛风性关节炎是尿酸盐在关节及关节周围组织沉积引起的急性炎症反应。尿酸盐的溶解条件在正常生理情况下（pH7.4，温度37℃）为 6.4mg/dL，当体液中尿酸盐浓度呈过饱和状态时，在损伤、局部 pH 降低、局部温度降低、疲劳、酗酒等诱发条件下可有尿酸盐微结晶析出。下肢关节承受压力大，局部皮温也低，基质中黏多糖酸含量高，并且结缔组织丰富，因此尿酸盐在此易沉积，继而诱发关节红肿热痛。

本病主要是由于脾胃不和，脾失健运，痰浊内生，痰浊流注于关节、骨骼、肌肉，加之气血运行不畅而发病。湿浊之邪，重浊趋下，易袭阴位，如《素问·太阴阳明论》云："伤于湿者，下先受之。"故本病好发于跖趾关节、足趾关节。

（本文发表于《国医论坛》2016 年第 31 卷第 4 期）

十、 邓素玲教授运用滋补肝肾法治疗骨质疏松症经验总结

（杜旭召　邓素玲　郑昊　韩胜）

【摘要】目的：探讨总结邓素玲教授从"筋骨关系"角度治疗骨质疏松症的临床经验。方法：分析邓素玲教授运用强筋荣骨方（四物汤合左归丸加减）治疗骨质疏松症（肝肾不足证）的临床医案。结果：总结

出邓素玲教授从"筋骨关系"角度出发运用强筋荣骨方治疗骨质疏松症的辨证思路和用药规律。结论：强筋荣骨方是邓素玲教授自拟的经验方，本方由熟地、生白芍、川芎、当归、怀山药、山茱萸、鹿角胶、龟板胶、枸杞子、菟丝子、川牛膝、陈皮、干姜等药物组成，通过补益气血、滋补肝肾、育阴涵阳使肝血肾精得以充盈于骨内，从而维持骨的内环境平衡，达到"骨正筋柔"的状态，使骨的生长有充足保障。从筋骨论治骨质疏松症的切入点开拓了本病治疗的新思路。

骨质疏松症是一种全身骨代谢紊乱疾病，其发生原因为骨量减少，骨的微观结构受损，同时骨矿物质成分和骨基质比例降低，表现为骨皮质变薄、骨小梁数量减少、骨脆性增加，主要临床症状为下腰背及四肢疼痛，严重者有骨折发生，其发病机制与激素调节、营养状况、免疫、遗传和药物等有关。第六批全国老中医药专家学术经验继承工作指导老师邓素玲教授依据中医基础理论，结合三十余年临床经验总结，认为骨质疏松症的发生与肝血肾精的贮藏状况有更为直接的关系，认为骨内在的小环境调整与人体筋骨关系的大环境的调整息息相关。因此，邓师将恢复和维持肾藏精、肝藏血的功能状态作为防治机体衰老、筋骨懈堕的主要原则，通过滋补肝肾、强筋荣骨的治疗方法，促进骨中基质及胶原纤维的生长转化，调整骨的内环境平衡，使机体骨的内环境的"筋骨关系"同机体筋骨大环境的"筋骨关系"一样达到"骨正筋柔"的状态，从而达到筋强骨荣、治疗骨质疏松症的目的。

1 资料与方法

1.1 资料 本研究整理分析了2018年1月—2021年1月邓素玲教授运用滋补肝肾法治疗骨质疏松症168例的经验。

1.2 方法 分析邓素玲教授采用自拟强筋荣骨方即四物汤合左归丸加减进行治疗。四物汤组方如下：熟地、生白芍、川芎、当归、怀山药、山茱萸、鹿角胶、龟板胶、枸杞子、菟丝子、川牛膝、陈皮、干姜等。

本方为中医补血养血经典方剂，有壮水之主、培佐肾之元阴的功效。

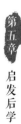

2　病案举隅

章某，女，69岁，2018年5月4日初诊，诉1年前因劳累及受凉后出现腰背酸困、疼痛，活动受限，休息后有所缓解，未予治疗，其间病情反复，症状时轻时重。现症见：患者神志清，精神一般，腰背部酸痛无力、活动受限，背部明显后凸畸形，腰背部广泛压痛，神疲乏力，纳一般，眠差，夜尿4~5次，大便正常，舌质淡，苔薄白，脉沉细。生化检查：钙2.11mmol/L，磷0.92mmol/L，血清碱性磷酸酶92U/L。骨密度检查：L1~L4椎体T值=−2.5SD，BMD=749mg/cm^2；股骨颈T值=−1.9SD，BMD=602mg/cm^2。辅助检查：腰椎MRI示腰椎退行性变；腰3/腰4椎间盘突出（右侧后型）；腰5/骶1椎间盘突出（中央型）。

方药：熟地24g，生白芍12g，川芎10g，黄芪20g，当归12g，怀山药12g，山茱萸12g，鹿角胶12g，龟板胶12g，桑寄生12g，枸杞子12g，菟丝子12g，川牛膝9g，陈皮6g，干姜6g，黑顺片6g（先煎），麸炒白术15g。14剂，每日1剂，水煎服。

嘱患者日常增加富钙饮食，如牛奶、乳酪等，减少咖啡、浓茶及富磷食物的摄入；进行适当户外运动，充分接受日光浴，防止跌倒与意外损伤。

二诊（2018年5月18日）：患者诉腰背酸痛症状较前缓解，乏力稍改善，夜尿2~3次，纳可，眠一般，舌质淡，苔薄白，脉沉细。原方加杜仲12g，黄芪加至30g，当归加至15g，14剂，每日1剂，水煎服。

三诊（2018年6月1日）：患者诉腰背部酸疼明显减轻，腰背部活动范围较前改善，纳可，眠一般，夜尿2~3次，舌质淡，苔白稍红，脉沉。效不更方，原方14剂，每日1剂，水煎服。

四诊（2018年6月15日）：诸症状较前明显好转，继续沿用上方，5剂，制水丸，每日3次，每次6g，口服。.

五诊（2018年8月8日）：患者诉近日食欲稍差，上方加焦山楂15g、焦神曲15g、焦麦芽15g。5剂，制水丸，每日3次，每次6g，口服。两个月后对患者进行电话随访，患者自诉未有不适，腰背痛症状基本消失，嘱其注意饮食，坚持锻炼，不适随诊。

按：骨质疏松以腰背部疼痛明显为主，属祖国医学"骨痿"范畴。患者为老年女性，肝肾渐亏虚，气血衰少，精血不充，骨髓化生不继，筋骨不能得到濡养，则骨痿筋挛。患者舌质淡，苔薄白，脉沉细，可辨证为肝肾亏虚。在治疗骨质疏松的理念上，现代医学多数主张纠正骨量减少，而从《内经》理论看，"蛰"与"封藏"是保精生髓的关键，精髓的作用在于充骨，骨充则强健轻劲。《灵枢·决气》认为"液脱者，骨属屈伸不利，色天，脑髓消，胫酸，耳数鸣"，所以，从肝肾论治，保精益髓才是骨质疏松的治本之策。肝血不足，筋挛不伸，关节拘挛，阳气不伸，温煦荣阳之力减弱，血主濡之，气主煦之，气血不能荣养其节。故筋骨俱病，治当阴阳双补，配合外治，疏通经络，是因久病入络，不可不虑。

3 讨论

3.1 西医学对骨质疏松症的认识　骨质疏松症分为原发性骨质疏松症和继发性骨质疏松症，是全身性骨骼疾病，影响全世界2亿人的健康。①原发性骨质疏松症：是因年龄增长而引起的生理性退行性疾病。其中一型是绝经后骨质疏松症，出现在绝经后女性中；另外一型为老年性骨质疏松症，多出现在65岁以上的老年人中；还有特发性骨质疏松症，多发生在8~14岁的青少年或成年人，一般有遗传家族史，女性多于男性，妇女妊娠及哺乳期亦归入此类。②继发性骨质疏松症：由其他疾病或药物等引起的骨质疏松症。

原发性骨质疏松症病因多样，也有较为复杂的发病机制。其发病机制是骨代谢过程中因骨吸收和骨形成出现问题，从而导致人体内的钙磷代谢失去平衡，进而引起骨密度逐渐降低。其病因病机有内分泌紊乱、遗传因素、疾病因素等。随着年龄的增长，人体内激素水平变化对骨的形成与流失有很大影响。有研究表明，雌激素通过发挥主导多因子作用，促进成骨细胞生长，抑制破骨细胞形成，刺激破骨细胞凋亡，从而维持成骨细胞和破骨细胞的动态平衡，促进骨形成。同时有研究表明，肾脏与骨代谢两者之间存在共性，也有研究证实"肾藏精生髓"的理论描述

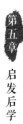

第五章　启发后学

了肾对骨髓造血、血液的化生有促进作用。现代医学研究发现，肝脏和骨代谢的紊乱以及骨质疏松症的发病有很密切的联系，慢性肝病引起骨质疏松症的病理过程很复杂，包括所引起的骨转换的失衡、骨形成减少、骨破坏增加以及机体内环境改变等。有研究发现，骨质疏松症是慢性肝病的常见并发症。

3.2　中医学对骨质疏松症的认识　《素问·痿论》中"骨枯髓减，发为骨痿"的论述被认为是骨质疏松症的发病机制。《素问·五常政大论》"木曰敷和……木德周行，阳舒阴布"，说明肝主升发疏泄的功能正常则可以促进气血运行，气血荣于筋脉骨骼则筋柔骨壮，肝的功能异常则导致筋脉骨骼失于濡养而出现骨痿。《素问·上古天真论》曰："肝气衰，筋不能动。"《难经·十四难》曰："四损损于筋，筋缓不能收持；五损损于骨，骨痿不能起于床。"肝主筋，因肝气不足而导致筋脉失于濡养，则会出现"筋不能动""骨痿不能起于床"的结果。肝藏血，主疏泄，肝木克脾土。中老年骨质疏松患者因年龄增大，肝血不足，筋骨失于濡养，若再加情志不畅，肝疏泄失司使气血运行不畅，易导致血瘀，血瘀于内，筋骨不荣，则髓空骨减，出现骨质疏松症状。

李中梓《医宗必读·乙癸同源论》记载"乙癸同源，肾肝同治"，张介宾《类经·藏象类》记载"肝肾为子母，其气相通也"，指出肝肾精气相通，气血相和。肝在体合筋，肾在体合骨，筋骨相连，筋得以濡养，则骨得以髓填。《景岳全书》曰"筋有缓急之病，骨有痿弱之病，总由精血败伤而然"，《素问·痿论》指出"宗筋，主束骨而利机关也"，正说明了筋与骨的关系十分密切，人体运动系统功能的稳定与灵活，得之于动力结构与静力结构的刚柔相济。骨的强壮离不开筋的保护，骨关节的协调运动离不开筋的约束和带动。临床上骨质疏松症患者所表现的腰脊不举、酸痛乏力，甚则畸形、易发骨折等，均显示了筋骨失于强壮，缺乏弹性、韧性和耐力的衰退特征。在骨的内在结构中存在类似于筋的作用的基质，连接骨的内在结构，填充骨髓并促进骨髓生长。筋强骨荣需要肝血肾精的滋养，而导致筋骨懈堕的根本原因是肝藏血、肾藏精作用的减弱。老年人由于脏腑功能减弱，精血的生、藏、化、用减退，髓与筋对骨的滋养和束护能力降低，形成了本病发生的病理基础。

3.3 运用滋补肝肾法治疗骨质疏松症的思路 邓素玲教授在长期的临床观察与实践中形成了自己诊疗中老年骨质疏松症的思路。她认为中老年骨质疏松症的发生发展与肝血肾精的贮藏有密切关系，骨髓的充足与其填充骨的功能的良好状态对筋骨劲强有着至关重要的作用。邓素玲教授认为中医所说的"养骨之髓"，除了填充在髓腔内的骨髓，还应包括弥散在骨细胞之间的基质，其形态呈凝胶状。所谓的"束骨之筋"，除了骨关节运动连接结构外，还应包括骨组织中的胶原纤维，与全身各部位筋的结构相同。骨中的基质与胶原均属骨细胞间质的有机质，在健康骨中，有机质与无机质紧密结合，形成坚硬的板状结构。这一解剖学结论不仅揭示了《内经》髓养骨、筋束骨理论的物质基础，也证实了"筋骨劲强"和"筋骨解堕"的生理病理关系。也就是说，筋骨劲强的基本保障，是这种深入骨纤维间物质的润养固护作用，体现了肝肾藏精血的内涵。《内经》曰："善言天者，必有验于人；善言古者，必有合于今；善言人者，必有厌于己。"治疗中老年骨质疏松症，防止骨质流失，单纯补骨养骨犹如自然界防止水土流失，单纯补充水土一般不能够把补充的营养留下来；而只重其补而不防其失，不能很好地纠正骨质丢失的状态。骨中的基质及胶原纤维便是防止骨质流失的重要部分，其性状黏稠，使补充的营养成分得以留存、集聚，肝血肾精留存骨内，便可填骨以壮，养筋以强。筋骨劲强的状态又可以促进机体脏腑功能更好地发挥，从而更好地治疗骨质疏松症。

从骨伤科筋骨关系的方面考虑，人体筋骨关系的大环境要达到平衡的状态才能"骨正筋柔，气血以流……谨道如法，长有天命"，同样，骨内在的小环境也要达到平衡状态才能骨气以精、筋骨劲强。中老年患者随着年龄增大，机体脏腑会不可避免地有一定程度的虚损，肾作为人体先天之本，随着年龄增长会日益折损，导致人体精气不足；肝作为藏血、主疏泄的重要脏腑，其虚损会导致机体血液贮藏减少，全身气机失于调

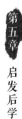

第五章 启发后学

畅。因此，在对骨质疏松的治疗中邓老师坚持滋补肝肾、强筋荣骨的治疗原则，促进骨中基质及胶原纤维的生长转化，调整骨的内环境平衡状态，使机体骨的内环境的"筋骨关系"同机体筋骨大环境的"筋骨关系"一样达到骨正筋柔的状态，从而达到筋强骨荣的目的，改善中老年患者骨质疏松症症状，更好地治疗中老年骨质疏松症。

根据以上诊疗思路，邓素玲教授在遣方用药上采用自拟强筋荣骨方即四物汤合左归丸加减进行治疗。四物汤药物组成最早记载于我国现存最早的一部骨伤科专著《仙授理伤续断秘方》，后被载于《太平惠民和剂局方》，为中医补血、养血的经典方剂；左归丸出自《景岳全书》，有壮水之主，培佐肾之元阴的功效，同时在其配伍上以补阴为主、补阳为运。在以上合方的基础上加陈皮行气导滞、健脾和中，以防补药滋腻碍胃；干姜的加入除有温中以防脾胃不适的作用之外，亦有助阳之功，取少火生气之意，与左归丸育阴以涵阳之意相协，从而填阴精、运肾阳。肝血得养，肾精得补，则肝肾得荣、得运、得和，骨组织的胶原纤维得以补充，基质得以荣养，补充骨质的营养的流失减少，肝血肾精得以充盈于骨内，从而维持骨的内环境的平衡，使骨的生长有充足的保障。

（本文发表于《医药论坛杂志》2021年第42卷第14期）

十一、邓素玲教授治疗肾虚督寒型强直性脊柱炎经验

（路静静　邓素玲　郑昊　韩胜）

【摘要】邓素玲教授致力于骨关节病临床诊疗30余载，在强直性脊柱炎诊治方面积累了丰富的经验，认为强直性脊柱炎病机多为肾虚督寒，筋脉失养，气血不调，治疗上以温肾通督作为治疗大法。对于肾虚督寒型强直性脊柱炎的早期治疗主要是中药内服外加功能锻炼，中、后期治疗另配合推拿按摩、针刺挑治和药物温敷，从而使患者维持"筋柔骨荣"的状态，避免筋挛骨痿以致"尻以代踵，脊以代头"，体现了中医"未病

先防，既病防变"的"治未病"思想，为本病的治疗提供了新思路。

强直性脊柱炎（ankylosing spondylitis，AS）是一种自身免疫性疾病，主要发生于中轴骨干，其特征是脊柱和骶髂关节的炎症，常发生椎间盘纤维化以及韧带钙化，严重者甚至出现骨性强直，同时可伴发关节外表现。流行病学显示，20~35岁的年轻人为强直性脊柱炎高发人群，发病率为0.3%~0.4%，男性发病率高于女性。90%的强直性脊柱炎患者人类白细胞抗原B27（HLA-B27）基因检测为阳性，HLA-B27与强直性脊柱炎发病密切相关，遗传、环境与免疫因素在本病的发病中起重要作用。现代医学多应用非甾体抗炎药、抗风湿药及生物制剂等治疗，但其临床疗效未确定并且长期使用价格昂贵、副作用大，患者多无法坚持治疗，常致病情恶化、关节畸形，对家庭及社会造成极大负担。

中医学对本病的认识最早记载于《黄帝内经》，临床上根据其症状特点，将其归为"龟背风""竹节风""尪痹""顽痹""骨痹""大偻""肾痹"等范畴。根据其不同症状辨证分型为肾虚督寒证、肝肾两虚证、痰瘀痹阻证、湿热痹阻证、寒湿痹阻证，其中肾虚督寒证最为常见，占42.7%。邓素玲教授师从中国中医科学院孙树椿教授、全国名老中医王宏坤主任医师、国医大师张磊教授，现为清宫正骨流派第七代传承人。邓素玲教授从事中医骨伤科临床工作30余载，在运用中医药防治骨关节病方面经验丰富，并对强直性脊柱炎的认识和诊治拥有独特的经验心得。笔者有幸跟师学习，受益颇多，故就导师治疗肾虚督寒型强直性脊柱炎的经验加以论述，以期对临床诊疗有所启迪。

1　病因病机

1.1　外感寒湿，肾阳不足　《素问·生气通天论》曰："阳气者，精则养神，柔则养筋，开阖不得，寒气从之，乃生大偻。"《素问·六节藏象论》曰："肾者，主蛰，封藏之本，精之处也，其华在发，其充在骨，为阴中之少阴，通于冬气。"《素问·痹论》云："所谓痹者，各以其时，重感于风寒湿之气也。"古今各中医医家的相关论述普遍认为强直性脊柱炎是由于先天禀赋不足、肝肾亏虚再加上风寒湿邪乘虚侵袭，痹阻经络

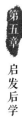

而导致，表现为肢体关节酸楚重着、拘急、屈伸不利等。邓师认为强直性脊柱炎患者僵直、拘挛的病态恰好说明了寒主收引的病理性质。《素问·至真要大论》曰："诸寒收引，皆属于肾。"肾阳虚是强直性脊柱炎发生的先决条件，寒湿邪是强直性脊柱炎发生的重要诱因，寒气内侵经络，伤及肾阳，阳之气化功能受阻，导致经脉筋骨失荣。故治疗上常突出温补肾阳、祛寒除湿。

1.2 督脉痹阻，屈伸不利 《难经·二十八难》曰："督脉者，起于下极之俞，并于脊里，上至风府，入属于脑。"提出督脉从腰骶至颈椎，行于脊背正中。《类证治裁》曰："肾气逆冲，夹脊而上攻背痛者，系督脉主病。"《素问·骨空论》曰："督脉为病，脊强反折。"《灵枢·经脉》云："督脉之别，名曰长强，挟膂上项，散头上……实则脊强，虚则头重。"说明督脉与脊柱多关节僵硬、强直等症状的发生有关。督脉为"阳脉之海"，总制诸阳，督脉阳气虚衰，推动温煦筋骨的作用减弱，则背脊畏寒。故治疗时需柔筋利节、温通督脉。

综上所述，强直性脊柱炎患者先天肾阳不足，又加上风寒湿邪侵袭督脉，导致机体正虚；正虚之后，机体阳气不足，无法温煦全身，导致外邪进一步侵袭，逐渐形成恶性循环。故强直性脊柱炎的本质是本虚标实，肾阳虚衰、督脉受阻是本病的内因（本），风寒湿邪等是本病的外因（标），内外合之，痹阻经络，遂生大偻。邓师强调治疗强直性脊柱炎必须从肾督着手，因此提出用"温肾通督"法来治疗肾虚督寒型强直性脊柱炎。

2 治则治法

邓师治疗本病时注重治病求本及树立整体观、动态平衡观，强调病证结合、动静统一，讲究身心同治、调养正气，并且需要内外兼治、医患合作、相互结合、持之以恒。现从以下三个方面对邓师的治疗理念进行阐述，以飨同道。

2.1 温肾散寒，柔筋止痛，调和气血 肾虚督寒型强直性脊柱炎患者发病多为风寒湿瘀痹阻督脉，肾督两虚，腰脊僵痛，转侧不利，又因腰为肾之府，筋主束骨而利机关，再加上肾主骨、肝主筋，故治宜温肾通督、舒筋止痛，方选温肾通督汤（当归、黄芪、桂枝、干姜、附子、炒桃仁、牛膝、续断、盐巴戟天、穿山龙、土鳖虫、地龙、薏苡仁、茯神、炒鸡内金、焦神曲）。用量可根据患者的体质强弱和病情酌情增减。方中重用黄芪，辅以当归，以补气生血，气助血行；佐以炒桃仁，活血化瘀，促气血运行；桂枝辛温，利关节，附子、桂枝合用散寒除湿，通经止痛；附子无姜不热，走而不守，能通彻内外上下，干姜具有回阳通脉之功，守而不走，温中回阳，二药配伍，相须并用，以温肾暖脾、散寒止痛；牛膝、续断、盐巴戟天补肾督，强腰脊；薏苡仁甘淡微寒，健脾渗湿；穿山龙具有祛风除湿、活血通络之功；土鳖虫、地龙搜风通络，除痹止痛；同时应用炒鸡内金、焦神曲、茯神，以养神护胃，培养气血生化之源。邓师临证时有所加减，如体质虚弱者，加醋香附、川芎、金樱子肉；瘀血疼痛者，加丹参、檀香、醋延胡索；肾阳虚重者，加炙淫羊藿、盐菟丝子、烫狗脊；失眠者，加炒酸枣仁、制远志等。全方辨证论治，随症加减，攻补兼施，方与证合，故获良效。

2.2　理筋顺骨，通经活络，调外达内　邓师为清宫正骨流派传承人，清宫正骨流派擅长手法治疗，对于强直性脊柱炎患者，多采用按法、摩法和扳法，达到骨正筋柔、畅通气血的目的。清宫正骨流派的手法特点是"轻、巧、柔、和"，坚持手法松解和关节复位可有效阻断筋骨关节的硬化及骨化，对"强直"患者的运动功能起着至关重要的作用。依据《黄帝内经》所言"经脉者，所以行血气而营阴阳，濡筋骨，利关节者也"，邓师治疗强直性脊柱炎多从足太阳经、督脉、足少阴经选穴论治，通过循经取穴，达到补肾强脊、滑利关节的治疗目的。挑治疗法是邓师中医治疗中的一大特色，治疗强直性脊柱炎主要是沿督脉和双侧膀胱经挑治，邓师指出，强直性脊柱炎患者整体的机体状态是挛急、僵硬的，挑治的作用在于松弛和通达，从而起到舒筋通络、醒神益智的作用。温敷疗法是将中药敷于人体某一部位，并通过加热而进行治疗的方法，其优点是将药物和温敷相结合，达到温和通的双重作用。药物温敷法治

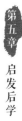

第五章　启发后学

强直性脊柱炎具有祛寒除痹、活血止痛等作用，并且邓师常嘱患者温敷不等于热敷，一定要掌控温度，不可太烫，坚持温敷可有效缓解患处疼痛、僵硬、挛急等不适，对维持和改善关节活动度也大有裨益。

2.3　功能锻炼，动静结合，培养正气　邓师发现强直性脊柱炎的治疗难度在于患者对疾病病程的错误认知，患者多接受短期的治疗，不重视后期维护和对强直的预防，此病之所以成为疑难重症，原因就是患者常忽略后期锻炼方法的选择、应用与坚持，只在一些生物制剂和镇痛药物上下功夫，导致"强直"不可避免。张介宾曾在《类经》中注解"导引，谓摇筋骨，动肢节，以行气血也""病在肢节，故用此法"，邓师常说强直性脊柱炎患者三分靠治疗、七分靠锻炼，故常嘱咐患者要坚持做燕飞式运动，功能锻炼重在坚持，不可半途而废。经常进行身体锻炼，不仅可以促进气血的流畅，使筋骨强劲、脏腑功能健旺，还能以"动"济"静"，调养精神情志活动，促进身心健康，提高抗病能力，而且对多种慢性病的治疗还有一定的积极作用。

3　病案举隅

患者，男，22 岁，学生，2020 年 6 月 17 日初诊。该患者以腰骶部疼痛、僵硬伴活动受限 3 年余为主诉。询问病史，患者诉从小体质虚弱，平素怕冷，其父有强直性脊柱炎病史，3 年前因受凉后出现腰背部疼痛，弯腰稍困难，曾自行膏药贴敷，病情未见好转。现症见：腰骶部疼痛、僵硬，晨起加重，活动后稍有减轻，舌质淡，苔薄白，脉弦细。查体：骶髂关节及腰椎旁有压痛，骨盆分离试验阳性，直腿抬高试验阴性，双侧"4"字试验阴性。腰椎功能活动度：前屈（40°），后伸（10°）。侧弯：左（15°），右（15°）。旋转：左（10°），右（20°）。双侧髋关节内外旋稍受限。左髋关节活动度：内收（10°），外展（10°）。右髋关节活动度：内收（10°），外展（15°）。MRI 示：双侧骶髂关节周围软组织水肿，骶髂关节面有虫蚀样改变。实验室检查示：HLA-B27（+），ESR 31mm/h，CRP 42mg/L。西医诊断：强直性脊柱炎。中医诊断：大偻，证属肾虚督寒。治法：温肾通督，除痹止痛。以温肾通督汤加减，处方：当归 10g、黄芪 40g、桑寄生 30g、续断 15g、土鳖虫 10g、川牛膝 15g、桂枝 9g、干姜 15g、附子（先煎）9g、炙淫羊藿 15g、盐菟丝子 30g、盐巴戟天 30g、烫狗脊 30g、穿山龙 40g、醋香附 15g、炒鸡内金 15g。7 剂，水煎服，每日 1 剂，早、晚两次温服；口服脊得舒丸（河南省中医院院内制剂），一次 6g，一日 3 次；行腰背部手法松解及复位；嘱患者平时坚持燕飞式功能锻炼。

二诊（2020 年 6 月 24 日）：诉腰骶部疼痛症状有所缓解，晨起仍有僵硬感，纳可，眠差，二便正常。实验室检查：ESR 28mm/h，CRP 36 mmg/L。继服上方加炒酸枣仁 30g、制远志 15g、茯神 15g。14 剂，余治疗同前。

三诊（2020 年 7 月 8 日）：诉腰骶部偶有疼痛，晨起僵硬感明显减轻，近日易烦躁，纳、眠可，二便正常。舌苔薄黄，脉弦细。查体：骶髂关节及腰椎旁有轻微压痛，骨盆分离试验阳性，直腿抬高试验阴性，患者可做小燕飞、下蹲及劈叉动作，关节活动度尚可。实验室检查：ESR 17mm/h，CRP 14mg/L。上方减盐菟丝子、盐巴戟天、烫狗脊，加炒川楝子 15g、醋郁金 15g、丹参 30g、檀香 3g。该方 14 剂，制丸服用，余治疗不变。同时嘱患者坚持功能锻炼，不适随诊。目前该患者病情趋于稳定，回访时无特殊不适。

按语：本病属"大偻"范畴，总的病理机制是肾虚督寒，筋脉失养，同时伴有邪气阻滞经络，痰浊瘀血互结。在治疗时，采用手法松解局部筋肉粘连，促进筋骨平衡状态，同时标本兼顾，配合中药内服以温肾强督，通脉止痛。嘱患者坚持服用药物和功能锻炼，防止关节强直性改变，医患合作，改善关节功能，控制病情发展。

4 小结

邓师指出，强直性脊柱炎属疑难病症，本病发病早、病程长、致残率高，其早防早治十分重要。早治疗在于温肾通督，以使肾阳温煦，腰脊督脉通畅，气血运行，筋骨得以濡养，此即防变、防僵的主要措施，从临床来看，凡积极配合治疗、认真坚持锻炼、方法合理者，强直性脊

柱炎早期完全可以达到临床治愈的程度，中、晚期也可有效控制病情进展。因此，运用温肾通督法治疗肾虚督寒型强直性脊柱炎具有良好的效果，中药内服温其内，通过温肾散寒、调和气血提升机体正气，使脏腑和、寒气散；通过手法、挑治、温敷，理筋顺骨、通经活络，使督脉通、筋骨柔。温肾通督法用内治之法通外达之用，外治之法达内安之理，内外兼治以求效如桴鼓之功，功能锻炼以有衡动灵活之效，形成了独有特色的治疗肾虚督寒型强直性脊柱炎的新思路。

（本文发表于《风湿病与关节炎》2021 年第 10 卷第 10 期）

第三节　邓素玲指导研究生毕业论文

一、强筋荣骨方治疗中老年骨质疏松症临床疗效观察（节选）

（郑昊）

目的： 通过运用强筋荣骨方治疗中老年骨质疏松症（肝肾不足证），观察其临床疗效，并对其有效性及安全性进行分析，从而在研究思路与临床依据方面，为中医药治疗骨质疏松症提供参考。

方法： 将收集的 82 例患者，依据随机数字表法分成治疗组 41 例与对照组 41 例，治疗组采用强筋荣骨方口服治疗，对照组采用强骨胶囊口服治疗，以 3 个月为一疗程，共治疗两个疗程即 6 个月。两组患者分别于治疗前及治疗后检测血清中钙、磷、碱性磷酸酶的含量，测量骨密度（股骨颈）情况及骨痛 VAS 评分情况，评估两组患者治疗前后的肝肾不足证症候积分，判断其临床疗效。通过统计、分析收集的观察指标，进行临床疗效评价，并对所收集患者的各项检查结果进行安全性分析。

结果：

1. 本研究共收集 82 例患者，其中有效病例 77 例患者，所有患者在治疗的全过程均无不良事件发生。

2. 两组患者治疗后的中医症候疗效，治疗组有效率 94.87%，对照组有效率 78.95%，治疗组明显优于对照组（$P < 0.05$），差异有统计学意义；与治疗前相比，治疗后两组患者的各项中医症状均有明显改善（P

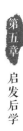

< 0.05），且治疗组在腰脊疼痛、不能持重、目眩等方面提升明显，存在明显差异（ $P < 0.05$ ），说明强筋荣骨方在上述症状的改善中优于强骨胶囊。

3. 两组患者治疗前后，骨痛 VAS 评分明显改善（ $P < 0.01$ ），治疗组比对照组提升更明显（ $P < 0.05$ ），差异具有统计学意义。两组治疗前后骨密度有明显提升（ $P < 0.01$ ），差异具有统计学意义；但两组之间治疗后骨密度对比无明显变化（ $P > 0.05$ ），差异无统计学意义。

4. 两组治疗两个疗程后的骨代谢指标（血清钙、血清磷）均有改善，治疗前后差异明显（ $P < 0.01$ ），有统计学意义；血清碱性磷酸酶治疗前后无明显变化（ $P > 0.05$ ），无统计学意义。两组之间治疗后差异均无统计学意义（ $P > 0.05$ ）。

结论：强筋荣骨方和强骨胶囊治疗中老年骨质疏松症具有很好的临床疗效，均能明显改善患者骨痛、骨代谢指标，提升患者骨密度，且能有效改善患者中医症状，具有一定疗效，无不良反应。特别是强筋荣骨方在改善患者骨痛症状及中医症候腰脊疼痛、不能持重、目眩等方面效果更为突出，疗效更好，具有临床推广应用价值。

二、温通舒筋法治疗风寒湿痹型膝骨关节炎临床疗效及安全性观察（节选）

（邵岩）

目的：以"温通舒筋"为治法，从筋的角度出发，观察口服中药联合"四步伸筋法"功能锻炼治疗风寒湿痹型膝骨关节炎的临床疗效及安全性。

方法：本课题采取随机、对照的研究方法，将 2018 年 11 月至 2019 年 11 月在河南省中医院门诊就诊，诊断为膝骨关节炎且符合标准的 80 例患者，随机分为治疗组（40 例）和对照组（40 例）。治疗组以"温通舒筋"为治法，给予口服中药（黄芪桂枝五物汤合四逆汤加减）联合"四步伸筋法"功能锻炼；对照组给予口服洛索洛芬钠片联合硫酸氨基葡萄糖胶囊，配合股四头肌等长收缩锻炼。两组患者均治疗 6 周。观察指标：治疗前后的 WOMAC 膝关节评分（包含疼痛评分、关节僵硬程度评分、日常活动功能评分、总分）和膝关节主动活动度、总有效率以及安全性指标（血常规、肝肾功能、不良反应事件发生率）。用统计学分析收集到的数据，进行疗效及安全性评估。

结果：本次研究共纳入 80 例样本，最终有 77 例完成观察。

1. 治疗前，两组患者的性别、年龄、病程、病变关节侧别分布及 X 线分级资料，经统计分析显示，差异均无统计学意义。

2. 治疗前，两组患者疼痛评分、僵硬评分、日常功能评分和 WOMAC 总评分比较，差异均无统计学意义（$P > 0.05$）。治疗后，组内比较，两组患者各维度评分和 WOMAC 总评分均较治疗前明显降低，具有明显差异（$P < 0.01$）；组间比较，治疗组的僵硬评分、日常功能评分及 WOMAC 总评分均明显低于对照组，具有明显差异（$P < 0.01$）。治疗组疼痛评分低于对照组，但差异无统计学意义（$P > 0.05$）。

3. 治疗前，比较两组患者关节活动度，具有可比性（$P > 0.05$）。治疗后，组内比较，两组患者的关节活动度均较前明显增大，具有明显差异（$P < 0.01$）；组间比较，治疗组活动度大于对照组，差异具有统计学意义（$P < 0.05$）。

4. 总有效率：治疗组为 92.31%，高于对照组的 84.21%，差异具有统计学意义（$P < 0.05$）。

5. 治疗前后，两组患者的安全性指标检查结果均在正常范围内。研究期间不良反应发生率，治疗组为 2.56%，对照组为 21.05%，差异具有统计学意义（$P < 0.05$）。

结论：两种治疗方法均对风寒湿痹型膝骨关节炎有效。治疗组总有效率为 92.31%，优于对照组，且安全性更高。在缓解疼痛方面，温通舒筋法指导下的中医药联合方案，与口服洛索洛芬钠片联合硫酸氨基葡萄糖胶囊，配合股四头肌等长收缩锻炼的疗效相当；在改善关节活动度和日常活动功能方面，温通舒筋法更具优势。

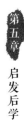
第五章 启发后学

三、五部七穴舒筋法联合骨痹汤治疗膝关节骨关节炎（肝肾亏虚型）的临床观察（节选）

（路静静）

目的： 探究五部七穴舒筋法联合骨痹汤治疗肝肾亏虚型膝关节骨关节炎的临床疗效，并对其有效性及安全性进行观察分析，目的在于从临床思路及治疗依据上为膝关节骨关节炎的中医药治疗提供一种新的方案。

方法： 从河南省中医院骨病科患者中选取 90 例符合纳入标准的患者，本研究通过随机对照的方法将患者分为三组，即治疗组、对照组 A 和对照组 B，每组 30 人。其中对照组 B 服用硫酸氨基葡萄糖胶囊，对照组 A 给予骨痹汤和硫酸氨基葡萄糖胶囊治疗，治疗组予五部七穴舒筋法联合骨痹汤及硫酸氨基葡萄糖胶囊治疗。三组治疗时间均为 8 周，4 周为一疗程。三组患者在治疗前和治疗后用骨痛视觉模拟评分（VAS）、中医症候积分分级量化评分、WOMAC 骨关节炎指数评分及血清白细胞介素 –1β（IL–1β）检验作为疗效评价指标，最后通过统计软件 SPSS 21.0 对收集的 90 例患者的所有观察指标结果进行疗效分析和安全性评估。

结果：

1. 本研究共收集 105 例患者，符合纳入标准且最终完成本试验的共有 90 例患者，所有病例在研究期间未发生不良事件，安全性观察对比证实本课题所采用的治疗方案安全性较高。

2. 三组患者治疗前后比较，膝关节骨痛 VAS 评分显著下降（$P < 0.05$），且治疗组比两对照组膝关节骨痛症状减轻更突出（$P < 0.05$），差异具有统计学意义。而对照组 A 和对照组 B 之间，治疗后 VAS 评分对比无明显变化（$P > 0.05$），表示无统计学差异。

3. 三组患者中医症候疗效对比，治疗组有效率 93%，显效率 80%；对照组 A 有效率 73%，显效率 66%；对照组 B 有效率 67%，显效率 50%。说明治疗后三组患者的各项中医症状均有明显减轻（$P < 0.05$），且治疗组治疗效果明显优于两对照组（$P < 0.05$），差异有统计学意义。

4. 三组患者治疗后的 WOMAC 骨关节炎指数疗效对比，治疗后三组患者的 WOMAC 骨关节炎指数有明显降低（$P < 0.05$），尤其在膝关节疼痛、僵硬和功能活动度方面，治疗组疗效明显优于两对照组，有统计学差异（$P < 0.05$），表明五部七穴舒筋法联合骨痹汤在上述症状的改善中优于单独应用硫酸氨基葡萄糖胶囊或骨痹汤联合硫酸氨基葡萄糖胶囊。

5. 三组患者治疗两个疗程后的血清白细胞介素 -1β（IL-1β）检测值均有改善，治疗前后差异明显（$P < 0.05$），有统计学意义；治疗组相比两对照组的 IL-1β 炎症数值较治疗前有明显降低（$P < 0.05$），具有统计学意义；对照组 A 与对照组 B 之间治疗后对比，未见统计学差异（$P > 0.05$）。

结论：五部七穴舒筋法联合骨痹汤治疗肝肾亏虚型膝关节骨关节炎具有较好的临床疗效，且能降低血清白细胞介素 -1β（IL-1β）炎症数值，可以显著缓解患者膝关节疼痛、僵硬，改善关节活动度。该治疗方案临床疗效突出，并且安全性较高，能够显著改善患者的生活质量，在临床上具有推广应用价值。

四、基于数据挖掘探讨邓素玲教授治疗颈椎病用药规律（节选）

（董兆杰）

目的：颈椎病（cervical spondylosis）是指颈椎椎间盘发生退行性改变，其周围组织结构（如神经、血管、脊髓、椎动脉等）也受累，且其临床表现与影像学改变，临床上较为常见。颈椎病中医学上归属于"项痹"的定义范围，近些年现代中医治疗方法和理念不断发展进步，应用中医手段治疗颈椎病在临床中操作便捷、效果显著、不良反应小，易被患者接受，已逐渐成为临床治疗颈椎病的首选治法之一。本课题应用 IBM SPSS Statistics 22.0 及 IBM SPSS Modeler 18.0 等数据分析软件，较为客观地探求了全国老中医药专家邓素玲教授治疗颈椎病的处方用药规律，总

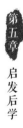

结和发扬中医药治疗该病的优势和特点，为日后颈椎病的防治提供依据。

方法：本次研究利用 IBM SPSS Statistics 22.0 及 IBM SPSS Modeler 18.0 软件，将符合标准的病例中的基本信息（年龄、性别、处方）录入 Microsoft Office Excel 软件中建立资料数据库，录入完成并经严格审核后，将最终的颈椎病门诊病例数据文件导出到数据分析软件进行数据挖掘研究。

结果：通过对纳入的 406 例病例进行数据挖掘分析，得出以下结果。

1. 中药频数分析：本次研究所建立的资料数据库中共涉及中药 183 味，用药总频次 7009 次。使用频次 ≥ 21 次的高频中药共筛选出桂枝、当归、黄芪、薏苡仁、干姜等 59 味。

2. 中药聚类分析：通过聚类分析将高频药物总共分为六大类。Ⅰ类药物：女贞子、益母草、首乌藤、远志、酸枣仁；Ⅱ类药物：苍耳子、辛夷、桔梗；Ⅲ类药物：鸡内金、神曲、当归、黄芪、干姜、附子、茯神、白术、薏苡仁、川牛膝、荔枝核、橘核、桂枝、陈皮、夏枯草、栀子、山楂、麦芽、茯苓、车前子；Ⅳ类药物：地骨皮、浮小麦、丹参、檀香、防风、羌活、淡豆豉、紫苏梗；Ⅴ类药物：威灵仙、白芷、龙骨、牡蛎、天麻、地龙、川芎、葛根、甘草、白芍、僵蚕、钩藤、藿香、石菖蒲、郁金、冬瓜子；Ⅵ类药物：土鳖虫、独活、续断、淫羊藿、川楝子、延胡索、香附。

3. 中药关联规则分析：通过进行关联规则分析得出常用药对为当归和桂枝、黄芪和当归、当归和薏苡仁等；三药关联为当归、桂枝和黄芪，干姜、桂枝和附子等；四药关联为干姜、当归、桂枝和附子，干姜、当归、桂枝和薏苡仁等。

结论：邓素玲教授应用中药治疗颈椎病，在调整筋骨平衡的同时，注重对脏腑、气血功能的调节。通过滋补肝肾、调和阴阳、调摄精神的方式对人体内环境进行调整，促进筋骨平衡关系的恢复；通过活血通经、理气散结促进局部组织功能的恢复，达到骨正筋柔的目的；通过祛风散寒、祛湿止痛，帮助机体祛除外邪，以恢复正常功能。聚类分析以及关联规则分析的结果从客观上也印证了邓素玲教授的临床用药规律和治疗理念。